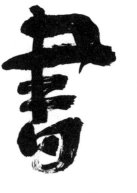

书

祛心病

丙申夏各月於
中州大斋楼
寄题处清庵题

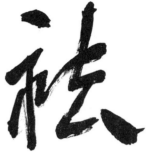

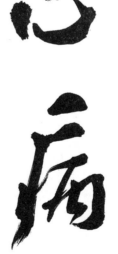

国家社科基金课题"大学生抑郁症阅读疗法中医学配伍书方研究"（批准号：13BTQ020）研究成果

读祛心病

宫梅玲　著

海洋出版社

2018年 · 北京

图书在版编目（CIP）数据

读祛心病/宫梅玲著. —北京：海洋出版社，2018.4

ISBN 978-7-5210-0073-3

Ⅰ.①读… Ⅱ.①宫… Ⅲ.①阅读-精神疗法 Ⅳ.①R749.055

中国版本图书馆 CIP 数据核字（2018）第 063964 号

策划编辑：高显刚

责任编辑：杨海萍　张　欣

责任印制：赵麟苏

海洋出版社　出版发行

http：//www.oceanpress.com.cn

北京市海淀区大慧寺路 8 号　邮编：100081

北京朝阳印刷厂有限责任公司印刷　新华书店发行所经销

2018 年 5 月第 1 版　2018 年 5 月北京第 1 次印刷

开本：787mm×1092mm　1/16　印张：24.75

字数：339 千字　定价：60.00 元

发行部：62132549　邮购部：68038093　总编室：62114335

海洋版图书印、装错误可随时退换

目录 Contents

序

王 波

宫梅玲老师是泰山医学院图书馆的研究馆员、国家二级心理咨询师、大学生心理健康中心心灵导师，是中国图书馆学会阅读推广委员会阅读与心理健康专业委员会副主任。因为共同热爱阅读疗法研究，我与宫梅玲老师尚未谋面就已通过研读彼此的著述而成为学术知己。最早我们是通过电邮往来，交流思想、交换材料，后来有了博客、微博、微信等社交媒体，沟通更加便捷，一旦有新作发表，双方都能在第一时间先睹为快。可以说，我们对彼此在阅读疗法方面的研究思路与方法均十分熟悉。

2010 年，中国图书馆学会阅读推广委员会下设立了阅读与心理健康专业委员会，我被推举为主任委员，宫梅玲老师是骨干成员，泰山医学院图书馆也因宫梅玲在阅读疗法实证研究的卓越成就和社会影响，成为该委员会的挂靠单位。

2011 年，第一届全国阅读疗法经验交流会在泰山医学院召开，我和宫梅玲终于能面对面地探讨阅读疗法了。此后，我们便经常一起参加与阅读疗法有关的会议，共同促进阅读疗法在全国高校的普及和推广。

宫梅玲老师涉足阅读疗法，完全出于一种职业责任感。最早是因为她看到大学生因心理问题得不到及时疏导而导致休学、退学、自杀和犯罪的事件时有发生，感到十分痛惜，进而萌发了利用图书馆资源为学生排忧解难的念头。1998 年，在泰山医学院心理学博士丛中教授的指导下，宫梅玲开展了"大学生心理困扰求助方式的调查"，结果发现：读书自助是大学生解决心理困扰的首选方式。于是，她把指导大学生通过读书解决心理问题作为服务重点。在查阅资料的过程中，南京大学沈固朝教授的《图书治疗——拓展图书馆服务和图书馆学研究新领域》一文让她深受启发，认识到通过读书解决心理问题在国外叫"阅读疗法"，了解到国内这方面的研究尚属空白。因此，她将大学生心理问题的阅读疗法实证研究作为自己的研究方向。同时期，我的阅读疗法本土化研究也在进行中，发表的系列文章引起了宫梅玲老师的重视，文中的观点和思想被她及时应用到阅读疗法实践中，取得了良好效果。

宫梅玲老师对阅读疗法的热爱和执著是令人敬佩的。她的阅读疗法研究建立在扎实的实践基础上，是在为大学生实实在在排忧解难的服务中，通过发现问题、探索解决方法、不断总结规律，最后提出自己的新见解等一系列环节，逐步把阅读疗法实践活动引向深入，取得了学术研究和治疗效果的双丰收，成为图书馆界阅读疗法实务的先行者一面旗帜。其阅读疗法实证研究有四大鲜明特点。

第一，形式多样。宫梅玲在阅读疗法领域做了许多开创性工作，实现了诸多"零的突破"：2000年，率先将阅读疗法引进校园，开启了大学生常见心理问题的阅读疗法实践探索；2001年，成立了高校首个阅读治疗阅览室，义务为大学生进行阅读治疗和心理疏导；2006年，建立了国内首个阅读治疗研究室，同年，创办"书疗小屋"博客，建立了国内网络阅读疗法新模式；2007年，成立国内首个"大学生阅读疗法研究协会"，扩大了阅读疗法的实践基础；2008年，为配合阅读疗法的推广与普及，又创建了泰山医学院阅读疗法研究基地；2011年，为大学生开设了阅读疗法必修课，将阅读疗法引入高校课堂。

第二，方法专业。宫梅玲的阅读疗法研究和实践一开始就是在我国著名的精神卫生专家、北京大学精神卫生研究所的丛中教授的启发下合作进行的，此后也一直得到丛中教授的悉心指点，故而她擅长采用精神医学的方法来研究阅读疗法，在心理量表的采用和统计、医案和验方的积累和分析、将阅读疗法和其他心理疗法（如同伴辅助疗法、音乐疗法）配合使用等方面，都表现出了精神医学的功底和特色，大异于别的图书馆学学者关于阅读疗法的研究。她既有一些成果发表在《中国图书馆学报》等图书馆学期刊上，也有一些成果发表在《精神医学杂志》《中国精神卫生》《中国行为医学》等医学期刊上，这说明无论图书馆学界还是精神医学界对她工作的专业水准都给予了认可。用多学科的方法研究和实施阅读疗法，且在多个学科的专业杂志上发表论文的学者很少，这也使宫梅玲在中国内地阅读疗法探索者中的地位显得相当鲜明和突出。宫梅玲显然知道医学和心理学知识是自己从事阅读疗法的核心竞争力，为了进一步强化这个优势，她潜心学习，报名参加心理咨询师资格考试，终于拿到了国家二级心理咨询师的证书，从而使她的阅读疗法推展活动更加专业和规范。

第三，重视推广。宫梅玲不仅科研意识强，注意认真记录实践过程、适时总结实践经验、撰写学术论文，还非常重视阅读疗法的宣传推广工作。她的研究论文多基于实践，实用性较强，因而对高校图书馆开展阅读疗法服务具有突出的引领和示范作用。不仅如此，宫梅玲还善于通过各种媒体宣传阅读疗法的理念和作用。几年来，她先后在《中国青年报》《中国教育报》《健康报》发文，宣传泰山医学院开展阅读疗法实践活动的经验和收获，并接受了《大众日报》和《光明日报》及上海东方电视台的采访报道。这些宣传活动，不仅扩大了泰山医学院大学生心理健康教育的社会影响，同时也对全国高校普及推广阅读疗法起到了积极的促进作用。近几年，有许多高校的图书馆、学工处、大学生心理健康教育中心的人员慕名前去泰山医学院参观学习，或邀请宫梅玲老师前去作阅读疗法报告，而无论是接待来访者还是外出作报告，宫老师都毫无保留地把自己的实践经验介绍给大家，由此带动了许多高校阅读疗法实践活动的蓬勃发展。

第四，成果颇丰。近二十年来，宫梅玲不仅在阅读疗法实践上成绩斐然，在阅读疗法书方研究上更是硕果累累。她先后在医学、图书馆学、心理学期刊上发表阅读疗法研究论文 30 余篇，研制出大学生常见心理问题对症书目和大学生抑郁症配伍书方。2002 至 2008 年，她主持省教育厅课题两项；2012年主持省社科基金课题一项；2013 年，她的"大学生抑郁症阅读疗法中医学配伍书方研究"课题获国家社科基金立项，这是国内阅读疗法研究领域首个获批的国家社科基金项目。在项目研究中，针对抑郁症的阅读治疗，宫梅玲将中医方剂学的君臣佐使配伍原则、中医郁证的情志疗法、中医的论治流程与阅读疗法原理相结合，提出了"书方配伍学说"，并根据中医郁症情志疗法理念，提出了"疏郁安神，移情易性"的阅读疗法总治则，首创"靶向投书"法，制定了具有普遍意义的抑郁症阅读疗法施治流程：阅疗治法—选书类别—靶向投书—检测效果—书方配伍。她的研究表明：多种文献组合阅读，使得精神营养更为丰富，作用互补、药力加强，疗愈效果优于单方。中医方剂学配伍原则，同样适用于阅读疗法组方。宫梅玲借鉴中医学的理论和方法研制阅读疗法配伍书方，在国内外均属首创。

宫梅玲老师在近二十年的阅读疗法实践中，积累了许多成功案例和对症处方。为了向全社会普及推广阅读疗法，让更多的人学会用阅读疗法疗愈心伤，她在圆满完成国家社科基金课题后，便腾出手来从其众多阅读治疗成功案例中精选三十余则，进行加工整理，著此《读祛心病》。宫梅玲老师邀请本人作序，我欣然接受。拜读完她的书稿，我认为该书至少具有以下特色：

其一，真实可靠。每个案例均来自宫梅玲老师的阅读疗法实践。案例中包含大学生常见的心理困扰和各类心理障碍，有自卑、焦虑、交际苦恼、当众讲话紧张、失恋、单恋等常见困扰，也有同性爱倾向、强迫症、抑郁症等棘手问题，可见阅读疗法的适应症相当广泛。

其二，结构独特。书中的每一篇均由"案例故事—对症下书—疗效追踪—阅疗感悟—共鸣文献分析"五部分组成，彰显了一个优秀阅读疗法师清晰的阅读治疗流程及极具说服力的疗愈效果。最为新颖的是每个案例前均设置了一个醒目的小卡片，简要介绍求助者的姓名、性别、症状、病因、立体化阅读疗法处方（音乐、电影、文献）等内容，能够一下抓住读者的心，吸引读者急于了解案例故事，看阅读疗法师如何对症下书，了解书是怎样治病的，可谓匠心独运。

其三，可读性强。案例故事均用第一人称，语言通俗易懂，故事性强。每位求助者声泪俱下地描述内心的压抑与痛苦，讲述问题的成因，唏嘘感人。案例故事，能让同类问题的读者产生强烈共鸣，找到适合自己解惑的书。而对症下书则有理有据，阅读疗法原理分析深入浅出，为其他阅读疗法师、心理医生提供了荐书思路及配伍组方的方法和技巧。

第四，书方精到。每个案例后的对症处方，均为配伍书方，每个书方都因人而异、因病制宜，体现了中医学辨证施治的思想。这是宫梅玲老师的最新成果，她经过不断探索、总结、修正所定型的配伍式书方体例，改变、丰富书目的著录内容、撰写方法、应用目的，不仅是中外目录学史上的一项创新，在世界阅读疗法推荐书目中也是独树一帜，有极大的向国外阅读疗法研究界介绍和推广的价值。

在当今社会竞争激烈的大背景下，青年学生压力巨大，心理问题越来越多，心理疾病日趋严重，阅读疗法不失为一种有效的自助方法。宫梅玲老师这本《读祛心病》的出版，为学生读者提供了一本难得的阅读疗法自助手册，为从事阅读疗法服务的图书馆员、心理咨询师提供了一本优质的参考书，也为学生家长们提供了一本深刻反思反省教育方法的书。衷心希望《读祛心病》的出版，能将宫梅玲老师近 20 年苦心孤诣研究、探索的心血、成果和智慧广泛传播，为更多的大学生和各类读者排忧解难、疗愈心病，产生更大的社会效益。

我多次在专业会议中说过："很荣幸和宫梅玲老师同处于一个伟大的时代。"只有在这个温饱知礼的时代，和精神追求有关的阅读疗法才受到越来越多的人的关注，才有用武之地。只有和宫梅玲老师的研究互相激发、互相印证，我的阅读疗法研究的价值才得以发挥和放大。因此我由衷祝贺宫梅玲老师的新著《读祛心病》出版！也期待今后我们一以贯之地继续默契合作，在阅读疗法研究和阅读与心理健康专业委员会的工作中做出新的贡献、开创新的局面。

2017 年 5 月 9 日于北京大学

我不是个坏女孩

求 助 者：王小倩，女，23岁。

病症病史：抑郁性神经症，5年。

问题成因：父母离异，被寄养，童年遭遇性侵。

症　　状：讨厌自己，无价值感、无快乐感，敏感多疑，不善交际，厌食，失眠，有自杀意念。

阅疗处方：【书籍】露易丝·海：《生命重建》；保尔·吉尔伯特：《走出抑郁》；阿尔弗雷
德·阿德勒：《超越自卑》；

　　　　　【电影】《素媛》（韩）。

音乐处方：陈功雄：《爱和乐》。

共鸣文献：露易丝·海：《生命的重建》。

案例故事

虽然小倩已经毕业多年了，但她第一次来到阅疗咨询室时的情景，我仍记忆犹新——

"老师，我可没有心理疾病，只是路过这里看见阅读治疗室的牌子，感到好奇，所以才进来看看的。"一进门就紧张地进行声明，她的戒备心竟如此之强！不过她灰暗的脸上写满了焦虑与疲惫，20岁的花季年龄看上去像30岁，说话的声音也非常小，明显底气不足。凭经验，我怀疑她有严重的心理疾病，尽管她极力掩饰。

为了打消她的顾虑，消除她的戒备心理，使谈话能够进行下去，我们的交流从她好奇的"阅读疗法"开始。我简单给她介绍了阅读疗法的概念、原理及其作用，然后带着她去阅读疗法案例展示室，看其他学生通过阅读疗法克服自卑、战胜焦虑、走出抑郁、疗愈失恋的心得文章，浏览验方图书。渐渐地，她精神舒缓下来了。最后，她停在了"走出抑郁"的书架前，随手拿起一本书，看了一会儿后低声说："老师，我得了抑郁症，吃药也没见好转，我想试试阅读疗法，您给我推荐本书看看吧。"

开书方和开药方一样，需对症下书才有效果，因此，我试着询问她的病因病程、就医历史。可是小倩用力搓着手心，低着头，沉默不语。我重申了保密原则，告诉她：只有倒出心中秘密，释放压抑与痛苦，才能走上治愈之路。如果觉得当面诉说难以启齿，可以回去整理思路，将自己的创伤故事写出来，写作疗法也是宣泄痛苦情绪、治疗抑郁症的好方法。

临走时，小倩记下了我的邮箱。两周后，我收到了她的来信。

我被玷污了童贞

我很小的时候，父母便因为性格不合离婚了，所以从 3 岁开始我就被丢给了农村的外公外婆。每次看见别的孩子被父母领回家吃饭，我心里就非常难过，觉得都是自己不好，爸爸妈妈才不要我。听到别的孩子唱《世上只有妈妈好》，我就偷偷地哭，心里呼唤着妈妈："妈妈你在哪？为什么不来看我？"我还会偷偷跑到村头，泪汪汪地注视着来往的行人，盼着妈妈能出现。

到了上学的年龄，我和村里的其他小朋友一起开始了小学生活。平日里，我会帮外婆打扫卫生、洗衣服，秋收农忙季节时，我会帮外婆掰玉米棒子、摘花生，干一些力所能及的活。村里的人都夸我乖巧懂事，外婆也很欣慰。

邻居大叔是个光棍，经常和外公一起蹲在门口抽烟、晒太阳，也常常来我们家帮着干些重体力活。外公外婆拿他当自己孩子看待，他对我也非常关心，经常给我买零食吃，还送我铅笔、练习本。那一段日子我过得很开心，可就是这样一个让我们全家都很信任的人，却对我干出了畜生不如的事。

一天，他趁我外公外婆不在家，喊我去他家里玩。到了他家后，他让我去床头给他拿火机，当我爬上床的时候，他猛地压了过来。我吓了一跳，把火机递给他就想下床，但他粗暴地把我一把抓了过去，捂住我的嘴，扒掉了我的衣服。我吓得哭了起来，但嘴巴被捂住发不出声音，呼吸都困难。撕心裂肺的痛楚让我晕了过去，等我醒来时发现自己已经躺在了医院，外婆坐在床边不停地抹眼泪，嘴里骂着"杀千刀的，孩子才8岁呀，你怎么就下得了手"。我想起身下床，可疼痛让我一下哭了起来。外婆连忙抱住我，我拽着外婆的衣袖，哑着嗓子唤着"外婆"喊疼。外婆满眼心疼，却只能轻轻抚摸我，外公则蹲在门口默默抽烟，远远地看着我们。懵懂的我虽然还不知道那个男人对我的伤害有多大，但却忘不了那张恶魔般的脸和身上这锥心的痛。

出院后我就像变了一个人，经常独自发呆，外婆喊我我也很少反应。外公外婆年纪大了，也没什么文化，没办法帮我讨公道。那个伤害我的恶魔不仅没有受到应有的惩罚，还经常在我们门口晃悠。这让我万分恐惧，生怕哪天又落入他的魔掌。我开始害怕出门，害怕别人的碰触，害怕见到陌生人。

在外婆的悉心照料下，我逐渐有勇气走出家门。但好事不出门，坏事传千里，村里的人都知道了那件事。大人见了我总是一边斜着眼看我，一边指指点点说"嫁不出去了"，原来的小朋友也都不跟我玩了，还朝我吐口水。我不知道别人为什么说我是"破鞋"，我不知道自己做错了什么，我只觉得自己有罪，幼小的心里充满了无助与孤独感。爸爸妈妈不要我了，小朋友和村里的人也嫌弃我，我被整个世界抛弃了，或许我根本就不该来到这个世界上。

在学校里，我也常常受到各种刁难。同学说我"不干净"不跟我坐在一起，我只能自己坐在角落里；同学撕我的书本，用小刀划我的书包，我低着头一声都不敢吭。我既不敢反抗，也放弃了反抗，因为我找不到反抗的意义。我似乎麻木了，觉得自己命该如此。

幸运的是我还有外公外婆，发生那件事后他们比从前更加疼爱我。外公早上送我去上学，中午给我送饭，下午接我放学，风雨无阻。外婆每天早早做好我爱吃的饭菜，站在家门口等我和外公回家吃饭。那些爱是我生命中唯一的温暖，我暗暗发誓长大后要好好报答他们。

后来听老师说学习好考上大学就能离开这个地方，我就开始没日没夜地拼命学习。在学校里的每一天，我都度日如年。我不知道自己是怎么熬过小学、初中、高中的。我只知道这些年来，我既恐惧又无力。我战战兢兢地抱着"高考"这一根救命稻草，终于走出了那个令我伤痛的村庄。我以为自己得救了，可是，我的心却没有放过自己。

来到大学，我因为性格孤僻被同学孤立。我总觉得同学的窃窃私语是在说我的坏话。看见打火机我就害怕，甚至看见抽烟的男生我就浑身打战。有一次舍友说地板没有拖干净，我就拼命地拖，舍友说可以了的时候我还是不停地拖，舍友白了我一眼，啐了一句"神经病"。渐渐地我也觉得自己不正常。我每天都小心翼翼地说话，生怕别人知道了我的秘密。可是我越怕就越不安，整晚胡思乱想，睡不着觉。我觉得自己有罪，就快要受惩罚了，浑身都疼。同学闹着玩的一句话我都觉得是在说我，我紧绷着的弦就快要断了。我也受不了舍友整晚的讨论，那些声音重现了我的噩梦。我开始像小时候别人骂我那样去骂舍友，气得舍友甩了我一巴掌，我反倒觉得舒服了。慢慢地舍友们都不理我了，回到宿舍都拿我当空气。我不知道自己到底怎么了，我不知道到底该如何与人相处。

我以为只要没有人提起，我就会忘记童年的那件事情。可是，随着年龄的增长，我却越来越害怕。我害怕因为自己不干净而嫁不出去，我害怕男生向我靠近。自从我明白当时自己是被性侵后，我恨不得剥了那个人的皮，抽了那个人的筋，喝了那个人的血，杀了他都不解我心头之恨！我回家的时候总是在枕头底下偷偷藏一把剪刀，我想杀了那个人，但我又不敢。很多次我都已经走到了那个人的门前，却还是浑身打战，逃一样地跑了回来。我恨自己的无能，我只能伤害自己。外婆发现我自残时，哭着求我不要再伤害自己，我扔掉剪刀，无助地扑进外婆的怀里。

有男生追求我的时候，我都不敢相信他们的爱，我觉得自己没有资格谈恋爱。我很矛盾，然后更加痛苦，更加责备自己。我觉得自己快疯了。无助的我偷偷去大医院心理科就诊，被诊断为抑郁症，我接受不了，也不相信人的心也会生病。但我实在太难受了，只好听医生的话服用赛乐特等抗抑郁药物，可是药物的副作用让我更加无法忍受，我又想到了死。外婆心疼我，带我去看中医，看着外婆蹒跚的脚步，我心里百感交集。外婆老了，妈妈又不在，自己是外婆唯一的依靠，我得活下去呀。于是我听外婆的话，看中医、喝中药，可是我依然感觉不到快乐，我觉得自己的心在慢慢枯竭。

我开始长时间不回家，每次打电话都说自己好多了。我想避开外婆，不想让外婆担心我的病，不想让外婆看到我无助的样子，不想外婆那么大年纪还为我伤心。我一个人在陌生的地方生活着，一天比一天绝望。那段日子我再次想到了死亡，我觉得自己死了就可以解脱了。可强烈的不甘心让我放弃了这个想法，我想起外公外婆带给我的温暖和抚养我的辛苦，想起自己曾经对外公外婆说过要让他们过上好日子，我不能抛下他们！然而那些厌恶自己的负面情绪再次涌上心头时，我又陷入矛盾，痛苦不堪。我觉得自己肮脏、卑微，而且无能，没有一点存活于世的意义。就这样，我一直在抑郁的泥沼里挣扎，无法解脱。

随着毕业的临近，我也面临着找工作的压力。本科毕业生本来就不好就业，何况我还患有严重的抑郁症。可我是外公外婆全部的希望，我必须要肩负起家庭的重任，我要为自己的前途寻找一片光明。

对症下书

小倩的症状属于由童年创伤引发的抑郁性神经症。父母离异后把她像包袱一样扔给外婆的不负责任事件，在小倩的幼小心灵里埋下了抑郁的种子，让小倩本能地认为"都是我不好，爸妈才讨厌我、抛弃我"。自卑、自责在幼年时就已存入小倩的认知库。

屋漏偏逢连夜雨，8 岁被强暴这一事件又给年幼的她造成了巨大的心理伤害，深深的不安全感笼罩着她。她认定"人是不可信任的"。于是，她害怕和别人交往，将自己封闭起来。

在花季遭遇摧残，本应得到周遭的同情。但是村里大人对她的指指点点，各种难听的闲言碎语让小倩产生了对未来的恐惧；同学、朋友嫌她脏，不和她玩，欺负她，还给她贴上"破鞋"的标签让小倩过早体验了世态炎凉，颠覆了她的自我认同感。于是，"所有人都讨厌我，我毫无价值，我活着没意义"也存入小倩的认知库。因此，她觉得自己不该来到这个世上。

这种心因性的抑郁症，用针对脑化学物质的抗抑郁药治疗效果并不理想。心病还需心药医治。针对小倩的发病原因和病症，我开出了《生命的重建》《走出抑郁》《超越自卑》系列书方。

我推荐她重点阅读《生命的重建》，并提出阅读建议：先读"我的故事"这一部分，有共鸣后再通读全书，初步领会该书的主要思想；然后精读，两三天阅读一章，注重对每一章中心论点的体会和思考，记下心得；每一章的结尾都是积极的宣言，能帮助建立积极的观念，必须每天反复朗读。同时，我要求她伴随阅读做三个练习：照镜子、释放怨恨、宽容别人。该书作者露易丝·海的童年经历与小倩的经历有相似之处，容易引发小倩共鸣，启动她重建生命的程序。

《走出抑郁》和《超越自卑》两本书的作者都是患过抑郁症的心理学家，他们根据自己的体会总结出"认知疗法是战胜抑郁症行之有效的方法"，这能帮助小倩树立战胜抑郁的信心，自我进行认知治疗。

疗效追踪

两个月后，小倩高兴地站在我的面前跟我分享："老师，《生命的重建》这本书太好了，简直就是为我写的！我反复读了八遍。我小时候的遭遇和书中主人公露易丝·海的遭遇太相似了。露易丝·海的童年比我更惨，但是她没被厄运打败，而是自强不息，成就了一番大事业。露易丝·海的'爱自己，接纳自我，解放你的心灵，找到生命的价值'让我豁然开朗！我为什么要自暴自弃呢？所以我开始找自己的优点，我要向露易丝·海学习，告别过去，重新开始。"

找回了快乐和自信的小倩，笑容又重新回到了她那本应青春洋溢的脸庞上。临毕业前的一个多月里，她几乎天天到阅读治疗室来听音乐、翻杂志。她还告诉我，她已经大胆地接受了追了她很久的那个男生的爱，并且两人一同努力，考入了同一家医院。

我追问其他书籍效果时，小倩也实话实说：《走出抑郁》与《超越自卑》她没有阅读兴趣，陈功雄的《爱和乐》她喜欢听，听完很舒服很宁静。

阅疗感悟

爱自己是走出抑郁的关键
——读《生命的重建》有感　王小倩

临近毕业的几个月里，我不上课时就会去阅读治疗室阅读，在《爱和乐》的陪伴下，我先后翻阅了《走出抑郁》《超越自卑》等书。书中密密麻麻的黑色文字明明个个我都认得，可却如大雁飞过天际，没有在脑海里留下丝毫痕迹。当我翻开露易丝·海的《生命的重建》一书中"我的故事"时，心才猛然激荡起来，如干渴的旅人在沙漠中寻到绿洲，拼命汲取甘冽的清泉那般。《生命的重建》简直就像是为我量身打造的，之后的日子里我捧着它反反复复读了八遍。

露易丝·海在"我的故事"一章中讲述了她前半生的悲惨遭遇：家庭破裂，被强暴，遭遇歧视和性骚扰，早孕生女却不得不将幼女送人，婚姻不幸的同时又被确诊癌症……我们的童年经历几乎一模一样。从前我一直以为自己是上帝的弃儿，所有厄运都降临在了我的身上，我心里充满了对这个世界的怨恨。可当我读完露易丝·海的人生，我意识到这个世上其实有很多与我同病相怜，甚至命运比我更坎坷的人。露易丝·海打开了我心中的一扇窗，阳光开始透进来，怨恨不再占满我的心灵！

露易丝·海书中的语句闪烁着智慧的光芒，引领我找到了自己的问题所在——自我厌恶和仇恨。

　　"如果你坚持相信生命是孤苦的，没有人爱你，那么，你的世界很可能真的孤苦和没有人爱——因为你自己躲在阴暗处，太阳自然照不到你。"——读到这里，我想起了那个在镜子面前满眼恐惧的自己。我从来不敢站在镜子面前好好看看自己，因为我害怕镜子里那张陌生的脸。从小到大，每个人都说我又脏又丑，我也傻傻地认为自己不值得任何人爱，也不会有人爱，身边的人都只会讨厌我，就像我讨厌我自己一样。虽然有个男孩执著地爱着我，但我害怕我的肮脏会玷污他纯洁的爱，我害怕他发现我的秘密后换一种眼光看待我。但露易丝告诉我"世界只接受我们自己对自己的评价"，别人对待我的方式就是我对待自己的方式。我因为自己过往的遭遇而讨厌自己，不敢拿心与别人交往，别人自然就会选择远离我这种整天充满负面情绪的人，也因此，我的交际才会一塌糊涂。

　　"自我赞同和自我接受是通往积极改变的必由之路。"——这让我明白了要想让别人喜欢我，我首先要喜欢自己，要学会接受和赞美自己。因此，我决定做一些改变：我努力接纳现在这个不完美的自己，正视我根深蒂固的自卑与羞耻感。我开始大声地赞美自己：我非常聪明，同学都夸我过目不忘；我身材苗条，常常惹得旁人羡慕；我温柔可爱，有痴心的男生守候；我有外公外婆的宠爱呵护……我变得不再害怕站在镜子前，也不再像刺猬一样阻止别人靠近了。我相信露易丝·海说的是对的，当我愿意抛弃消极的信念，而是相信处处充满爱，别人爱我我也爱别人，我的世界就会慢慢变好。

　　"所有疾病都来源于不宽容。"——这句话就像一颗投入湖面的小石子，在我心中激荡起阵阵涟漪。自从小时候被欺辱之后，我的心便蒙上了一层厚厚的阴云。在懵懂无知的年纪里，旁人的嘲讽和歧视让我在痛苦的深渊里越坠越深，他们在我心中埋下了一颗仇恨的种子，多年来它疯狂生长，我日渐"枯萎"，就像一棵被毒素侵蚀的树苗。我沉溺在过去的痛苦中，活在过去的阴影里，我怨恨一切——抛弃我的父母、强暴我的禽兽、嘲讽我的邻居、侮辱我的"朋友"，还有这个令我作呕的世界！我一直以为自己的怨恨是理所应当、天经地义的，可到头来才知道，"仇恨"伤害的从来只是我自己。它不仅污染了我的心灵，还让疾病侵袭我的身体，失眠、胃痛、背痛和持续性的抑郁，这些身体上的痛苦都来源我心中的"仇恨"，我恨得越深，痛得也越深！

露易丝·海在经历过那些磨难之后，发现"宽恕"是"解怨解结"的良方。她在书中说道："现在我用爱心来看待过去，我选择从过去的经验里学习新思想。无所谓对与错，无所谓好与坏，过去的都已经过去了，现在只留下过去的经验。我爱自己，我让自己走出过去，享受现在，我就是我，我知道我们都充满了热情。我的世界一切都好。"我在心中反复品味这句话，惊讶于露易丝·海开阔的胸襟，也惊讶于宽恕的力量。这种让露易丝·海的生命出现奇迹的力量，也让我下定决心，愿意为了自己去宽恕伤害过我的人。我在脑海里想象着我恨的人就站在我面前，我试着像露易丝·海一样对他们说："我将宽恕你，虽然你过去对不起我，但我决心宽恕你，不再记恨，让你自由自在"。我一遍遍重复着，一遍遍去宽恕，直到我的心里出现越来越多的光亮，直到我不再对过去发生的事情感到愤怒和痛苦。我没想到，宽恕竟真的能够打开我的心结，将扎在我心中的毒苗连根拔起，让我自由自在！

我坚持阅读《生命的重建》，一点点地慢慢读，每读一遍，我心里装的垃圾就会减少一点。渐渐地，我改变了自己消极的思维模式，自然而然地开始以积极乐观的心态看待世界。我体会到了从未有过的幸福和快乐，我看到了一个崭新的生命，一个充满爱的世界！

露易丝·海说"爱自己，接纳自己，解放你的心灵，找到生命的价值"，她用她的幸福生活告诉人们这不是一句空话。无论怎么样的生命，都是上帝的恩赐，我们何不心怀感恩，让生命发光！

共鸣文献分析

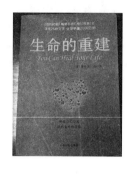

书名:《生命的重建》

作者:(美)露易丝·海

译者:徐克茹

出版社:中国宇航出版社

出版年:2008

ISBN:978-7-80144-544-5

●作者·内容·主题

露易丝·海,1926 年出生于洛杉矶,美国著名心理治疗专家、作家及演讲家。她是全球"整体健康"观念的倡导者和"自助运动"的缔造者。露易丝的个人思想是在她痛苦的成长过程中逐渐形成的,她的《我能治愈自己的身体》《生命的重建》《启动心的力量》等书,揭示了疾病背后所隐藏的心理模式,认为每个人都有能力采取积极的思维方式,实现身体、精神和心灵的整体健康。

《生命的重建》是一本风靡全球的心理自助类书籍,是露易丝·海的代表作。书中"我的故事"一章中,露易丝·海把自己难以启齿的隐私毫无保留地呈现给读者:1 岁半时,父母离异,母亲再嫁,继父常暴虐于她;5 岁时,惨遭酒鬼强暴;6~14 岁,因家庭贫困,经常受老师、同学歧视;15 岁,因无法忍受性骚扰,辍学、离家出走;16 岁,放纵情欲,生下一女婴送人;18 岁逃到纽约,成为一名高级时装模特;20 岁嫁给一位英国富商,14 年后被丈夫抛弃;36 岁,发现患宫颈癌。为了了解自己患病的原因,治愈自己的身体,露易丝开始寻找心理和身体自救的方法。教堂里三年关于心理康复知识的学习,让露易丝·海改变了"我永远没价值"的消极思维模式,建立了"爱自己,接纳自己,我生命有价值"的积极思维模式,释放了痛苦,化解了怨恨,原谅了伤害过自己的人，辅以读书、听音乐、营养、足疗、情绪宣泄等方法，使癌症痊愈。

露易丝·海从自己的坎坷经历和疗愈身心疾病的经验中，提炼出摆脱苦恼的有效方法、为人处世的智慧以及身心和谐的整体康复理念，帮助成千上万的艾滋病患者和长期受疾病折磨的人，提高了生命的质量。这是一本帮助有创伤经历的人找到自尊和自爱、重建自己美好生活的伟大著作。该书在医治人们精神创伤和身体疾病方面，具有药物疗法无法替代的作用。

●阅读疗法原理

认同：小倩在读书中"我的故事"一章时，看到露易丝·海1岁半父母离异，之后继父经常暴虐她，又遭邻居酒鬼强暴……经历了这些她却被周围人指责"都是你的错"时，似乎遇见了另一个自己，产生了强烈共鸣。当读到露易丝·海上小学时因为家庭贫困，遭受老师、同学的歧视，产生"我是没有价值的、我不应当得到任何东西"的思维模式时，小倩极为认同："是啊，小学时我也是这么想的!"小倩认为自己找到了知音。露易丝·海的故事让小倩发现，原来这个世界上竟然有人和自己的经历一样，甚至比自己更悲惨，对比之下，她的内心达到了平衡。

净化：当小倩对这本书产生认同后，便开始交付身心，跟随露易丝·海去体验父母离婚后的无助、继父暴虐于她的愤怒、被强暴时的恐惧、遭人歧视的无奈、离婚后的崩溃、患癌症后的绝望的经历和感受，被禁锢在小倩心灵堤坝之内、翻腾膨胀的愤怒、怨恨、恐惧、焦虑、自卑、自责之洪水，终于找到出口，宣泄而出。她的内心产生了一种从未有过的轻松、舒畅、安详、宁静之感。

领悟：小倩跟随露易丝·海释放了多年积压的情绪后，掩卷深思，明白了自己的烦恼和痛苦都来自于童年创伤后形成的自卑、自责、自罪与自我贬低的消极思维模式。书中露易丝·海通过改变负性思维及错误认知模式，建立"爱自己，接纳自我，解放你的心灵，找到生命的价值"的积极思维模式，放下了对伤害过自己的人的怨恨，成功重建了自己的生命，这给了小倩巨大的震撼，成了她学习的榜样。受到影响，小倩也开始找自己的优点：记忆力好、成绩优异、身材匀称……她还学露易丝·海去尝试原谅，她主动给抛弃了自己的父母打电话，尝试从心里放过那个伤害她的恶魔，不再揭自己的伤疤。领悟到过去的一切无法改变，只能活在当下，她相信自己学习露易丝的方法，追寻着露易丝的脚步，未来一定能够像露易丝一样开辟一片全新天地，尽情地展示自己的美丽。

●适应症

本书适用于由以下原因引发抑郁障碍的人：

①童年遭受过父母、亲人的伤害。如父母的责骂与贬低、亲人的漠视、家庭暴力、父母离异等。

②童年遭受师长、邻里、同学的伤害。如师长的当众羞辱与体罚、邻里的贬低与歧视、同学的欺辱与孤立。

③童年遭受过性侵。

④因患重大疾病而焦虑、恐惧。如艾滋病、癌症、慢性疾病等。

我与加雷斯相见恨晚

求　助　者：小勇，男，20岁。

病症病史：抑郁性神经症，10余年。

问题成因：被寄养、父母冷漠、亲戚贬损、老师体罚、同学歧视、朋友背叛。

症　　　状：极度自卑，无价值感、无快乐感、无安全感，害怕交际，厌食，失眠，有自杀
意念。

阅疗处方：【书籍】加雷斯·奥卡拉罕：《人最高的是头颅：一个抑郁症患者的前世今
生》；戴尔·卡耐基：《人性的优点》；约翰·布雷萧：《别永远伤在童年：如
何疗愈自己的内在小孩》；戴维·伯恩斯：《伯恩斯新情绪疗法》；
【电影】《阿甘正传》（美）；《妈妈再爱我一次》。

音乐处方：范玮琪：《最初的梦想》；牛奶咖啡：《明天你好》。

共鸣文献：加雷斯·奥卡拉罕：《人最高的是头颅：一个抑郁症患者的前世今生》

案例故事

　　小勇第一次跟我见面时，他脸色蜡黄、目光游离，甚至不敢抬头看我，一直低着头手不停地绞着裤子边缝，吞吞吐吐，半天说不出一句完整的话。可能是觉得自己这个样子很丢人，他的脸涨得通红，急得满头大汗，磕磕绊绊才勉强把话说完："老师，让您看笑话了，我也不知道怎么回事，从初中开始，见着老师就紧张得说不出话，本来想和您聊聊，但您看我这个样子……我能回去把苦恼写下来发邮件给您吗？我就是希望您看完我的故事，能给我推荐治病的好书，我不想再浑浑噩噩地活下去了。"

　　一周后，一封长长的信出现在我的邮箱里。

我的苦难童年

　　从小到大在别人的眼里，我就是一个"怪胎"，一个有娘生没娘养的"野

孩子"，没人喜欢我，我的内心很痛苦。我也想和其他孩子一样幸福快乐地生活，可是老天爷给了我这样的人生，我又能怎么办呢？也许是因为被抛弃的恐惧、内疚、罪恶感，以及亲人、老师、同学、邻里的歧视，我从未展露过笑容，长期情绪抑郁。没人愿意跟我玩，也没人愿意去理解我、帮助我，每一个人带给我的只有伤害！我很想恨他们，但我知道即使恨也于事无补，我只是渴望能早日摆脱抑郁的纠缠，让内心不再煎熬，获得平静与快乐。

家人对我的伤害

20世纪90年代，计划生育政策很严厉，我有一个哥哥，父母特别想再要一个女孩。因此妈妈再次怀孕后只能四处躲藏。谁知，熬了九个月，结果却生了我——又一个男孩。妈妈很痛苦，她觉得我抢走了她生女儿的机会，一口奶没给我吃就把我扔到了亲戚手里。大家七嘴八舌地提建议，最后"与别人换个女孩"的建议得到了一致同意。是姥姥的坚决反对让我留了下来，我被接到乡下一个亲戚家，由奶奶和姥姥轮番照顾。我没喝过一口奶，从小靠小米粥填肚子，长期严重的营养不良导致我一直面黄肌瘦、体弱多病，而这样虚弱的身体让我更不受待见。

7岁之前我一直是个没有户口的"黑孩子"，到了上学的年龄，父母不得不给我上户口，超生的事也因此暴露了。父母被抓到公安局，接受拷问，要交3 000元罚款。父母借遍了众亲戚，勉强凑足罚款，但家中也为此负债累累。后来这件事就成了父母教训我的话柄，他们总是说："早知道你这么不听话，当初就不该承认你，就不该要你，把你扔在公安局算了。"虽然这是父母一时的气话，却给我带来了深深的伤害。我很恐惧，时时害怕自己做错事，再度被抛弃，做什么事情都缩手缩脚。

因为要上学，我被接回了城里，但还是跟姥姥住在一起，只是离父母近了些。父母工作忙，除了过节，根本见不到他们。我想念他们时，经常担心地问姥姥："爸爸妈妈去哪了？""他们什么时候来看我？""爸爸妈妈是不是不要我了？"姥姥总是无奈地找各种理由来哄我。

有一天我太想父母了，就和一个同学逃学去找他们去，爬校门的时候正巧被老师抓住，学校老师把我爸妈叫来当面批评，这让他们特别难堪。我觉得很对不起他们，暗暗下决心再也不给他们添乱。后来我想他们的时候，就自己一个人静静地待着，或者和姥姥家的小狗玩，再也没向任何人提及想念父母的事。因为每天心事重重不愿吃饭，我更是瘦得没了人形。我厌食的程度越来越严重，姥姥又心疼又着急。直到有一次，我无意间从门缝里看见姥姥跪在家里供奉的菩萨像前，脸上的泪痕还没干，嘴里一直念叨着"请菩萨保佑，保佑小勇好好吃饭，健健康康的……"我深深地被震住了。原来姥姥是这般心疼我！眼泪无声滴落在我的手背上，我暗暗发誓一定不能再任性，不能再让姥姥担心。从那以后，我每到吃饭的时候就狼吞虎咽，即使恶心得吃不下，也逼自己多吃一些。看到姥姥温暖的笑容，我觉得一切都值得。

就这样，幼儿园、一年级、二年级、三年级……日子一天天过去，我慢慢长大，但对父母的思念却从未削减过。我可以不要喜欢的玩具，却不能停止对爸爸妈妈的爱的渴望。时至今日，我最难释怀的还是爸爸妈妈从来不接送我上学，从来都没有跟我开开心心吃一顿家常便饭。我羡慕那些有家人接送的孩子，他们的笑容甜美，就像吃到了最甜蜜的糖果一样，幸福得好像在发光。这巨大的遗憾让我长期害怕经过学校，害怕看到学校门口温馨的画面，害怕回想起那个孤零零走回家的自己。

老师同学对我的伤害

小学中午午休时，老师要求家长写字条，晚上作业也要求签字。姥姥是文盲，不会写字，因为交不出签字，我经常被老师罚站。班主任总是冷嘲热讽地说我是怪胎，说别的同学都能签字，就我总是搞特殊。同学也都嘲笑我。我心中委屈万分，却从没告诉过姥姥，也从没给老师解释过，因为我不想让姥姥难受，更不想让大家知道我不跟父母生活在一起。

青春初期发育的时候，别的小孩都长了喉结，说话声音也变粗了，但我发育得晚，说话依然细声细气的，同学们便笑我是"娘娘腔"。我身边也没有一个朋友。为此我很痛苦，觉得自己就是他们口中的"怪物"。当时，唯独我的同桌不笑话我，也不跟其他同学一样看见我就躲，于是我在心里默默记下他对我的好。三年级下学期分班的时候，我为他精心做了一张小卡片，上面写了许多感谢他的话。可当我走到他身边想要把卡片送给他时，他当着全班同学的面狠狠地甩出一句话："终于不用再跟你这个变态做同桌了。"我以为我会哭，可我只是紧紧攥着手心里的卡片，让寒意一点点在心底蔓延。那张卡片我没有丢，直到今天还夹在我的书里，只是在卡片的背面，我添上了几个字：小勇，你不配有朋友。

邻居对我的歧视

母亲下岗后，由于没文化就在一座家属院里卖馒头。很多同学都嘲笑我妈妈是卖馒头的，可我不在乎。妈妈跟我说，用不了多久就能用卖馒头的钱还上账了。她还托邻居让我每天坐邻居单位接送职工子女的班车上下学。我觉得自己非常幸福，终于得到了妈妈的疼爱，尤其每天从车上下来往学校门口走的时候。我开始觉得我跟大家是一样的了。可慢慢地，当大家都知道我妈妈是卖馒头的了，就开始歧视我，比如我看到车上的空位想去坐的时候，旁边的人就会把书包放在上面。我心里明白，也习惯了，所以每次都找一个固定的位置乖乖地站着。有一天，班车改点了，司机给每一个人发了一张时间表，唯独没给我。我小心翼翼地去问他，得到的却是他眼里的轻蔑和厌恶，还有那句"怎么啦？你算什么？就是没有你的！"这让我彻底明白我不可能跟别人一样。因为不甘受辱，我再没有坐过那辆班车。

舅妈对我的伤害

上初中时我还是跟着姥姥吃饭，姥姥有事不在家的时候，就让我去舅妈家吃饭。舅妈家在一栋独立的小楼上，每次去她家吃饭，我都会在楼梯上徘徊很久才敢去敲门，因为我知道舅妈并不喜欢我。我也知道舅妈家跟我们家不一样，所以从来不敢到处乱碰，吃饭的时候也不敢夹菜。有一次，表姐往我碗里夹了好多肉，舅妈瞪了她一眼，然后轻蔑地对我说："你怎么跟个淘羔子（有娘生没娘养的野孩子）似的，连个饭都在别人家吃?" 我当时嘴里的饭怎么也咽不下去，逃一样地离开饭桌，奔了出去。不长的楼梯，我摔倒了两次。外面的人说什么，我可以不在乎，可为什么亲人也要这样对我？我就这么惹人嫌弃吗？我再没去过舅妈家的小楼，也再没到其他亲戚家吃过饭。我知道那段楼梯是我跨不过去的鸿沟，我没资格上去。

我的身体上高中才开始发育，可这本该欣喜的事儿又给我带来了更大的烦恼。我身上体毛很重，这让我觉得自己是个另类，并为此自卑到了极点。我变得更加自闭，不愿意和人交流。在学校的时候，我因为怕被别人看到自己身上浓黑的汗毛，所以即使在大夏天，无论温度多高，我出门都穿长裤长袖，即使在家里也从不敢穿短裤。有时候因为这个事情，我经常偷偷躲在床底下哭，但又害怕被家里人发现，所以哭的时候也不敢大声……那阵子我心情极度抑郁，又没有人可以倾诉。我觉得世界上再没有什么有意义的事情了，我感到绝望，想要离开这个世界以结束自己的痛苦。为此，我写过两次遗书，想着一了百了，让自己摆脱这沉重的思想负担。但我不甘也不敢放弃生命，最终还是忍受着极度痛苦，熬过了高中，考上了大学。

迷茫的大学

在没有人认识自己的大学里，我以为我可以像别的孩子一样，在新集体中结交到朋友，不再受欺负，生活会慢慢好起来。但事实并非如此。性格决定命运，我的性格丝毫没有改变，长期积累的痛苦让孤僻、自卑的我依然交不到朋友。我不知道怎样和同学友好相处；走路遇到同学也总是低着头，躲着走，害怕和同学目光相接；班里的集体活动，总是躲在一边，从来不与别人交流。大家都觉得我古怪，也就不愿与我交往，所以到最后，我依然很孤独、很痛苦，经常失眠，情绪抑郁，依然找不到生活的意义。每当我站在高处向外眺望，都好想从窗户上跳下去，或许跳下去就能飞起来，就能获得解脱，得到自由。我在网上用《贝克抑郁自评量表》做过测试，多次测试都在50分以上，属于极端抑郁，可我找不到解决办法。

对症下书

这是一个典型的因童年创伤而引发抑郁障碍的案例。在小勇的成长过程中，他经历了超生寄养、父母遗弃、亲人伤害等负性事件，加上亲戚的贬损、同学的欺负与孤立、老师的体罚、邻里的歧视，最终这个不幸的孩子被压垮了，以至于他多次留下遗书，想一死了之。童年家庭和社会的双重伤害，是诱发小勇抑郁症的根源，给他开书方，必须兼具疏泄抑郁痛苦、疗愈童年创伤、释放压抑情绪及改变负性思维模式等多种药用成分。经过慎重考虑，我拟定配方为：《人最高的是头颅：一个抑郁症患者的前世今生》《别永远伤在童年：如何疗愈自己的内在小孩》《伯恩斯新情绪疗法》《人性的优点》；辅方：电影《阿甘正传》《妈妈再爱我一次》及音乐处方《最初的梦想》《明天你好》。

加雷斯是因童年创伤而患抑郁症的作家，小勇的童年创伤与他有相似的部分，阅读他的作品能够引起小勇的共鸣，宣泄抑郁痛苦，而加雷斯战胜抑郁的经历能给小勇带来自信和鼓舞。布雷萧因童年家庭的创伤导致抑郁、吸毒，还进过劳教所，他花费了10年多年的时间找到了痛苦的病根——内在小孩，创建了内在小孩疗愈法，他的书是有过童年创伤孩子的福音。而要根治抑郁症，认知疗法是目前世界精神卫生界公认的最佳方法之一。认知疗法的最新研究成果是《伯恩斯新情绪疗法》。伯恩斯发展了认知疗法，他的研究成果是让抑郁症患者仅靠读这本书就能解除负性思维，所以他的这本书是自我认知治疗的验方图书。卡内基的"卡瑞尔解除忧虑的万能公式"有放松减压、缓解焦虑的作用。电影《阿甘正传》《妈妈再爱我一次》及音乐处方《最初的梦想》《明天你好》都有辅助疗愈作用，可自主选看选听。这个立体化配方的内容相辅相成，对小勇的抑郁症可以起到综合治疗作用。

疗效追踪

经过约三个月的交互式阅读疗法的治疗，小勇的精神面貌焕然一新：他一改当众讲话紧张的毛病，每次书方推荐会都积极参加，大胆地站在讲台上为同学推荐好书；为了锻炼自己他尝试竞选班委，最后成功当选班级文艺委员；他的小品文和读后感常见报；面对电视台的采访，他谈笑风生，与之前判若两人。

小勇是我阅读疗法最成功的案例之一。他对我推荐的每一本书都认真地阅读并做了读书笔记，记录下有共鸣的句子，写下点评。他说生活中每当自己焦虑时，就会运用《人性的优点》中的"卡瑞尔解除忧虑的万能公式"为自己放松减压；遇到负性思维时，会用伯恩斯的"新情绪疗法"，找到自己的错误认知，拉正认知的牛鼻子。

几本书中，最让他爱不释手、引发强烈共鸣的是《人最高的是头颅：一个抑郁症患者的前世今生》，他反复念叨："我与加雷斯相见恨晚，如果早一些读到这本书，我早就从抑郁中走出来了。"

阅疗感悟

我与加雷斯相见恨晚

——读《人最高的是头颅》有感　小勇

从小到大我从未开心过，总觉得自己一无是处，做什么都不成功，仿佛自己是个天生的失败者，是被上帝抛弃的孩子，满脑子都是消极的想法。抑郁情绪像坚韧的藤蔓一样裹缠着我，我越挣扎它收缩得越紧。内心的痛苦与绝望导致我几次想自杀。带着这些烦恼我来到了大学，我的离群索居、孤独寂寞、自卑自责丝毫没有改变。看着别的同学阳光快乐，我决定求助心理医生，接受适合我的阅读疗法。令我想不到的是，经过书籍的洗礼，我有自信心了，也能在人前侃侃而谈了，并开心地拥有了很多经历相似、情趣相投的知心朋友。这些天翻地覆的变化都源于一本书，一本改变我命运的书——《人最高的是头颅：一个抑郁症患者的前世今生》。这本书是爱尔兰著名节目主持人、作家、重度抑郁症患者加雷斯对抗抑郁的亲身经历和内心独白，讲述的是他自己患抑郁症期间的生活、体会和一步一步地走出抑郁、找回自我的过程。它是一本关于生命的书，一本让人能够真切地触摸书中场景、感受作者内心的书。我无法用语言来描述这本书对我的震撼，只是心头反复跳跃着"相见恨晚"这四个字！

加雷斯在"性虐待使我几近疯狂"一章里描述他童年创伤的那部分文字，深深地敲打着我的心："人们常说，学生时代是人生中最快乐的时光。但对我却不是。我是一个缺乏自信的男孩。从一开始，我就感到我跟其他人不一样，有点与众不同。我渴望自己能跟别的孩子一样——勇敢、张扬、无忧无虑，但事实上，我做不到。我讨厌游戏，也不喜欢体体育运动；在课堂上，我不喜欢举手发言，也不喜欢被老师点中就某个问题来谈谈自己的看法。从6岁开始，我就一直被学校其他的孩子欺负。"读完这段话，我眼前浮现了那个饱受欺凌的男孩，我看到了自己。与加雷斯一样，从6岁开始，我就一直被学校其他的孩子欺负。我的性格自卑又内向，我一直觉得自己的家庭、长相与别人不一样，甚至还常常觉得自己不该存在于这个世界上。我特别害怕被老师点名提问，很不喜欢在课上发言，心里有想法或有问题宁愿错过也不举手表达。我更讨厌上体育课，因为体育课没有人跟我玩，我也不愿意主动去和别人玩，所以总是单独找一个墙角蹲着自娱自乐，然后又嘲笑着孤僻与懦弱的自己。小学、中学我根本体会不到快乐，孤独与自罪感侵蚀着我，让我坠入抑郁的泥潭。加雷斯替我说出了心里话，压抑在心中的痛苦瞬间像决堤的洪水宣泄而出，心中感到很舒服。世界上竟有跟我如此相似的人！我内心有了些许的平衡，觉得自己不再孤单了。

随着阅读的深入，我发现自己与加雷斯的相似点越来越多。加雷斯在谈及自己的负性思维和强迫症时说："这些年来，我一直在努力地控制焦虑与恐惧，它们导致我缺乏自尊、犹豫多疑与自我厌恶。我认为自己丑陋、愚蠢、粗鲁，而且毫无价值，我辜负了社会教育的目的以及父母对我的关爱。对周围的一切，我已没有什么可以奉献的了……我开始变得惶惶不安，不由自主地检查屋里的锁与灯，我听见大脑发出命令，让我这样做。半夜里我会跑到厨房反反复复地按着门把手，以确定门是否关好了。每次检查门把手或锁的时候，总是要来来回回的地做十几次。我控制不住自己，总是为一些灾难与疾病担忧，总是连续不断的洗手，直到洗得生疼、红肿，因为我觉得它们很脏。"看到这里我不禁泪流满面，记忆的画面开始清晰地在我脑海中播放。我由于小时候营养不良，身体发育和同龄人不一样，嗓子细，声音像女生，经常被同学耻笑，所以总觉得自己是个异类，天天生活在焦虑、恐惧与自责中。每个晚上不仅反反复复有"自己为什么会长成现在这样？""自己活着又有什么意义？""自己完全是家里人的负担"这样的强迫思维，还有强迫动作，即使在自己家里睡觉，也会把卧室的门锁死，并且这个锁门的行为会重复很多次，甚至有时候半夜醒来，也要立马从床上爬起来查看门窗是否锁好，不然心就会惶惶乱跳，担心会有不好的事发生，然后又越想越焦虑、越想越害怕。在全身心体验加雷斯的强迫思维和强迫行为后，我自己的恐惧和焦虑被导了出去，内心完全放松下来，不再因为这种行为而纠结，并且试着顺其自然。

加雷斯在谈及他得抑郁症的感受时说："抑郁症最严重的形式就像癌症一样，它会扩散至整个身体系统，直到你唯一想做的事就是要结束这种无以言状的痛苦，而不会去顾及到其他任何事情，然后，你就可能会选择自杀——这种行之有效的方法。"这段话将我内心深处的痛苦再次剥开。当我心情抑郁的时候，也经常悲伤绝望，觉得世界上没有什么有意义的事情了。高中时因为身上体毛很重，我觉得自己是个丑陋怪物，自卑到极点，并且变得更加自闭，不愿意和任何人交流，没有一个朋友。心情抑郁到唯一想做的就是早点结束自己的痛苦，离开这个恼人的世界，并绝望到写下遗书。我能深切体会加雷斯所遭受的痛苦，我开始佩服他的勇敢，想要像他那样好好活下去，我开始接受命运的安排，我甚至开始向往美好的明天。

关于如何逃离童年的不幸，加雷斯提供了两种方法："第一，我尽量避开校园生活黯淡的方面，埋头读书，为我新的生活做准备。第二：美妙的音乐世界对我来说就是绝佳的藏身之处"。这两句话我特别认同。我在解除苦恼的时候也采取了读书和听音乐的方法，只有读书和听音乐才能让我暂时忘记烦恼。加雷斯说："20世纪60年代末70年代初的一些温雅舒缓的歌曲带着无限慰藉的力量，令我体会到了音乐之外无法体会到的感觉。出色的音乐家们通过音乐这种形式来表达我们的情感，而这些美妙的音乐能减轻我无尽的痛苦。"而我特别喜欢蜷缩在衣柜里或者躺在床底下听范玮琪的《最初的梦想》和牛奶咖啡的《明天你好》等治愈系列的歌曲，我觉得很安全、很舒适。

《人最高的是头颅》一书对我的启迪和帮助太大了，我与加雷斯实在是相见恨晚。我一遍遍阅读，摘抄下了我喜爱的段落和章节，反复咀嚼和品味，感叹自己要是早点读到这本书，便能早点从抑郁症走出来了。加雷斯书中的很多想法与做法都让我感到很亲切，而加雷斯最终成功战胜了抑郁，这给了我莫大的激励。我坚持按照加雷斯抗击抑郁的做法去做："释放所有的感情创伤，放弃缅怀往事，卸下痛苦的包袱；摒弃过去，专注于未来，为自己活，不为任何人的快乐负责，也不要任何人为我的快乐负责。"三个月后，我感到自己有了很大变化：自闭、抑郁大为改善，自信逐步建立，与同学关系渐渐融洽，逐步融入班集体中并成功竞选为文艺委员，参加一些文娱活动。我越来越舒展开自己，我也相信未来一片美好。

人这一生中，最光辉的一天并非是功成名就那天，而是从悲叹与绝望中发起对人生的挑战，凭意志勇敢向前的那天。加雷斯做到了，我做到了，我相信你也照样可以做到！

共鸣文献分析

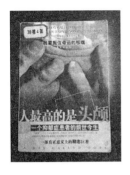

书名：《人最高的是头颅：一个抑郁症患者的前世今生》

作者：（爱尔兰）加雷斯·奥卡拉罕

译者：袁开春

出版社：东方出版社

出版年：2004

ISBN：7506018446

●作者·内容·主题

加雷斯·奥卡拉罕于 1960 年出生于爱尔兰的一个乡镇，是爱尔兰最受欢迎的电台节目主持人。他的童年经历过严重的精神创伤：6 岁开始一直被同学欺负，也挨过老师的鞭打和脚踢；11 岁开始遭受最崇拜的老师的性虐待，断断续续持续了一年多；13 岁，被确诊患上强迫性神经紊乱症（OCD），差点被送到疯人院，后虽治愈，这件事还是对他心灵造成了严重的伤害，为他日后陷入抑郁埋下了祸根。27 岁他结婚了，但婚姻并没有能拯救他，同事的排挤、领导的无理刁难及家庭生活的拮据，使他患上了严重的抑郁症，从而开始了与抑郁症长达十年的抗争。37 岁时他出版了第一部小说《面对死亡》，在《爱尔兰时报》畅销书排行榜名列第二，他也一举成名。同年，他终于战胜忧郁症。

为了帮助更多人了解抑郁症，摆脱抑郁症的困扰，他将自己的抑郁原因、抗抑郁过程、体会及战胜抑郁的方法等集合到一起，撰写成《人最高的是头颅》一书。这是世界第一部抑郁症患者写的抗抑郁书。他在病中各个阶段对抑郁症候进行了"奇妙的触摸"，在"久病成良医"的发现之旅中，逐渐以他的智慧和经验取代了已有的、见效甚微的常规理疗方式。

这本病中日记对于那些遭受抑郁或焦灼困扰的读者们，是不可多得的心灵启示录。读者通过对加雷斯"内心实况"的触摸，得到一种全新的启示：走出抑郁深渊的力量不全在于药物，从自身的直觉和潜能出发，更正错误认知模式，建立积极的思维模式才是重中之重。

加雷斯希望这本书能给抑郁症患者带来希望和力量，让患病的人们能够更多地运用自己的直觉和潜能，驱散黑暗，走出抑郁，张开双臂拥抱美丽蓝天。书中作者运用智慧、洞察力、实践经验以及坚定的信念帮助读者战胜抑郁，让阅读成为一个向消极思想挑战的过程。

●阅读疗法原理

认同： 小勇因童年创伤而患抑郁症，由于长期处于没人理解、得不到关爱和支持的境况下，他倍感绝望，无法走出抑郁深渊。读完了《人最高的是头颅》后，因作者加雷斯的经历与他极其相似，甚至通过读书和听音乐自我救助的方法都一模一样，这引起了他强烈的共鸣和高度的认同，让他有了被理解、被接纳的感觉。

净化： 小勇对作者的经历产生共鸣后，便不由自主地将自己带入其中，真切地触摸书中场景，痛苦着加雷斯的痛苦，喜悦着加雷斯的喜悦，与加雷斯进行着无障碍的心灵交流，于是自己的痛苦在不知不觉中被导了出去，内心压抑的情绪得以释放。在与加雷斯的交流中，他觉得自己找到了知音，净化了心灵，体验到了放松后的舒适感和平衡感。

领悟： 加雷斯的童年创伤与抑郁苦难，宣泄了小勇的压抑与痛苦；加雷斯的抗抑郁成功经验，让小勇看到了生活的希望。掩卷深思，小勇开始反思自身，对生活有了新的领悟：原来所有负性想法都是自己的大脑创造出来的，用积极的思维模式就能克服。因此，他把加雷斯看作榜样，又当做知己，以积极的态度与抑郁抗争，面对生活中让他焦虑、烦躁的琐事。他慢慢充盈的内心、成熟的思想、坚定自己也能战胜抑郁的信心，一点点驱散了笼罩在他心头的阴霾。他开始主动与身边的人建立良好的关系，大胆地站上讲台演讲。

最终他明白了，让自己快乐的源泉就是启动内心的力量——正向思维。

●**适应症**

本书是一本励志巨著，尤其适合于因童年创伤引发抑郁症的人阅读。

我的天空怎么总是灰蒙蒙

求 助 者：	秋燕，女，20岁。
病症病史：	强迫思维、轻度抑郁，5年。
问题成因：	童年遭亲人嫌弃、父母吵架、老师体罚。
症　　状：	失眠，白天上课胡思乱想、注意力难以集中，有强迫性思维、自残行为。
阅疗处方：	【书籍】戴尔·卡耐基：《童年的记忆》《人性的优点》；露易丝·海：《启动心的力量》。
共鸣文献：	戴尔·卡耐基：《人性的优点》《启动心的力量》。

案例故事

2009 年 10 月的一天，一个网名叫"秋燕"的学生在"书疗小屋"博客上给我留言，咨询什么书能缓解忧虑。她的童年创伤故事令人动容。

我的天空总是灰蒙蒙

我出生在有三个"臭妮子"的农村家庭，名叫秋燕，是三个"臭妮子"中的老二。家里几代单传，"传宗接代"的封建思想注定了我们的不受待见。"臭妮子"是讨厌我们的亲戚、邻居对我们轻蔑的称呼，最后就连父亲也那样称呼我们。我们的来临似乎惹得所有人不开心，母亲受我们的连累也受尽了各种嘲笑和苦难。

对很多人来说，"童年"是个令人感到幸福的词汇，是天真、快乐、无忧无虑、备受关爱的象征。而对我来说，童年里却满是争吵、嘲笑、欺辱、泪水与痛苦。印象中，父母常常吵架，每次吵到最后，都会将矛头指向我们三个"臭妮子"。无数个蝉鸣蛙叫的夜晚，父母在屋内大声争执，我们三个耷拉着脑袋，在院子的墙角处被罚站。从小到大，屋里的争吵声早已让我们的心伤痕累累，眼泪也已哭干。

也许因为我们是臭妮子，也许因为父母不愿看到我们一辈子遭受他们所受的苦难，他们对我们要求十分严格。我们被规定不可以看电视、不可以到处乱跑去玩、不可以睡懒觉、不可以……种种的不待见激发了我的叛逆心，造就了我好强的性格。当时屁大点的我一次次在心中发誓："总有一天我要证明给所有的人看，女孩子并不输给男孩子！"于是我发奋学习，就为了可以名列前茅——而这也正是我所骄傲的：我一直名列前茅！

初中的住校生活给我带来了种种不适，我上课开始走神，成绩直线下滑。这让我很痛苦。我开始失眠，整夜整夜睡不着。虽然我极力掩藏，但家人还是察觉了我的变化。没文化的父母哪能理解我出现的问题，最后他们听从了村里一位年轻医生的建议，带我去了县城的精神科。13岁的我就这样被强迫住院了，住进了传说中的疯人院——大人们拿来吓唬不听话的孩子的地方。

住进疯人院里的我很害怕。医院有个"鬼哭狼嚎"的大妈，每晚都会唱大戏，然后向陪床的妇女讲述她所忠实的主——耶稣。还有个婶婶，总是站在水龙头前不断清洗双手，好像她的手上沾上了多么肮脏的东西，每次她的丈夫来看她，临走时总会上演"杀猪"一样的场景：她希望能跟丈夫一起离开，那样子很疯狂，挣脱的力道也很大，需要好几个男护士才能把她按住，后来有一次她偷偷跑了出去，最后被医院的人抓住，捆了回来。还有个刚刚生完孩子的年轻姐姐，不知道她的孩子出了什么事，让她如此不愿意面对外面的世界，每天只生活在自己的世界里，有一次我在走廊里玩，不小心撞到了她，她看都没看我一眼，就像僵尸一样呆呆地一步步离开了，这使我很怕她，特别是在厕所这样的小空间里，怕她会突然扑过来把我掐死……

看着各种不正常的人上演一幕幕狰狞恐怖的画面，我每晚都在提心吊胆中被父母哄着才能入睡，还常常梦见自己被各种小鬼用各种方式弄死的惨样。虽说天天提心吊胆，但在"疯人院"的那段日子却是我长这么大以来最快乐的日子，不仅没了羞辱和争吵，还赢得了爸爸妈妈的关心和陪伴。妈妈会帮我洗头发，轻柔的动作令我鼻子酸酸的；父亲为了给我筹医药费到处借钱；姥姥家那头的亲戚还来探望了我，这份心意让我高兴了好几天。看到家人的关心，想到他们为我做的事情，我觉得自己不能这样下去，于是我告诉医生我已经好了。

一个月后，"疯人院"的日子结束了，我又回到了曾经满是争吵的家里，回到了充满嘲笑的村里，回到了充满压力的"灰色"学校。出院后的我成了家里的特殊对象，得到了比姐姐妹妹更多的关爱与迁就，父亲虽然从来不夸赞我的成绩，但不再像以前那样严格要求我了。小伙伴们总是好奇地询问我那段日子去了哪，但我不愿让他们知道，我害怕自己会多一个"疯子"或者"神经病"之类的绰号。心中藏着怕人知道的秘密是很痛苦的，我吃不下饭，也睡不着觉，漫长的失眠并没有像我期盼的那样远离我，而这种痛苦也没有人可以吐露。夜深人静的时候，大家都睡熟了，只有我在床上翻来覆去，脑海中全是"疯人院"里的场景。

我只能一次次使劲咬自己的胳膊，才能让自己能从疯人院的场景中脱离出来。长此以往，我的胳膊上布满深深的牙印，周围的皮肤也都发红。好在初中的学习任务不重，我也足够用功，依旧能保持班里第一的位置，中考也以年级第三的成绩考上了县城里最好的高中。但我却没有真正地感觉到快乐，不仅仅因为长期的失眠，也因为童年的痛苦记忆、亲人迟来的关爱……

我以优异的成绩进入了高中的实验班，但失眠仍旧困扰着我，导致我白天不能集中注意力听课。实验班的学习节奏非常紧张，竞争也十分激烈，一向名列前茅的我感到了巨大的威胁。可越在意成绩反倒越难集中精神学习，慢慢地，我的成绩开始下滑。

我的班主任教数学，每天领着尖子生抠难题。有一次有一道题我不明白，求教于他，他竟然当着全班同学的面说："这样简单的题都不会，还上什么尖子班！"说完，他扬长而去。班主任当众对我的讥讽，击垮了我的自信心。我再也无法忍受实验班紧张的气氛，也无法面对自己下滑的成绩，更无法战胜长久伴随的失眠，只能做个逃兵。为了逃避那间压抑的教室，我申请调到了普通班。然而半路插班向来是没什么朋友的，我无法融入。

为了逃避数字和公式带给我的"外来感"，分科时我选择了文科（父亲其实是希望我选择理科的），但这份选择把我送入了纠结的坟墓。我不停纠结着自己的选择，纠结着这选择带来的得与失，然后开始忧虑、自我折腾，直到把自己折腾得浑身无力，甚至要靠安神类的药物及农村老一辈迷信的"叫魂"来解救自己。其实这些都没有什么用，后来我慢慢清醒，才发现这一切都是自己欺骗自己而已，但为时已晚——因为我把我们家的房子折腾没了。父母担心我再这样下去会出大问题，本着"宁可信其有，不可信其无"的态度，听从了风水先生的话，拆掉了家里住了这么多年的房子。拆房子的那一天，泪水始终在我眼眶里打转，一种深深的负罪感吞噬了我。房子没了，这对本已拮据的家来说是雪上加霜，而我也没了唯一能让父母欣慰的优异的成绩。我已经受够自己了！

背负着这种愧疚，我逼迫自己加倍努力地学习，终于来到了大学。校园是美丽的，但在我的眼中却毫无生机，一切都是灰蒙蒙的……

对症下书

这是一个典型的因童年创伤引发强迫症和抑郁障碍的案例。弗洛伊德一百年前就指出："童年创伤经历是诱发抑郁症、强迫症的重要原因，无一例外。"家人重男轻女的观念，使秋燕出生后就特别不受待见，并长期得不到温暖和关爱，以至于说出"虽说天天提心吊胆，但在'疯人院'的那段日子却是我长这么大以来的最快乐的日子，不仅没了亲人间的争吵，还赢得了爸爸妈妈的关心和陪伴"这样令人心酸的话来。此外，在我国封建思想的长久影响下，重男轻女的观念根深蒂固，人们会把不生儿子的责任完全归咎于女方，这导致秋燕的父亲天天责怪母亲，两人见面就吵架。对于一个孩子来说，她无力改变大人的观念，只有让自己做得更好来讨大人的欢心，这就是秋燕追求完美的性格的形成原因。这种性格又渐渐激发了她的忧虑，她越想做好就越忧虑，惶惶不安、失眠加重，事情最终结果是圆满的还好，若稍有不如意她就又会陷入反复的自罪自责当中。爷爷奶奶的歧视、父亲的谩骂、老师的冷嘲热讽对秋燕来说都是难以承受的伤害。针对秋燕的心理状况，我推荐《童年的回忆》宣泄她的痛苦，《人性的优点》解决她的忧虑，《启动心的力量》帮助她消除负性思维、振奋精神，从而建立积极思维模式。

疗效追踪

三个月后，秋雁按计划精读完了三本书。交流时她谈到：《童年的回忆》让她宣泄了童年的压抑与痛苦；《人性的优点》解除了她的忧虑，缓解了强迫完美的思维；《启动心的力量》让她意识到想要医治心理疾患，必须释放过去，发挥潜能，启动自己内在的力量，接纳自己。通过阅读与自我修炼，秋燕找到了驱除负性思维、建立积极思维模式的有效方法，为自己解除了困境。

秋燕战胜忧虑后，自荐成为了我书方研究的助手，直到她考研离去。后来我通过和她微信聊天得知，在她第一次考研失败后，那种忧虑思维又复发过。她重读《人性的优点》《启动心的力量》，再一次走了出来。这个事件使我明白，阅读疗法并不是一劳永逸的，因为我们无法阻止负性事件的发生，但是，书籍是人精神的维生素却毋庸置疑。

阅疗感悟

我终于战胜了自己

——读《人性的优点》《启动心的力量》有感 秋燕

我与阅疗结缘是幸运的，它让我找到了生活的意义。在这里，我了解了阅读疗法，读了一本又一本好书。以前的我从没有回过头去反思自己走过的道路，没有真正去寻找自己不快乐的原因，只觉得一切都是我的宿命。而卡耐基的书颠覆了我固有的观念。

卡耐基对我的启迪

读《童年的回忆》，当我看到卡耐基小时候因家里贫穷、身体瘦小受歧视时，因大耳朵被同学嘲弄奚落时，经常为一些根本不可能发生的事情担心忧虑时，大学里参加了十二次演讲比赛却全都失败时，认为自己很差劲想自杀时……我心里感到了少有的放松和舒服。这种感觉并不是幸灾乐祸，而是对相似童年经历的感同身受和高度认同。相似的经历导出了我童年的痛苦，让我体会了宣泄后的畅快！而卡内基这样一个没有自信、被各种各样莫名其妙的忧虑缠绕的人，最终战胜了自我，创作出了《人性的优点》，成为解除别人忧虑、给人自信、让人们积极乐观的心理激励大师。我被卡耐基曲折、激励人心的成长经历深深地震撼了！

在《人性的优点》中，卡耐基以许多普通人通过奋斗获得成功的真实故事，深入浅出地告诉人们如何消除忧虑。书的核心部分就是"卡瑞尔消除忧虑的万能公式"。这个公式很神奇，我坚持使用，特别灵验。以前我总是为一些小事没完没了地忧虑，为一些难以改变的事情担心，深陷其中，万分痛苦。而现在再发生让我忧虑的事情时，我可以不再钻牛角尖，而是静静地写下我面临的状况，分析可能发生的最坏的情况，然后鼓励自己接受最坏的情况，这样一来我反倒轻松下来，将自己的时间和精力投入到改善最坏的结果中去。

以往的学习生活对我来说压力很大，我总感到后背酸痛，容易疲劳。卡耐基却告诉我"大脑是不会疲劳的，我们所感受到的疲劳多半是由精神和情绪因素引起的"，这时我才意识到在学习或者做事的过程中我总是过度紧张。我试着放松自己的肌肉，不断告诉自己"放松、放松"，慢慢的，后背酸痛的症状竟然真的消失了。《人性的优点》成了我消除忧虑的法宝，我不仅自己买来作为可以终身阅读的好书收藏，还买了很多本赠送给我的朋友，与他们分享读书的快乐。

露易丝·海对我的启迪

以前我认为，悲伤的童年经历是家丑，不能外扬，尤其是进"疯人院"的那段经历，是难以启齿的，需要一辈子藏着掖着，直到我读了露易丝·海，知道她 1 岁半就父母离异、5 岁时遭酒鬼强暴，后来又辍学、离家出走、生下孩子送人……她敢于把自己最难以启齿的隐私毫无保留地呈现给读者，帮助人们释放过去、活在当下，我被她这种行为深深震撼。

《启动心的力量》是她的代表作，书中有一段话特别打动我："回顾过去，请不要觉得羞耻，请把它看作你丰富生命中的一部分，如果没有这些丰富的经历，就不会有今天的自己。你没有理由指责自己为什么不做得更好，因为你已经不能回到过去，你已经做得最好了，请用爱释放过去，感激它使你学会了很多东西。"这些话就像露易丝·海在我耳边的轻声叮咛，如春风拂面，让我心潮澎湃。跟着露易丝·海的指引，我学着用爱释放过去。今天，我可以毫无保留地讲述我的那段痛苦经历，并发自内心地感谢曾经的一切。

露易丝·海教会我去理解并原谅童年中曾经带给我伤害的人，在一点点的阅读中，露易丝·海对自我的剖析与鼓励，引导我不自觉地剖析自己的成长经历与性格，学着抚慰那个受伤的童真的自我，接纳自己的一切，开心自信地成长。

如今的我，开心而充实地过着每一天，学会了接纳自己的一切、保持自我、爱自己。我很感谢过去的一切促使我成长，也感谢阅读疗法走进我的生活，在它的陪伴下，我相信我的人生路会越走越宽广。

共鸣文献分析

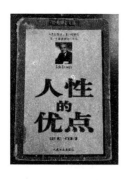

书名：《人性的优点》
作者：（美）戴尔·卡耐基
译者：文珍
出版社：重庆出版社
出版年：2010
ISBN：9787229018597

●作者·内容·主题

戴尔·卡耐基20世纪最著名的成功学导师，人际关系学鼻祖。他一生致力于有关人性问题的研究，运用心理学和社会学的知识，对人类共同的心理特点进行探索和分析，创建了一套融演讲、推销、为人处世、智能开发于一体的教育方式。他讲述的许多普通人通过奋斗获得成功的真实故事，激励了无数陷入迷茫和困境的人，帮助他们重获新生。《人性的弱点》《人性的优点》《语言的突破》是戴尔·卡耐基的三大经典代表作，风靡全球，被誉为"人类出版史上的奇迹"。

戴尔·卡耐基的忧虑思想是在他痛苦的成长过程中逐渐形成的。小时候，卡耐基因为家里贫穷、身体瘦小、耳朵大经常被同学嘲弄，他很烦恼，而他与生俱来的忧郁性格，又使他经常为一些根本不可能发生的事情担心忧虑。例如看到花种，他会担心自己像这种子一样，被活活埋在泥土里；打雷时他会担心自己被雷炸死；年景不好时他担心没饭吃；长大些他又担心没有女孩愿意嫁给他……自卑时时刻刻折磨着卡耐基。大学里他参加了十二次演讲比赛，屡战屡败，他认为自己很差劲，曾经想到过自杀。在职业选择方面，他也经历过许多坎坷：贩卖过火腿、肥皂和猪油，做过汽车公司推销员，学习过演戏，当过兵，梦想过写小说。但最终，他凭借毅力和不屈的性格，找到了适合自己的工作，撑起了成人教育、心理学家、心灵教父的半边天。

《人性的优点》是一本教人们如何排解忧虑的书。卡耐基集合自身与忧虑斗争的经验，通过自己的领悟得出了抗忧虑的公式，帮助千万人走出忧虑，走向成功。这本书在全球畅销不衰，改变了千百万人的命运，被誉为"克服忧虑获得成功的必读书""世界励志圣经"，在缓解忧虑方面，有着药物不可取代的作用，值得大家仔细研读。

全书分为四部分。第一部分：如何对付忧虑；第二部分：分析忧虑的方法；第三部分：改掉忧虑的习惯；第四部分：保持充沛的活力。这四个部分循序渐进，相辅相成。每个部分的最后还有一个小结，将前面小故事讲述的道理简单明了地列出来，让读者的思路更为清晰。其中解除忧虑的万能公式分三步：一、问你自己"可能发生的最坏情况是什么"。二、如果你不得不如此，就做好准备迎接它。三、镇定地想方设法改善最坏的情况。

通常让你忧虑的事情有两个结果：一个是可以通过你的努力使事情向着你希望的方向发展，那么你可以把忧虑的时间用来解决问题，如果问题解决，你的忧虑自然也就消失了；另一个是即使你非常忧虑事情也不会改变，那么何必再忧虑，徒增自己的心理负担呢？要学着豁达地去接受不能改变的事。

●阅读疗法原理

认同：每个人在生活中都会碰到各种各样的烦恼，有的人可以洒脱面对，有的人却陷入其中走不出来。当秋燕了解到大师卡耐基的童年也像她一样，被各种各样莫名其妙的忧虑缠绕后，她产生了强烈的共鸣，觉得世上并非自己一个人如此倒霉，即使是交际大师、名人也会有如此不堪回首的童年，她内心找到了平衡。而卡耐基曾经是一个如此没有自信的人，但他最终战胜了自我，创作了《人性的优点》，成为心理激励大师，她又被这一事实深深地震撼和打动。

净化：随着阅读的深入，秋燕跟随卡耐基阅读了多个被忧虑缠绕、痛苦不堪的世界名人的案例，她自己的痛苦与焦虑被导了出去，内心得到了净化。特别是当她看到，那些忧虑绝望的名人在使用"卡瑞尔解除忧虑的万能公式"后身心发生巨大变化，重新恢复正常生活的时候，她便对这个神奇的公式产生了浓厚的兴趣，进而亲自尝试，体验到了积极思维的快乐感。

领悟：人生中谁都有忧虑的时候，适当的忧虑可以帮助人们前进，而过度的忧虑则会阻碍人们前进的步伐。透过本书，秋燕学习并掌握了对抗忧虑的办法。每当忧虑来袭时，她会静下心来写出可能发生最坏的情况，努力去阻止这些最坏的结果的发生；若无法改变，她就鼓励自己接受最坏的状况。

用"卡瑞尔法则"去处理自己正在面对的烦心事，问题迎刃而解。

●适应症

本书适用于忧虑、焦虑、抑郁患者的阅读治疗。

我也是颜色不一样的烟火

求 助 者：小茵，女，18 岁。

病症病史：自卑、交际障碍，10 余年。

问题成因：听力障碍，同学疏远，老师不理解。

症　　状：自卑，敏感，不善交际，脸红症。

阅疗处方：【书籍】饶雪漫：《左耳》；阿尔弗雷德·阿德勒：《超越自卑》；岸见一郎　古
　　　　　贺史健：《被讨厌的勇气》；
　　　　　【电影】《狼少年》。

音乐处方：张国荣：《我》。

共鸣文献：岸见一郎　古贺史健：《被讨厌的勇气》。

案例故事

　　小茵是阅读疗法协会里特别安静的一名会员。在协会组织的阅读疗法活动中，她很少发言，平时见面也只是笑笑，很少说话，别人问她时才会吱一声，声音极小，还会不自觉地脸红。为了了解她的成长史以便对症下书，我让她先阅读朱德庸的《我只想抱抱小时候的自己》，然后结合自己小时候的创伤事件写一篇读后感。她上交的《我也是颜色不一样的烟火》，揭示了她不善言辞的原因。

我也是颜色不一样的烟火

　　我很小就开始戴助听器，因为我左耳失聪、右耳听力不好，爸爸妈妈带我去了很多医院也没治好。但是助听器戴时间长了，我会感到不舒服，所以隔一段时间必须把它摘下来，让耳朵放松一下。这让我感觉自己像活在两个世界：一个无声的世界，一个有声的世界。只有戴上助听器我才能听见声音，才觉得自己是这个世界的一份子，是存在于这个世界上的；而离开了助听器，我就像个透明人，被整个世界抛弃。

记得有一次我坐在家门口玩，很多小孩子跑过来围着我说"她是聋子，听不见，不要和她玩"，我吓得哇哇大哭。妈妈本来在院子里晾衣服，听到后赶紧丢下衣服跑过来把他们赶走，把我紧紧地搂在怀里。我一直哭，问妈妈我为什么听不见，妈妈没有告诉我，只是也一个劲儿地哭着说"对不起"。懂事以后我才知道，我的耳朵原来是小时候高烧留下的后遗症。有时我会恨我的父母，恨他们为什么没有照顾好我，我本来可以像正常的小孩一样听见这个世界，就是因为他们的大意，让我跟别的孩子不同。但我也知道爸爸妈妈很爱我、疼我，并没有因为我是个聋子而放弃我，虽然他们常常不在家，把我放在奶奶家，但每次他们回来都会带很多东西给我，还带我出去玩，这让我觉得他们的爱是我唯一的幸运。

我上学后，我从来没跟任何同学提起过我耳朵的事，怕他们把我当成怪物。但二年级发生了一件我一辈子也不会忘记的事。那天，因为长时间戴助听器很不舒服，课间的时候我把它摘了下来。同桌看见了问我是什么，我犹豫着要不要告诉她。想到我们平时那么亲密，好的东西都一起分享，我认为她一定会理解我，并帮我保守秘密的，于是我告诉了她我耳朵的秘密。她当时的表情有一丝惊讶，我以为她只是觉得新奇，也没太在意。谁知过了几天，我发现很多人一块说话时总是偷偷看我，有一次我经过他们身边听到了"聋子"这两个字，那瞬间如晴天霹雳，后来甚至有同学过来当面问我："你耳朵听不见是吗，我这样说话你能听见吗？"我讨厌别人说我听不见，我甚至不能听到"聋"这个字，我抗拒这个字，想不惜一切逃离这个字！从那之后，我的话开始变得很少，在学校总是自己一个人待在座位上，除了学习还是学习。我再也不敢和同学说起我的事，我也不敢相信任何人，我开始变得很封闭，同时也很自卑。渐渐地，因为我的自卑、封闭，很少有人愿意跟我玩。我一直是一个人上学放学，有时看着路上同学结伴一块走，说说笑笑的，我很羡慕，可我心里明白，再美慕也不会拥有，因为他们把我当作残疾人、当作怪物，他们不会愿意跟我一起的。于是我越发封闭和自卑。

因为自卑，我的性格变得很软，也不敢大声说话，大概就是因为这样，所以很容易被人欺负。一天课间我去了趟厕所，回来时就看见我的书被扔得满地都是，一个很调皮的男孩冲着我笑。我环视四周，没有关切的眼神，每个人都像旁观者，冷眼看着我。我没有能力为自己争取尊重，只好蹲下来，流着眼泪，默默地一本一本把书捡起来。

之后我的话更少了，在课堂上从来不举手发言，老师们也都不喜欢我，尤其是三年级新换的班主任。有一次早读，我周围几个男生不专心，班主任从外边杀进来，让刚才说话的同学站起来，有几位同学站起来了，他却点了我的名，让我也站起来。我觉得很委屈，就为自己辩护，那是我第一次当着那么多人的面大声说话。老师以为我有意顶撞他，大声说我一个耳聋的孩子不但不知羞耻，不安分守己，还不懂尊师重道，将来一定不会有出息。我听着他对我的数落，委屈和愤怒一起涌上来，我哭着跑出了教室，却还听到他在背后对同学们说千万不要学我这个聋子。

随着年龄的增长，我的封闭和自卑越来越严重，这种心态影响到了我的生活、人际交往。我一直没有很要好的朋友，我喜欢走人少的路，见到熟人也很少打招呼，只是低头默默地走过去，其实不是不尊重他们，只是不知道怎么表达。我也很少和爸爸妈妈谈自己内心的想法，他们本来就很累很忙，我不想再让他们为我操心。我把自己伪装起来，甚至爸爸妈妈也没有发现我心理的异常，我就这样自己默默地承受一切，没有人倾诉。不知从什么时候，我开始讨厌这样的自己，我死命地跟自己较劲，钻牛角尖，频繁地用指甲掐自己。

我就这样很小心翼翼地活着，自卑、迷茫地度过了我的小学、初中、高中，连我自己都受够了这样的自己。直到上了大学，看身边的同学一个个朝气蓬勃，每天活得那么充实，惊羡之余，我心里隐约觉得这或许是重生的机会。或许我勇敢地跨出这一步，走出去试一试，说不定真的可以跟过去所有的难过和不堪告别。

对症下书

从小茵的故事中可看出，父母的失误是造成她生活在无声世界里自卑自闭的起因。而小学时在性格养成的关键时刻，身体残疾的小茵非但没有得到老师同学的关心呵护，反而遭遇了同学的歧视和孤立、老师的冷漠和贬抑等负性事件，使其原本就脆弱的心灵更加受伤，加重了她的自卑，并让她渐渐失去了对别人的信任，进而丧失了对自己的信心，变得越来越敏感、自闭，人际交往出现障碍。为了躲避伤害，她开始把自己包裹起来，不与任何人交往。也因为没有朋友，小茵的苦恼没有人倾诉，愤怒无处发泄，只能指向自己，自残自毁。

针对小茵的具体情况，我为她搭配了饶雪漫的小说《左耳》、阿德勒的《超越自卑》、岸见一郎和古贺史健合著的《被讨厌的勇气》。这三本书主题相同，互为补充，从不同侧面谈如何超越自卑，能增强综合疗愈效果。同时，辅以与她心灵相契合的电影《狼少年》和张国荣的歌曲《我》，宣泄她的压抑与痛苦。相信这个立体化的配方对小茵会有启迪和帮助，让小茵获得战胜自卑的勇气。

疗效追踪

通过三个月的交互式阅读治疗，小茵逐渐克服了自卑。她对我推荐的书、电影、歌曲的疗愈作用，评价客观中肯：

"看《狼少年》时，全程眼泪都不受控制地流，我被那一段很美、很心酸的纯爱故事感染。狼少年哲秀本该是一位温暖的翩翩少年，却因为成为一位博士研究'强大军人'的试验品，变成了体温46度、血型不明、异于常人的狼男孩。这段故事与我失聪经历很相似，透着屏幕我都能感受到哲秀的自卑与恐惧，也仿佛看到了小时候的我，内心的压抑情绪随着眼泪尽情宣泄。但是，当我看到邻居们并没有因为他异于常人而驱逐他，而是和他相处融洽、把他当成孩子，顺伊还带着孩子们和他一起在草地上踢球时，我被这帧帧幅幅温暖的画面所感动，真替狼少年感到幸运，同时也让我看到了希望。以前我总是抱怨命运对我不公：为什么上天夺走我的听力，不能让我和正常的孩子一样生活？也为此感到自卑。但是抱怨是无用的，每个人都有各自的幸运，上帝为你关上一扇门的同时，会为你开启一扇窗。我要做的，就是勇敢地打开心门，接受爱，接纳世界，接纳周围的人，用我的眼睛发现世界的美好。

很喜欢张国荣的《我》，喜欢这首歌的歌词：'最荣幸是谁都是造物者的光荣，不要萎缩，站在光明的角落，在孤独中盛放，在琉璃屋中快乐生活'。我也是颜色不一样的烟火。

《左耳》的女主角李珥，左耳失聪却很自信，这给了我很大的震撼。阿德勒自我疗愈了童年创伤，战胜了自卑，成为人生的典范，又给了我巨大的鼓舞。

而真正打动我、让我彻底战胜自卑的是《被讨厌的勇气》。作者采用哲人与苦恼青年对话的形式，言简意赅、通俗易懂地阐述了阿德勒的思想，读起来轻松、亲切、有趣。读着青年与哲人的对话，我仿佛就是书中的青年，怀着一颗虔诚的心向哲人求教。每天读一点，心中的委屈、苦恼及迷惑就少一点，自信心就多一点。渐渐地，我开始学着用哲人教给青年的眼光看待世界，并且尝试着平等地、不自卑不躲避地与室友接触、与同学交流，每天进步一点点。两个月后我与朋友同学交谈时不再脸红，也发现了很多生活中的乐趣，感受到了前所未有的开心。当我做好PPT，勇敢站在讲台上，给协会成员推荐书方时，我知道自己克服了心理障碍，彻底战胜了自卑！同学们的掌声让我更有走向未来的自信和勇气！"

阅疗感悟

我们都要有被讨厌的勇气
——读《被讨厌的勇气》有感 小茵

一部《左耳》勾起了多少少年的心，忆起了多少人的青春。女主角李珥左耳失聪，但有生理缺陷的她并不自卑，反而个性和顺又温柔，活得自信阳光！我也是左耳失聪，性格却与李珥正相反，生理上的缺陷让我陷入极度的自卑、自我封闭。从小到大我都没有很要好的朋友，我又是一个很敏感的人，我没有告诉过任何人我心里的想法，就这样一个人默默承受一切，没有人倾诉。小学、初中、高中，我就这样很小心翼翼地活着，很自卑、很迷茫，我很讨厌这样的自己。

上了大学，我想要改变，我不想一直这样下去，多幸运，在这里遇到了阅读疗法，遇到了《被讨厌的勇气》。这本书的书名就引起了我的思考，人是要有多勇敢才能拥有被讨厌的勇气？难道拥有这样的勇气是克服自卑的关键？阅读后我发现，"被讨厌的勇气"并不是要去拥有被讨厌的负能量，而是如果我想绽放出光彩，那么即使有被讨厌的可能，我都要往那里走去。

《被讨厌的勇气》是日本岸见一郎、古贺史健的合著，作者以对话的形式，借助阿德勒心理学来阐述人生哲学，深入浅出、浅显易懂。阿德勒是个体心理学的创始人，现代自我心理学之父，他的人生故事也很曲折：他小时候个子小、驼背，学习成绩也不好，矮穷丑占了两样，长辈经常拿他和高富帅的哥哥相比，让他自惭形秽，三岁时弟弟去世、自己两次被车撞，五岁时得肺炎差点死去……人生颇多坎坷。不过，他找到了独特的人生意义，并成为了一名心理学的大家，他本人就是战胜自卑、逆袭成功的人生典范。

读《被讨厌的勇气》这本书我收获颇多，它让我重新审视自己。书中的青年人从最初的烦恼不已，到后来的豁然开朗，这也是我看这本书的状态。我被它深深地吸引着。我很感谢上天让我遇到它，它就是上帝派来的天使，来解救我这粒尘世中的种子，助我成长。

读书过程中，我越来越感觉书中那个迷茫的、一直向哲人发问的年轻人似乎就是我。第一夜中写道："青年自幼就缺乏自信，他对自己的出身、学历甚至是容貌，都抱有强烈的自卑感。也许是因为这样，他往往过分在意别人的眼光；而且他无法衷心地去祝福别人的幸福，从而陷入自我嫌恶的自卑境地。"这句话就是对我的写照！因为身体的缺陷，我从小就缺乏自信，活在深深的自卑中，太在意别人的眼光，让我活得很累。看到别人的优秀、成功，有时候我并不是由衷地赞美，我一度很讨厌这样的自己，感觉自己活得特别虚伪。

但我的不幸是谁的错？

作者在书中提出了原因论和目的论。我们对某些事物的害怕、恐惧，可能是由于过去的某些原因造成的，比如父母的虐待、被人欺侮、心灵创伤，这是原因论。但是如果我们一直依赖原因论，停留在过去的悲伤中，就会一直止步不前，所以阿德勒有了他的目的论。书中青年的朋友多年闭门不出，是因为先有了"不出去"这个目的，而那些不安和恐惧的情绪就是为了达到这个目的而制造出来的。读到这我豁然开朗，我们的不幸是谁的错？其实皆是我们自己的"选择"。我们的恐惧、害怕、自卑都是我们主观的臆造，无论之前的人生发生过什么，都对今后的人生如何度过没有影响。

书中出现了一个词——"自卑情结"，一个不同于"自卑感"的词。"自卑情结只是一种借口。有些人无法认清'情况可以通过现实的努力而改变'这一事实，根本没有向前迈进的勇气。他们什么都不做就断定自己不行或是现实无法改变。"这句话让我想到了自己。是啊，我不就是这样吗？因为自卑情结，我不敢在人多的地方走，不敢在人多的地方发表意见，甚至和别人说话时都会不自觉脸红。我觉得没有人会喜欢我这样的人，我一无是处。而阿德勒认为我们是可以摆脱这种恐惧、自卑的。阿德勒的"目的论"让我有一种冲动：去探索如何摆脱自卑。

作者提到"勇气"这个词。我一直害怕与人打交道，不想在人际关系中受伤，我不敢这样不敢那样，其实就是缺乏勇气啊。也正因为缺乏勇气才摆出了这样或那样的借口：我是因为耳朵听不到，别人都不喜欢我，我才会自卑。但想想，海伦·凯勒、露易丝·海、阿德勒还有张海迪，他们哪一个没有遭受过命运的玩笑？但是他们没有被身体的缺陷击垮，他们勇敢地迈向了自己想要的人生。

阿德勒教我们怎样变得勇敢，那就是自由，为自己而活。书中哲人说"活在害怕关系破裂的恐惧之中，那是为他人而活的一种不自由的生活方式"，很多时候，我们一直活在别人眼中，活成别人想要的样子，却忘记了我们最先有的应该是自己。真的没有必要让自己的青春在自卑中度过，青春就是要勇敢地活出自己的性格，活出自己的色彩，让干涉自己的人见鬼去吧。

人们常说最美好的岁月都是最痛苦的，只是事后回忆起来才那么幸福。其实往事已定格，不会改变，能改变的只有我们的心。《被讨厌的勇气》让我更加确定自己可以走出自卑，我会勇敢地拿出勇气，每天跨出一小步。我现在可以微笑着和朋友甚至陌生人交谈而不再脸红，我可以更冷静地在人多的地方发言，我发现了很多生活中的乐趣，我感受到了前所未有的开心……我相信在不久的未来我会活成自己想要的样子。

《被讨厌的勇气》教会我的不只是勇敢，它还有很多人生哲学让我入迷。读这本书，或许有时候会在某一点上被弄晕，会觉得有些强词夺理，被作者的"犀利"颠覆三观，心生不爽。但深入去了解，深入去想，随之而来的便是豁然开朗，朝着积极的方向前进。我觉得这就是这本书独特的魅力！

我受益于这本书，愿你们也可以从这本书中读出自己的感悟。

共鸣文献分析

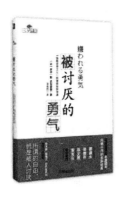

书名:《被讨厌的勇气》

作者:（日）岸见一郎　古贺史健

译者:渠海霞

出版社:机械工业出版社

出版年:2016

ISBN:978-7-111-49548-2

●作者·内容·主题

《被讨厌的勇气》由岸见一郎、古贺史健合著。

岸见一郎是日本哲学家，他高中时便以哲学为志向，大学时期多次登门与老师进行辩论。1989 年起，他致力于研究专业哲学和阿德勒心理学，主要工作是阿德勒心理学及古代哲学的执笔与演讲，还为医院精神科的青年做心理辅导，同时担任日本阿德勒心理学会认定顾问。译著有阿尔弗雷德·阿德勒的《个人心理学讲义》和《人为什么会患神经病》，著有《阿德勒心理学入门》等多部作品。《被讨厌的勇气》一书由他负责原案。

古贺史健是日本自由作家，著有《想要让 20 岁的自己接受的文章讲义》。古贺史健擅长对话创作，出版过许多商务和纪实文学方面的畅销书，他创作的极具现场感与节奏感的采访稿很受欢迎。30 岁左右他邂逅了阿德勒心理学，并被其颠覆常识的思想所震撼，之后连续数年拜访京都的岸见一郎，并向其请教阿德勒心理学的本质。本书中他以希腊哲学的古典手法"对话篇"进行内容呈现。

两位作者给《被讨厌的勇气》这本书的定位是阿德勒心理学指南。作为一本指南，作者并不是单一地灌输深奥的阿德勒思想，而是提供筛选过滤后被平民化、简单化却不失原本的阿德勒思想。作者采用对话的形式，从哲人的角度向读者逐步展示阿德勒思想的本质，浅显易懂，令即使没有心理学基础的外行读者也能了解阿德勒心理学思想，净化心灵。作者在书中所举的案例也是贴近生活、易于理解的例子，更能引起读者的共鸣。

全书的内容思想分五夜讲完。

第一夜"我们的不幸是谁的错"中指出，我们的不幸都是我们主观的臆造。作者推翻弗洛伊德的原因论，即"过去决定一切而过去又无法改变"，提出阿德勒的思想："决定我们自身的不是过去的思想，而是我们自己赋予经历的意义。"也就是人生取决于当下，未来是可以改变的。这一夜给了读者一颗定心丸，告诉他们是可以从过去的生活中逃脱出来的。

第二夜"一切烦恼都来自人际关系"，进一步写我们不幸的来源。为什么讨厌自己？为什么会自卑？都是来自人际关系。"人生不需要与任何人竞争，只要自己不断前进即可。"自卑情结只是一种借口，一种远离人际交往的借口，其实不必要过分在意别人的看法，在意你长相、身材、声音等等短板和缺陷的只有你自己。

第三夜"让干涉你生活的人见鬼去吧"。很多时候人们都是活在别人眼中，活成了父母、老师、同学他们想要的样子，不断地寻求别人的认可，却无论怎么费尽心机百般取悦讨好，都没办法完成所有人的期许，这种生活太累，也会让我们越来越害怕人际交往。

第四夜"要有被讨厌的勇气"。作者提出"自由就是不再寻求认可"，不在意别人的评价、不害怕被别人讨厌，不为满足别人的期待而活。要有被讨厌的勇气，我们并不缺乏承受被人讨厌的能力，只是缺乏勇气。

第五夜，"认真的人生'活在当下'"。"请不要把人生理解为一条线，而要理解为点的连续，人生是连续的刹那，是'现在'这一刹那的连续。"过去的已成过去，而未来是什么样子，全凭你当下的作为，既然未来掌握在自己手里，有什么理由不活在当下，决定自己的走向？

纵观全书，作者以哲人这一角色来为读者阐述阿德勒思想，书中的很多观点推翻已有的主流心理学观点，想法新奇独特，有时虽然会被阿德勒的思想绕晕，但深入去想，却又字字深入人心。这本书就像它书名写的那样能给人带来勇气，给烦恼的读者揭开迷雾。

●阅读疗法原理

认同：对于有听力障碍、极度自卑、封闭自己、交际困难的小茵来说，读自卑青年好像就是在读自己，他们有太多相似的经历和苦恼，因而能产生共鸣。自卑青年让她认识到，世上并不只是她一个人有自卑情结，很多人像她一样在自卑中挣扎，在寻找解决方案，她的内心达到了平衡和平静。

净化： 小茵在体验着自卑青年的种种烦恼与无助时，内心的纠结苦恼被导了出去，并不由自主加入到咨询者行列，与自卑青年一起聆听哲人的指导。哲人的"我们的不幸是谁的错""一切烦恼都来自人际关系""让干涉你生活的人见鬼去吧""要有被讨厌的勇气""认真地活在当下"的哲理名言，如醍醐灌顶，洗涤她的灵魂。她意识到一直困扰着她的自卑，只是逃避人际关系的借口，想要改变和挣脱，就要甩开人际关系的束缚，找到自我、做好自我。因而，小茵从最初烦恼不已，到后来豁然开朗，再到交付身心、信任该书，逐步坚定了改变自己的意识，内心得到了净化。

领悟： 掩卷深思，小茵对自己、对生活、对人际关系有了全新的感悟。原来我们的不幸都是我们主观的臆造的；我们没有必要过分在意别人的看法，我们不能活在别人眼中，活成别人想要的样子，不能一味寻求别人的认可；我们不必在意别人的评价、不必害怕被别人讨厌，不必为满足别人的期待而活，我们要活出自己。《被讨厌的勇气》让小茵不再逃避人际交往，渐渐接收书中传递出来的勇气和力量，尝试着改变自己以前的生活方式，活在当下，把握自己的人生。一步步勇敢地尝试下来，她克服了脸红症，见了人也不再害羞。而小小的进步让她尝到了改变自己的"甜头"，也让她更加坚定信念，她相信自己可以蜕变，就像丑小鸭蜕变成白天鹅。

● **适应症**

本书适合那些因身体残疾、生活乏味、人际关系障碍及生活迷茫彷徨而自卑、自责的人阅读。

我原谅了伤我最重的母亲

求 助 者：雅熙，女，20岁。

病症病史：考试焦虑，10余年。

问题成因：童年长期被母亲否定。

症　　状：自卑，考前焦虑，惧怕人多，失眠，讨厌自己，怨恨母亲。

阅疗处方：【书籍】约翰·布雷萧：《家庭会伤人：自我重生的新契机》，《别用永远伤在童年：如何疗愈自己的内在小孩》。

共鸣文献：约翰·布雷萧：《家庭会伤人：自我重生的新契机》。

案例故事

雅熙在"我只想抱抱小时候的自己"征文比赛的中荣获二等奖，并自愿做我"童年创伤引发的抑郁障碍"阅读疗法实验小组的研究对象。她的《妈妈让我一直活在愧疚中》一文，真实记录了母亲无意的行为对她造成的心理伤害，以及怯弱、胆小的性格形成原因。

妈妈让我一直活在愧疚中

我的名字叫做雅熙，"雅"是典雅的雅，而"熙"有光明、繁盛之意。不知道爸爸妈妈翻了多少本字典才给我起了一个这么雅致的名字，我想爸爸妈妈一定是希望我长大以后，成为一个活泼可爱又贤淑的女孩子。大家都夸我朝气蓬勃、有礼貌、很好相处，可我却内心充满愧疚，因为我辜负了母亲的期望，把所有坏脾气都留给了家人。在外面我总是表现出一副气定神闲的样子，好像什么对我来说都不值一提，但面具下那个胆小、自卑、脾气暴躁的我在家里会暴露无遗。

每天清晨，当我注视着镜子里的自己时，心中总是涌上抑制不住的厌恶。人们都说镜子最诚实，可镜中的那张脸却是一张微笑着的面具，遮盖了我所有的真实情感。恐怕任谁也不会相信与人谈笑风生的我，骨子是一个极其内向和胆小的人。我害怕待在人多的地方，害怕在当众说话，因为我总觉得有一双双眼睛在盯着我，令我心惊。我害怕考试，害怕任何困难的事情，即使只是看上去比较困难而已，我也无法坚持下去，躲在舒适区不肯出去。可我不愿让别人看到我的懦弱，不，应该说是害怕，我害怕别人的眼光，所以我用笑容来掩盖一切，把自己伪装成一个开朗乐观，充满斗志的女孩子。久而久之，我自己都无法分辨自己真实的样子，那些笑容就像戴了很久而摘不下的面具。我又害怕了，我害怕有一天脸上的面具会被撕下，我讨厌的自己会赤裸裸地暴露在众人眼前。

恐惧对我来说和阳光、雨水一样，一直伴随着我，从小我就常常感到害怕。虽然我不记得自己在害怕什么，却记得那种感觉。我，究竟为什么会这么害怕呢？我百思不得其解。我很想知道有没有人和我一样，所以曾问过身边的朋友们最害怕的是什么，他们的回答自然是千奇百怪：毛毛虫、麻雀、蛇、老鼠、爷爷、妈妈、老师、针、电梯、鬼魂、墓地。我很失望，因为没有找到和我一样的人。直到有一天，我读了朱德庸先生的《我只想抱抱小时候的自己》。

我清晰地记得那一天的场景。那天阳光很好，我坐在图书馆一侧的水泥台阶上读书，因为图书馆内狭窄的房间让我浑身都不大舒服，而室外暖暖的阳光奇能使我烦躁的心平静下来。读完后，我静静地抱着膝盖原地坐着，眼泪一滴接着一滴落在手臂上，然后我在这个空无一人的角落肆无忌惮地痛哭了一场。朱德庸先生在文中提到"妈妈总是用一种使人感到内疚的方式教育我"，还谈到他一直对妈妈感到内疚，并且在 53 岁的时候才恍然大悟，原谅自己。我的妈妈跟文中的妈妈一样，虽爱着自己的孩子却也在伤害着他们，使孩子对她始终感到愧疚。同时，朱德庸先生让我意识到，说出童年创伤并不是外扬家丑，而是自我疗伤。那个瞬间，我的心情犹如沙漠里迷途的旅人看到绿洲一般，激动中夹杂着感激。也因此，我抛弃了一切忌讳，决定一吐为快。

因为生长在教育落后的农村，5岁那年刚上中班的我，就开始学习一年级的语文和数学课程。那时与我一同上学的还有三个年龄相仿的女孩子，有和我同岁的小青和小艳，以及比我小一岁的小利。她们都是安安静静的女生，只有我是那种调皮捣蛋的女孩子。每年寒暑假前的期终检测，让我这个爱玩的孩子早早就有了"考试"的概念。我们当中就数小青成绩最好，小艳和小利的成绩与我相差不多，所以我爸妈就特别关注小艳和小利的成绩。如果她俩有一个人考得比我好那还说得过去，如果两个人考得都比我好，那我的假期就会变成"地狱"！我要是想出门，妈妈就会在耳边絮絮叨叨，说我学习不好，还整天想着玩，也不跟别人学习学习；我看见漂亮衣服磨着妈妈给我买时，妈妈只会以"学习不好"这个理由拒绝我；平常在家的时候只要看到我在玩，妈妈就不断责骂我，拿别的孩子和我比较，让我无地自容。

也不知道从什么时候开始，我变得害怕考试，只要第二天有考试，头天晚上就睡不着觉，脑海里只有妈妈训斥我的画面。这种恐惧一直伴随着我，即便现在到了大学，我在考试前一晚依然睡不着，尽管我相信自己复习的很好，可无论我怎么安慰自己都毫无作用，依旧彻夜失眠！从小到大，考前焦虑给我带来的影响不仅是成绩始终无法提高，还有身体与精神上的折磨。每当考试临近，陡然倍增的压力就会击垮我的身体，让我大病一场，而生病又使我的学习效率下降，再度增加了我的精神压力，如此恶性循环，导致我的努力无法在考试中体现。妈妈的责备和失望与试卷上刺眼的分数不断打击我的自信心，我真的努力了，可没有人看得见。

小时候的我总是冲劲满满地大声喊出新学期目标，可人都是有惰性的，我的"懒惰"使得这些积极向上的口号都化作流水，悄无声息地就被时间掩埋了，计划的时间到了，我还没怎么努力就放弃了，长此以往，我在妈妈的眼里就像个满嘴谎言的"放羊娃"。每当我放弃时，对我失望的妈妈只会说：

"你就这样，口号的巨人，行动的矮子。从小就这样！"从来不会鼓励我。听得多了，慢慢地我也再不制订计划了，因为害怕自己坚持不下来后妈妈的嘲讽，害怕再次失败后对自己的失望，我想没有计划的生活或许会更加轻松，至少妈妈少了一件可以责备我的事情。

当然，多次下定决心的减肥计划也从来没有被我实行过，渐渐长大的我就成了一个身材偏胖的女孩。女孩儿都爱漂亮，就算胖了点，我还是缠着妈妈给我买漂亮衣服，可我挑选的每一件衣服都会遭到妈妈的批评，要么说丑死了，要么说料子差，要么就说我穿着难看。我觉得我的自信像一个吹起来的大气球，妈妈的每一次否定都是在上面扎一个小孔，慢慢漏出的氢气就是我渐渐消失的自信，一点一点，直到美丽的气球变成一堆无人在乎的薄薄的橡胶。

不知为何，长大后我越来越频繁地和他们吵架，完全做不到心平气和地交谈，只会大吼大叫，好像这样才能够解决所有问题。也许是我心里觉得爸爸妈妈不那么强大了，就一股脑把心中累积的怨气都发泄出来。可每次吵完架冷静下来，我就非常后悔自己说过的话，心里很愧疚，觉得自己不孝顺，又拉不下脸跟爸爸妈妈道歉，只有更加讨厌自己。我知道爸爸妈妈很爱我，所以我才会在内疚、自责与不断的争吵中备受煎熬，不知道怎么和爸爸妈妈沟通的我把家里的气氛搞得无比压抑，空气中充满了易燃气体，只要有一点点火花，就会发生爆炸，两败俱伤。我觉得在家里很痛苦，我也知道这种痛苦是我自己造成的，所以我逼自己在学校里一定要表现出温柔可爱、善解人意的样子，不能把这最后一点安全地也毁掉。可那不是真正的我，我只有不断自我催眠，让自己遇事先微笑，笑完就让它们过去。时间久了，别人都以为我是那种特别洒脱自由的女孩，不知我内心强忍的痛苦。可不管多痛苦我都需要微笑，因为面具戴久了，我已经摘不下它了。

对症下书

雅熙成长时期一直遭受母亲的否定，使得长大后的她极度自卑，内心产生一种"什么事都做不好"的挫败感，也让她对考试的恐惧一直延续到大学里。由于童年没有得到过亲人的支持和鼓励，她感觉自己无法坚持任何一件需要意志力维持的活动，每当她制定一个新计划，就会想到过去妈妈对自己的否定，热情一下被浇灭，从而轻易就放弃，这又验证了她被妈妈给予的设定——"口号的巨人，行动的矮子"。长期的批评彻底打击了她的自信和活力。长大后雅熙内心对母亲权威的反抗让她对待母亲时极易变得愤怒和暴躁，因此产生的内疚感又使得她在外人面前拼命表现出温柔的一面。实际上，雅熙是因为对自己"不孝顺"的厌恶才逼自己在外人面前变成一个"好"的人，她害怕自己"丑陋"的内心被人发现，不得不伪装出好脾气的笑容。

雅熙的病因主要还是在"童年创伤"，所以我向她推荐了约翰·布雷萧的两本书《家庭会伤人》和《别永远伤在童年》，让她找到内心痛苦的根源，自我治愈。同时，为了增加她阅读的兴趣，我又向她推荐了《记住，永远不要和你妈讲道理》，这篇讲述蛙妈妈总是拿小蛙的缺点跟别人的优点对比的漫画，让她明白多数孩子的妈妈和她的妈妈一样，都是以这种方式教育孩子的，方法不对，但本意是爱孩子和希望孩子好的，从而放下对妈妈的怨恨，学会理解和接受和原谅。

疗效追踪

我和雅熙的互动交流非常顺畅，没课时她有时会过来和我聊一会，有时会通过微信谈一下读书的感悟。她很坦诚地说，起初她对布雷萧两本书中枯燥的文字根本没有阅读兴趣，反而对漫画有了浓厚的阅读兴趣。她说："《记住，永远不要和你妈讲道理》漫画的题目，我就非常赞同。这个漫画对我触动很大，它再现了我童年与妈妈争执的场景，让我感同身受。以前我一直以为只有我妈妈会这么说我，当时我还觉得是妈妈不爱我呢，要不怎么老是认为别人家的孩子比我好呢？现在我知道了，不仅仅是我的妈妈这样，中国还有许多妈妈都这样，她们总是拿着孩子的缺点跟别人家孩子的优点作比较，不是因为不爱自己的孩子，只是希望自己的孩子变得更优秀，但她们的方式不对。她们因为太爱我们所以才伤害我们，难道这样无意的过失我们也要记恨吗？反过来再想想自己是怎么对待妈妈的？是不是态度有时也很差，也会恶语伤人？但妈妈有记恨过吗？所以，多体谅一下妈妈，她们为了抚养我们已经付出了太多了，就不要因为一些小事再去伤害她们了。"

进行了两个月的交互式阅读疗法后，她又说：真正改变她想法的还是那两本干涩难啃的书。从一开始的看不下去，到后来被吸引，等她读完这两本书后她才发现自己竟然坚持完成了一件事情，这给了她很大的鼓舞。《别永远伤在童年》帮助她宣泄了心中的痛苦，找回受伤的内在小孩，而《家庭会伤人》才真正打开了她的心结，帮助她找到了自己和家庭存在的问题，改变了她的思维，让她鼓起勇气摘下微笑的面具，面对家庭，面对真实的自己。

阅疗感悟

以爱之名造成的伤害终于被疗愈了
——读《家庭会伤人》有感　雅熙

《家庭会伤人：自我重生的新契机》是我用意志力坚持看完的第一本心理学书籍。该书谈的是家庭，一个给人安全与温暖，同时也伴随着可能的伤害的抽象却又真实的地方。书看起来像是一本枯燥而无聊的科普书籍，可只有认真读下去才能看到它的意义。我在书中发现了自己的"不正常行为"和根源，我伪装自己以达到设定好的形象、戴着面具、掩饰情感等等行为，正是"假我"的体现，而"假我"则是遭受情绪虐待的经历给我带来的影响。我恍然大悟，妈妈在我成长过程中不断给予我的否定和批评正是对我的一种情绪虐待，一种以爱为名的情绪虐待，而幼小的我把妈妈理想化，只会将她的指责归于自己，内化了母亲的批判，从而导致自我否定。书中说道："父母的批判中，常常充满了父母对他们本身不能接受自己的部分。"换句话说，妈妈对我的批判其实是源于她不能接受自身的一部分。看到这里，我顿住了，心中滑过一丝异样的情绪，思绪也飘到了过去。

在我不知道以上的理论之前，我也曾经一度怨恨母亲，怨他们不会教育孩子。印象中，我从未听过一句出自他们口中的鼓励的话，只是一味地批评、批评、再批评！他们看不到我的进步，看不到我的优点，反而将我的失败和缺点加倍地放大，接踵而至的就是铺天盖地的斥责。我还一度怀疑自己是不是爸爸妈妈从垃圾桶里捡来的，因为我觉得自己是累赘，而不是被母亲爱着的女儿！偶然的机会，我在微信里看到了几幅关于母亲和子女的漫画，我这才发觉不仅我的母亲拿我和别的孩子做比较，嫌弃我挑选的衣服，爱对我絮絮叨叨，其他孩子的母亲也是这样对待他们的孩子的。看完漫画后，我终于释然，明白那些行为是母亲对孩子爱的表现，因为他们母亲就是那样教育他们的，而他们只是延续了家庭中上一辈的教育方式。

回忆到这，我突然想起了书中前言的一句话："无论你的父母对你做了什么，记住，他们都是爱你的！"的确，在母亲的心目中，他们毫无保留地爱着我们，所做的一切也都是为了我们，无论结果是喜是忧，我们都不该去追究、去埋怨，因为动机才是最重要的！他们拿我和别的孩子比较，是因为希望能激励我努力学习，变得更加优秀；他们喋喋不休地提醒我注意安全，是因为担心我、爱护我、害怕我出意外；他们不让我乱花钱，是怕我养成跟人家攀比的坏毛病，怕我变成好吃懒做的孩子……一件件小事仍历历在目，可心中的怨气早已烟消云散。

今年母亲节，我鼓起勇气给妈妈发了一条短信："妈妈，母亲节快乐，我知道以前我做得不好，希望您能原谅我！我爱您和爸爸！"我颤抖着按下发送键，忐忑不安地等待手机屏幕亮起。不一会儿，从来不发短信的妈妈就回复我了："我和你爸爸也都爱你们。"（我还有个妹妹）那一瞬间，我泪流满面，家中多年的硝烟和我内心的痛苦、内疚终于在这个夜晚消失得干干净净，我的心也慢慢平静下来，顿感轻松。

自从消除了内心的内疚感，我也不再强迫自己去扮演那个我设定好的角色了，虽然有时仍旧在家人面前控制不住情绪，在朋友之间放不开自己，但布雷萧给了我战胜一切的信心，我再也不需要那个保护自己的"假我"，我相信很快就会找到真正的自我。真实地活在这个世界上。

记住，父母永远是爱你的！

共鸣文献分析

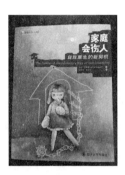

书名：《家庭会伤人：自我重生的新契机》

作者：（美）约翰·布雷萧

译者：郑玉英　赵家玉

出版社：四川大学出版社

ISBN：978-756-143673-8

●作者·内容·主题

约翰·布雷萧，是一个颇具传奇色彩的人物。他从事电视台制作人、主持人等相关工作，同时还是心理辅导者，是一名真正的传教士！可谁能想到出身于酗酒家庭的他在立志传教后，却和他的父亲一样染上酒瘾，并被送入医院接受治疗。而正是这一段漫长而艰辛的戒除酒瘾的复建过程，让他得以深入研究家庭理论，发现原生家庭与人类某些行为之间的关系，从而在康复后致力于帮助在家庭里受到过伤害的人们，并用自己的生命宣扬"受伤亦会康复"的信念。

书的前四章，作者从家庭中潜在的危机谈起，接着转而解释家庭系统理论以及家庭系统的组成、规则和需求等，然后通过具体的讲述将健全的家庭和不健全的家庭进行对比，从而让读者能够清楚地分析自己家庭是否存在相应的问题。中间四章着重描述家庭系统里最容易出现，也是较为严重的四大问题，分别是上瘾行为、暴力行为、情绪虐待和共依存问题。最后三章里，作者逐步引导存在上述问题的读者进行三个阶段的康复治疗，从"重振意志"开始，逐渐"寻回自我"，最终"返璞归真"，走入真我，获得内心的平静与幸福。在书的最后，作者布雷萧还附上了他的人生经历，借此激励读者坚定信念，接触内在生命，从而以新的观点看待生命，获得精神的成长。他还在书中表示他感激上天让他在曲折中成长，正是因为那些受苦的经历，才成就了如今的自己。

●阅读疗法原理

认同：雅熙因为长期得不到母亲的激励而丧失自信，产生强烈的无价值感，并怀疑母亲不爱自己，从而导致自己为了获得爱和关注塑造出来一个"假我"，而"两个我"的冲突和矛盾使她的内心非常痛苦。在看完漫画后，雅熙打消了对"母亲是否爱我"的疑问，明白并体会到了母亲的关爱之情，而在阅读《家庭会伤人》时，她意识到自己家庭中存在问题并发现了"假我"，萌发了主动解决问题、找回"真我"的愿望。

净化：雅熙跟随布雷萧继续往下阅读时，看到了许多国外家庭伤害案例，产生了强烈的共鸣：原来世界上的大多数家庭都存在问题！她内心的压抑与痛苦被置换了出去，心中的羞愧感也消失了，心灵得到了净化。

领悟：掩卷深思，雅熙在悟出了自己的问题是原生家庭造成、并非自己不优秀的同时，明白了自己父母都是没有文化的农民，他们只能延续上辈人的教育方式来教育孩子，其种种错误教育方式都是出于对孩子的爱，心中压抑多年的痛苦已被宣泄，长期积累的负能量终于得到了释放，内心渐渐归于平静。她遵循着作者的引导，进入康复阶段，接受了作者"受伤亦可康复"的信念，而这一信念让她内在的潜能爆发，改变错误认知越来越容易。一步步接近"真我"，最终用自己的力量打破了面具，成为真实的自己！

●适应症

本书适合所有家庭阅读。因为无论是存在问题的家庭还是原本就和谐的家庭，都可以通过阅读本书获得更多的幸福。对于存在问题的家庭，家庭成员们在了解根源后可以及时去解决，从而创造和谐幸福。而对于不存在问题的家庭，本书就像一针疫苗，可以在以后发生问题时产生抗体，起到预防作用，同时还能提升家庭成员的幸福感！

我为什么总找不到快乐

求 助 者：小水，女，20 岁。

病症病史：抑郁性神经症，10 余年。

问题成因：被寄养，父母冷漠、亲戚歧视，失恋。

症　　状：极度自卑，无价值感、无快乐感、无安全感，害怕交际，厌食，失眠，哭泣。

阅疗处方：【书籍】茨威格：《一个陌生女人的来信》；鲍鲸鲸：《失恋 33 天》；张小娴：《谢谢你离开我》；约翰·布雷萧：《别永远伤在童年：如何疗愈自己的内在小孩》；戴维·伯恩斯：《伯恩斯新情绪疗法》；

　　　　　【电影】《妈妈再爱我一次》。

音乐处方：牛奶咖啡：《明天你好》。

共鸣文献：戴维·伯恩斯：《伯恩斯新情绪疗法》。

案例故事

小水来咨询过三次，每次都是痛哭流涕，哽咽着说同样的话："他为什么背叛我，他曾发过誓，爱我一生一世。"反反复复讲的都是失去男友的痛苦。而我问及她的成长史时，她却沉默下来，神情漠然，欲言又止。由此我断定她的失恋痛苦与童年经历有一定的联系，只有了解了她的成长经历，才能找准病根对症下书。于是我让她读朱德庸《我只想抱抱小时候的自己》，叮嘱她读完后结合自己的童年经历写一篇读后感交给我。一周后，小水将几页被眼泪浸湿了的信纸交了上来。

我从没体会到家的温暖

有的人表面上在微笑，心里却阴云密布、泪水横流，我就是这样的一个人。我喜欢对别人微笑，但我不会弯起漂亮的眼睛，也不会勾起甜蜜的嘴角，只是像贴上了一张微笑面具那样笑。我还不敢撕下它，因为害怕我那颗伤痕累累的心暴露在众人眼前。

拿到老师给我布置的作业，我很是怀疑，读一篇文章能治病，笑话！但当我带着怀疑的眼光读完朱德庸先生的《我只想抱一抱小时候的自己》时，我无法用语言来形容我当时的感受。

朱德庸先生因为先天患亚斯伯格症，成长过程中受到了种种不平等的对待。一个孩子，一个本身就没有很好的交流能力的孩子，未曾得到亲人的怜爱和保护，还要承受外界的歧视和欺凌。他与外界的一切都格格不入，无论处于什么境地，他都不可避免地承受着外界的压力——家庭的一座大山，亲戚的另一座大山，老师的第三座大山，还有其他大大小小的山。这一切压力逼迫他逃离现实，躲入自己用画笔创造出的世界。

虽然我不像作者那样患有自闭症，但我对他童年受过的冷眼、不公和伤害却感同身受，因为我遭受的打骂、歧视和体罚不比朱德庸少。

我是在农村老家上的幼儿园，记忆里也充满欢声笑语，但有一件事令我至今难忘。有一天幼儿园门口的树要被砍了，其他小朋友都听从老师的安排待在屋子里，以防被树枝砸到，只有我调皮地跑出去捡树枝。我在院子里跑的时候，被一个老师大声呵斥住。我怯怯地走回教室，那个老师却拽住我的胳膊把我往外拉，不许我进门，要求我站到门外去。没人告诉我树枝落下来的时候要远远躲开，也没有人告诉我受委屈了该怎么办，我只有乖乖听老师的话一直在门外罚站。可是放学了，小朋友们都走了，老师却忘了解除我的罚站。我惴惴不安地一直站到天色暗沉，家人寻来我才哭着被抱回了家。我非常认同朱德庸说的"老师在公平的外衣下最不公平"这句话，校园本该是呵护孩子的天堂，老师却常常伤害孩子幼小的心。

我挨的第一记耳光，是爸爸赏我的。我清楚地记得，小学一年级因为一次数学考试成绩不理想，爸爸狠狠地打了我一个耳光。我被打蒙了，万分委屈。我没有哭，但这一巴掌仿佛烙印在了我的心上，脸上那种火辣辣的感觉一直跟随着我，直到现在我仍然会时常感觉到那种疼痛。我不知道爸爸为什么那么生气，我开始觉得自己比不过那白纸上的红字。自那以后我不敢懈怠，拼命拿高分，尽管后来我成为了班上的优秀学生，却还是害怕考试、害怕巴掌、害怕那火辣辣的灼烧感。家庭本该是为孩子遮风挡雨的大厦，让孩子安然入梦的温暖港湾，可是我在家庭里收获的却是粗暴的打骂。妈妈总是以"为你好"为幌子，用严厉粗暴的方式逼迫我做我不愿意的事，禁止我做我喜欢的事。但对孩子来说，即使父母拳脚相加，我们也不愿意离开他们去别的亲戚家生活。而我的父母为了让我有更好的求学机会，硬把我送到城里的小姨家，他们并不知道，住小姨家是我噩梦的开始。

刚到小姨家的那晚，小姨就冷着脸说"真好，家里来了个刷碗的"，虽然在家里我也经常刷碗，但小姨那句话让我莫名浑身不舒服，鸡皮疙瘩都起来了。小姨家的表弟不待见我，觉得我抢了他的东西，经常跟我吵架，甚至动手打我。有一次，我实在忍不住委屈，偷偷跑回家告诉妈妈，却招来妈妈的一顿毒打，边打还边骂我没用，大声呵斥我："不中用的东西，这么大的人还被小孩子欺负！"我至今记得妈妈的棍子落在身上时我心碎的感觉，我强忍住没有哭，只是定定地看着妈妈，但她却说："还敢瞪我，翅膀硬了是吧？"接着又是一巴掌打在我的脸上。哀莫大于心死，心死身已僵，我感觉不到疼痛，默默承受妈妈的怒气，然后跟跄着走回小姨家。

在小姨家，打扫卫生、刷锅洗碗都是我的事，可我还是要经常看他们的冷眼。我自然是不开心的，小姨就因为我没有笑脸又骂我："你又没有死了亲娘，哭丧着脸给谁看，一脸晦气！"要是她与妈妈吵了架，就会在我回到她家上学的晚上狠狠地扭我的大腿，把怒气发泄到我身上。

初中时的所有假期我都要五点半起床帮小姨炸油条，我的手上胳膊上至今还残留着被热油烫伤的大小疤痕，而我亲爱的表弟却每天睡到十点半，晚上还让我给他端洗脚水。即便如此，他还常常指着我的鼻子臭骂，吵着让我滚。我想走，可我没有容身之所，家里妈妈不让回，我只能拼命压抑自己的委屈，躲在房间里偷偷哭。

小学、初中、高中我都在痛苦、压抑中熬过，终于我考上了大学，离开了小姨家。我像一只出笼的鸟儿，可以自由飞翔了，浑身感到轻松。在大学里，我很快遇到自己喜欢的人，令我兴奋的是对方也喜欢我，我们自然而然地走到了一起，我也终于找回丢失了很久很久的笑容。可是才相处了3个月，男友就常常不接我的电话，不回我的短信。这种状况让我抓狂，我开始胡思乱想，对男友乱发脾气，歇斯底里的样子像极了疯子。我知道自己这样不好，可我控制不了自己，我害怕失去，我害怕他不再珍惜我、不再在意我，害怕他不爱我了。也许长时间的折腾让男友累了也怕了，他铁了心要和我分手，无论我怎么乞求他都无动于衷。

失恋以后，我常常以泪洗面，吃不下饭，眼睛红得像兔子、肿得像核桃，面黄肌瘦。我陷在悲伤的漩涡里无法自拔，魂不守舍。在一次活动中，我的忧郁安静吸引了一位学长。学长对我很关心，当时的我也亟须别人的倾听，便经常和他聊天，和他讲自己的痛苦。他听完以后对我说："要是换作我，就不会放手。"他那双温柔的眼睛奇迹般地抚平了我的悲伤，他的关心和呵护让我慢慢从失恋的痛苦中脱离出来，我慢慢习惯上了他的好。当他和我告白时我答应了，我开始了一段新的感情。

开始恋爱的时候那种浓情蜜意，让天空中漂浮的云在我眼里都是散发着香甜气味的棉花糖。不幸的是，恋爱的热情总是消退得太快，我不知道是不是我注定得不到长久的爱，时间久了学长对我便不像当初那样随叫随到，成天陪着我顺着我了。跟上一段感情一样，我总是感觉对方不接自己的电话是故意的，我怕他爱腻了，我怕他不要我了。当我陷入被冷落的痛苦中时，竟开始怀疑学长到底是不是真心喜欢我，怀疑他是不是只是在玩弄我的感情。我开始跟他大闹。他完全不理会我，我心慌了，不知道怎么办，只能对着他哭，一次、两次、三次……次数越多，我越无法自控，越担心被抛弃，学长对我的爱也越少，最终他还是和我分手了，和前任男友一样，断得绝情。我恨上帝，为什么这么对我？为什么我喜欢的人总是伤害我，总是离开我！两次几乎一样的失恋经历对我的打击是毁灭性的，我想也许我活该一生孤独，这辈子都不会有人爱我的，爸爸妈妈是这样，亲戚是这样，喜欢的人还是这样。我越来越沉浸在自己的世界里，别人走不进去，自己也出不来。

这之后，我跟妈妈的关系更差了，几乎每次回家都会跟她吵架，一点小事就会刺激到我，撕开我内心的伤疤，撩起我内心的痛。我常常莫名就哭起来。我躲起来一个人哭，面对其他人时反而总是笑着的。虚假的笑，无力的笑，就像画着笑脸的小丑。

对症下书

通过分析发现，小水的抑郁根源用她自己的话说，是"大大小小的山"。父母常年吵架，对小水非打即骂，让她从小体会不到家庭的爱和温暖，这是原生家庭对她的伤害；寄养在小姨家，小姨对她的虐待歧视，让她生活在水深火热中，无人诉说，这是第二层伤害；幼儿园老师的体罚是对她的第三层伤害。童年的创伤经历让她不自信、自我谴责，认为自己不好、怎么做都是错，而经历的两次失恋，是压垮她心理防线的最后一根稻草。多种原因叠加，造成了她的抑郁症。想要给她开具抑郁配伍书方，必须兼具治疗失恋创伤、疗愈童年创伤、疏泄抑郁痛苦和改变负性思维模式等多种药用成分。经过慎重考虑，我综合三类书籍拟定配方：第一类，疗愈失恋创伤的《失恋三十三天》《谢谢你离开我》《一个陌生女人的来信》；第二类，疗愈童年创伤的《别永远伤在童年》；第三类，克服抑郁负性思维的《伯恩斯新情绪疗法》。

疗效追踪

小水案例比较特殊，她先后参加了我的失恋疗伤实验小组和童年创伤实验小组，时间长达六个月。

在失恋疗伤小组三个月内，她通过与其他失恋的同学倾诉交流，一起观看《失恋33天》电影，读《一个陌生女人的来信》，翻阅《谢谢你离开我》，宣泄了失恋的痛苦，并又开始了一段新的恋情。但是因为负性思维，男友受不了而分手，再次陷入抑郁，随即进入了童年创伤阅疗小组。朱德庸的《我只想抱抱小时候的自己》《别永远伤在童年》工作坊让她直面童年创伤。《伯恩斯新情绪疗法》让她找到了自己问题的症结所在，每天锻炼改变扭曲认知，建立积极正向思维。坚持三个月后，她摆脱了抑郁纠缠。

阅疗感悟

快乐来源于内心
——读《伯恩斯新情绪疗法》有感　小水

一叶一菩提，一书一世界。

当我在失恋的痛苦中挣扎时，我开始尝试着把自己融入到书的世界里，不再关心生活中的烦心事。那阵子我读了很多书，无论是青春畅销小说还是晦涩的名著，只要感兴趣的就拿来看看，一来二去，突然发现读书也没有想象的那么无聊。静静地在图书馆坐一下午，专注读书，其他什么都不想，时间反而过得飞快，竟让我有些意犹未尽。也就是在那段日子里，我遇见了《伯恩斯新情绪疗法》。

老实说，这本书挺无聊的，文字难懂，篇幅还长，我就当做消遣，没细品，倒也从头到尾读完了。读完后感觉作者太啰唆，像一个老头子在絮絮叨叨，但正是这本啰唆的书改变了我的生命，让我后来反反复复读了很多次。

书中的精彩部分在于伯恩斯教授提出的"十大认知扭曲"，这"十大认知扭曲"分别指"非此即彼、过度概括、心灵过滤、贬损积极、跳跃性结论、夸大夸小、情绪推理、应该陈述、贴标签与标签不当、归己化"。书中有对这十条认知扭曲详细的介绍和具体举例，一条条看下来之后，我清楚感觉到了内心的波涛汹涌，因为每一条扭曲的认知说的都是我。我的思维模式和伯恩斯说的负性思维模式一模一样，而且根深蒂固。

我也是第一次看到类似这样的新奇的观点："所有的坏的、负性的、错误的思维和认知都是由我们自己的脑创造出来的，是不真实的，是有害的。"读完这一章节后，我开始试着用这"十大扭曲认知"去分析我所经历的一切。我回想两次的恋爱经历，回想分手前的点点滴滴，发现了两次恋爱失败后我郁郁寡欢的原因——心理过滤和妄下结论。在每一段恋爱中，我都对男友妄下结论，他不接我电话就是不喜欢我了，不陪我吃饭就是不爱我了，因为别的事情爽约就是不珍惜我了，和别的女生聊天就是"劈腿"了。我从来不会去求证事实的真相，即使男友解释我也听不进去，一味地认为对方是在欺骗我，然后又哭又闹，最终弄得男友烦不胜烦，而我自己也伤心痛苦，每每哭得肝肠寸断。即便分手，我也未曾意识到问题的根源在于我的负性思维和错误认知，所以我的第二段恋爱依旧悲伤收场。分手之后，我不断回想那些痛苦的记忆，一遍又一遍，我的大脑变成了一个漏斗，把快乐都过滤掉了，只剩下痛苦的残渣，让悲伤刻进了我的身体。

我明白，想要彻底解决问题还得追根溯源。在宫老师的指导下我开始回溯过去，细细回想自记事起发生的每一件事给我带来的感觉。小时候让我印象最为深刻的事情是在幼儿园被罚站，那时的委屈和无助一直残留在心里。现在想想，孩子是最娇嫩脆弱的，大人的一言一行对孩子的影响都是十分巨大的，若是对孩子尚未成熟的心灵造成创伤，就是一辈子的伤痕。而爸爸的那一巴掌打碎了我的天真，逼迫我做令他满意的事情，让我产生了"应该陈述"的认知扭曲。我认为，爸爸妈妈的开心成了我的责任，我应该好好学习、我应该乖乖吃饭、周末我应该在家做题，我应该、我应该……从那以后，我不知道有三个字叫做"我喜欢"，我只知道"我应该"。妈妈的拳打脚踢、小姨的冷嘲热讽和表弟的辱骂使唤都在我的心上划了一刀刀血痕，伤口会慢慢愈合，疤痕却难以消除。这些年来，我固执地认为他们是爱我的，因为我爱他们，我愿意相信他们对我的爱。我只当这是我的错，因为我不够好，他们才那样对我。内疚是对人心的煎熬，"罪责归己"令我痛苦万分，因为我不知道自己错在哪里，更不必说去改正，我一直想找到一个办法，扭转一切，让我的亲人们不再吝啬对我的爱。

伯恩斯在书的下一章提出了改正扭曲认知的方法——三栏法。书中有具体的操作方法，我学习书中的案例，列出了自己的扭曲认知，按照书中步骤一条一条解决。病来如山倒，病去如抽丝，再有奇效的"药"也不可能立刻见效。除了修正过去的扭曲认知，我还每天记录当日的苦恼，然后寻求解决办法。我能感觉到自己的变化，这种改变令我惊喜。一点点的改变令我收获了一点点的快乐，而这一点点的快乐又慢慢累积成了大快乐。我的心情慢慢变好了，看到湛蓝的天空和洁白的云朵会觉得浑身舒畅；朋友慢慢变多了，在与朋友的交往中也能够流露真性情，不再用笑伪装自己。我开始明白我所有的经历都是人生的一笔财富，没有过不去的坎，没有不能原谅的亲人。我从未恨过他们，但我知道我是怨的，怨他们剥夺了我的童年，剥夺了我的快乐。而我最终也明白快乐来源于内心。我爱每一个爱我也伤害过我的人，所以我选择原谅，选择抱一抱自己，抛下沉重的过去，真心地笑着迎接未来！

共鸣文献分析

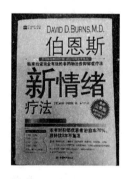

书名：《伯恩斯新情绪疗法》

作者：（美）戴维·伯恩斯

译者：李亚萍

出版社：中国城市出版社

出版年：2011

ISBN：9787507423655

●作者·内容·主题

戴维·伯恩斯是美国斯坦福大学医学博士，著名心理学家，认知疗法最重要的发展者之一。《伯恩斯新情绪疗法》是一本献给抑郁症患者、心理医师，以及所有想全面掌控自我情绪的人们的书，被誉为"20世纪后30年代出版的最伟大的书之一"，已经成为美国、加拿大精神科医师和心理学家最常给抑郁者患者开的"书籍药方"。思维决定情绪，错误和扭曲的认知会导致抑郁情绪，针对这一点，本书追溯原因、组织方法，旨在帮助人们改变错误认知，挣脱抑郁泥潭，战胜坏情绪，回到快乐生活。

●阅读疗法原理

认同：五百多页的《伯恩斯新情绪疗法》非常枯燥乏味，但书中提到的"十大认知扭曲"让小水感同身受，产生共鸣和认同感。她发现自己生活中同样存在书中提到的问题。这一点非常重要，因为认同才能让她对本书产生信任，愿意去尝试书中提出的解决方法并坚持下去。

净化：小水在阅读的过程中，特别关注如何用认知疗法来克服扭曲认知的方法和案例。她开始回忆过去对一次次负性事件的扭曲认知和看法，尝试用改变扭曲认知的"三栏法"与之对抗，体验到改变后的快乐和畅快，多年挤压的抑郁情绪，随着激动的泪水宣泄而出，心灵得到了荡涤和净化。

领悟：小水由本书开始了对过去的追溯，在寻找痛苦原因的过程中慢慢产生了对生活新的领悟：人生谁也无法阻止负性事件的发生，但面对挫折积极思维的认知疗法是让人终生受益的好方法。为此，她学会了宽容，学会了控制自己的情绪，学会了积极思考。这一过程这让她的心理发展得以成熟，抗挫折能力得以提升。

●适应症

本书是"花钱少、作用大"自我认知疗法的上乘之作，适用于所有有阅读能力的抑郁症、强迫症、社交恐惧症等神经症患者的阅读治疗。

我的生命里没有阳光

求 助 者： 林森，男，20 岁。

病症病史： 重度抑郁，3 年。

问题成因： 父亲离家出走、重婚、犯罪被抓，高考失利，家庭矛盾。

症　　状： 自卑，觉得生活毫无意义，思维迟钝，自杀念头强烈，愤怒、怨恨，多次自残。

阅疗处方： 【书籍】诺曼·文特森·皮尔：《积极思考就是力量》；戴尔·卡耐基：《人性的优点》。

音乐处方： 谢尔盖·拉赫马尼诺夫：《C 小调第二钢琴协奏曲》。

共鸣文献： 诺曼·文特森·皮尔：《积极思考就是力量》。

案例故事

2014 年 7 月的一个下午，天气闷热难耐，林森如约而至。看着眼前这个被长衫长裤包裹的瘦弱男生，我觉得他的穿着和燥热的天气极不协调。他好像看出了我的疑问，脱下自己外面的褂子，露出半截袖下两条伤痕累累的胳膊。在我震惊的目光下，他缓缓地道出自己自卑、自残的故事。

我的生命里没有阳光

从小到大，我几乎没有开心过，在过去二十年的生命里，我的心情总是阴云密布、没有阳光。我总觉得自己不该来到这个世界，是一个多余的人。

父亲在我出生后不久，就离家出走了。在亲戚们的碎碎叨叨中，我知道父母结婚时父亲还只是个 17 岁的懵懂少年，在我出生后不久，他就离开虚弱的母亲，丢下嗷嗷待哺的我，去深圳打工了。他很少回家，以至于我对他的模样都没有什么印象。

后来父亲因非法做生意被抓，家人东拼西凑，好不容易交足了罚金，将父亲取保候审接回家。第二年妹妹出生了。本以为一双儿女和被抓的经历，会让父亲安分守己、好好做人。可万万没想到，两年后父亲再次离家出走，而这一走，就再也没回来。原来父亲早在深圳安了家，找了个比母亲年轻漂亮的小老婆，还给我生了同父异母的弟弟妹妹。我恨父亲，恨他的冷漠无情，恨他对母亲如此绝情，恨他不爱我和妹妹，非常恨他。

印象中，我的成长过程好像始终伴随着和母亲的争吵。我总是愤怒地大喊大叫，而母亲只会背对着我低头啜泣。我打心眼里看不起母亲，甚至有些厌恶，潜意识里总认为是母亲的软弱无能才造成这个家庭的支离破碎，如果她强势一点，或者能用些手段，父亲也许就不会抛弃这个家，不会另寻新欢了。理智告诉我这样对母亲不公平，但情绪却操控着我对母亲没有一丝怜悯，这使我异常痛苦，大骂自己是个忘恩负义的白眼狼。

高中时，父亲被抓和出轨的丑事败露，我惧怕同学们嘲弄的目光，极度的自卑感涌上心头，觉得生活毫无意义。失眠，失眠，失眠，在痛苦的煎熬中，思维也开始变得迟钝，心中的诸多愤怒和怨恨愈演愈烈，无处发泄。最后我无奈地求助于精神科医生，被确诊为重度抑郁症后，听从医生的嘱咐，我每天靠药物勉强能睡上几个小时。但药物并没让我心情变得快乐，而且副作用很大，后来我还喝了很长时间的中药，也丝毫不见好转，成绩继而急转直下，勉勉强强考入一所二本大学。

大学崭新的环境没有使我的病情有稍许的好转，也未曾让我的心境有丝丝的开阔。相反，陌生的同学、匆匆而来又急急离去的老师、灰蒙蒙的天空，都让我陷入不甘和愤懑。每当夜深人静的时候，我就躺在床上辗转反侧，童年的往事一幕幕在脑海里反复放映，母亲无声的抽泣、父亲无情的甩手、妹妹无理的哭闹……每一个画面都是对我的折磨。为什么我的人生这么多痛苦？

想着想着，泪水无力地默默流下，沾湿了一大片枕巾。

性格沉闷的我不愿把心事告诉别人，大学一年没交到一个朋友，和室友的关系也是无比冷淡。这长时间的"憋闷"使我的抑郁症进一步加重，"这个世界容不下我的念头"盘踞心间挥之不去，由偶尔冒出想要轻生的念头到经常涌上心头的强烈的自杀意念，从简单的想法到具体的行动，我开始自残、自虐，反复折磨自己……

讲完自己童年创伤故事的林森，痛苦地低下头，沉默了一会，竟双手捂脸啜泣起来，伤痕累累的双臂在他颤抖的肩膀带动下显得更加触目惊心。我走过去为他披上外衣，看着他痛不欲生的模样，心中思忖着该如何帮助这个可怜的男生走出困境。

对症下书

这是一个因童年创伤而导致抑郁症的案例。在林森的成长过程中，父亲无情离家、重婚，造成他父爱缺失；母亲懦弱无能，加上一个人需要照顾两个孩子，生活的艰辛和苦涩让她无法也不知如何呵护孩子的心灵；支离破碎的家庭、拮据的生活、同学的嘲笑，让林森觉得自己低人一等，产生了极度的自卑感。加之高考失利，多重挫折叠加，林森的心灵伤痕累累。

他起初把愤怒、怨恨全发泄到懦弱的母亲身上，明知不是母亲的错，还是经常与母亲大吵大闹，这让他内疚和自责，加重了他内心的痛苦，而这些苦楚被他深压心底，无处宣泄释放，导致他最终将愤怒的枪口指向自己。于是，自残、自毁成了他宣泄痛苦的方法，自杀也成了他摆脱痛苦的向往，所幸他只是计划自杀，并没有真的实施。

综合种种因素，我认为要想激发林森的潜能、驱除负性情绪的唯一办法，是让他建立起积极思维模式，消除他的消极思维模式。为此，我推荐阅读：以《积极思考就是力量》为主，《人性的优点》为辅；推荐音乐：俄国作曲家谢尔盖·拉赫马尼诺夫的《C小调第二钢琴协奏曲》。我让他在假期中自我阅读治疗，并特别要求精读《积极思考就是力量》，希望书中的成功自助教程能够指引他把负面情绪转变为积极思想，以达到内心的安宁。

疗效追踪

暑假结束后，林森再一次来到阅疗室，面带笑容，脸上的阴霾一扫而空。他说："老师，看完《积极思考就是力量》后，我再也没有伤害过自己，是这本书让我战胜了抑郁。"接着，他缓缓把袖子撸起来，我看着他胳膊上已经慢慢淡化的陈旧伤痕，很欣慰他心灵的创伤已经结痂，抑郁症渐渐痊愈。

接着，林森向我细细讲述了他这一个暑假的心路历程。

他说他每天都播放《C小调第二钢琴协奏曲》，这部钢琴协奏曲旋律宽广、高潮迭起，听起来悦耳抒情，让他心里感觉很舒服，对他转移注意力、释放积压在心里的苦闷，有着潜移默化的效果。以钢琴曲为背景乐，他认真阅读《积极思考就是力量》："我觉得这真是一本实用的消除悲观情绪的书。书中的技巧多、方法全，我按照步骤，每天寻找症结-消除自卑-创造快乐。潜移默化中，我的思想已经不知不觉的发生了变化，看待同一件事物，积极的心态变多了，消极的想法慢慢减少，伤害自己的行为渐渐停止，自杀的念头再也没有出现过。我惊喜地发现我已经能带着笑容和别人交谈了，抛却了仇恨，内心获得了安宁。"而《人性的优点》中的"卡瑞尔解除忧虑的万能公式"对他现在乃至今后都会是放松减压的灵丹妙药。

阅疗感悟

创造快乐的原则就是去爱

——读《积极思考就是力量》有感　林森

假期中，我用了一个多月的时间反复阅读《积极思考就是力量》，边阅读边思考，仔细琢磨书中让我产生共鸣的句子，实践书中的方法，做各种冥想祷告练习。突然有一天，我感到通体舒服，干涸的心灵得到了滋养，阳光照进心田，纠缠我的抑郁症症状逐渐消失，我能睡个安稳觉了，心情无比快乐！故而，我激动地记录下自己的切身感悟，希望其他在抑郁中挣扎的同学、朋友都能读读这本书。

《积极思考就是力量》的开篇一章，开宗明义"相信你自己"。该章节中主要列举了大量被自卑情结困扰而变得不自信的案例，及如何战胜自卑、树立自信的方法。不知不觉中让我明白了，要克服自卑情结，首先要找出自己感觉无能为力的原因，这很重要，需要花时间仔细分析，必须像医生诊断身体疾病一样查找情感生活中的症结。经过认真筛查，我发现导致我自卑的原因主要是我儿时遭受的来自家庭的伤害和复杂特殊的家庭关系，还有一部分原因在于我自己认知的错误。这些症结过去一直潜伏在阴暗角落里，逐渐累积才形成我如今的自卑情结。

据书中介绍，要消除这种自卑情结，最大的秘诀就是让信心充溢心田，使自己拥有一颗谦卑又全然真实的心。而要获得活泼有力的心离不开信仰疗法，离不开祈祷，要阅读并用心思考《圣经》的核心意涵，学习操练信心的技巧。可以翻来覆去地说些增强信心的话，使自己得到足够的力量和能力渐渐摆脱自卑心理，比如："我借着那加给我力量的（基督），凡事都能。"

往昔生活的沉重打击、无力面对的困难、交织复杂的问题让我精力枯竭，灰心丧气。在这种情况下，皮尔告诉我：态度比事实更重要。我所面临的实际情况无论有多难，甚至似乎毫无希望，都不会比我面对它们的态度更重要。我的消极态度可能在我做出任何行动之前就在心理上把自己压垮了。

从另一方面讲，信心和乐观的思维方式可以整个改变一件事。那么具体怎样做才能树立信心呢？书中给出了十条简单可行的规则。例如，"把快乐当成一种习惯；慢下来，放松；在潜意识中交托、相信；练习倒空心思和不安全感；想象自己在上帝的怀中休息、恢复；让祷告充满感恩；体力活动可减轻压力；练习只是坐在阳光下的艺术"。熟读并坚持实施这些规则使我获益匪浅，是让我摆脱抑郁纠缠的最大助力。

再者，书中关于"如何创造快乐"的叙述让我感触颇深。

耶稣告诉我们活在世上的方法就是有一颗孩子般的心灵和头脑。要成为一个快乐的人需要有一个清洁的灵魂，一双从平凡中看见神奇的眼睛，一颗孩子的心和积极灵魂里的单纯质朴。很大程度上，我们的思想和态度才是决定自己快乐还是不快乐的根本原因。在阅读的过程中，我突然意识到过去的二十年里，我一直活在悲伤中，而造成这一局面的是我的悲观思想和消极态度。说到底，已逝的充满叹息的光阴是我的错误选择造成的，而未来的日子，我想要拥有一颗欢愉的心。

我每天按照书中的方法，在脑子里列出一张快乐想法的清单，反复想它们。如果有什么不愉快的念头进来，马上阻止，有意识的弃绝它，并代之以快乐的念头。每天早上起床前，先放松地躺在床上，让快乐的念头落在意识中。这些行为给我带来的影响着实令我意外，它们有助于使事情朝着我期待的方向发展。

我开始尝试敞开心扉和母亲轻声交流，努力遗忘父亲的无情伤害，微笑原谅同学的肆意嘲弄。做完这一系列事情后，我感到前所未有的满足，这才明白创造快乐的原则就是去爱！正如作者的朋友麦顿总结的快乐之道："保持心中没有仇恨，思想中没有挂虑。生活简单，不要期望太多，反要付出许多。让爱充满你的生活，播撒阳光。忘掉自己，考虑他人。要别人怎样待自己，就怎样待别人。"

最后也是最重要的是，作者教会我如何把消极的思想变成积极的思想："正面地去思考你就会调动自己的力量，使正面的结果得以产生。"正面的思想会在我们周围营造一种有利于产生正面结果的氛围，要改变情形首先得转变思想，不再一味被动接受不满意的情形，而应该在脑中构想出你希望发生的情形，并将这幅画面保存在脑中，对它有信心，为它祈祷并付出努力，你就会实现它。就此，书中提出了七条规则，教我们如何将自己的心态从消极转变为积极，将思维模式从错误转变为正确。通过运用书中的技巧，我不断调整和改变自身的处境，化消极为积极，摒弃自卑，相信自己，积极快乐的面对生活。

不再受抑郁症折磨的我，以崭新的面貌融入了灿烂的大学生活，不仅学习成绩名列前茅，还接连交到了许多志同道合的好朋友。现在的我，每天都是快乐的。我在此由衷感谢诺曼·文特森·皮尔的《积极思考就是力量》，也希望它能对与我有着同样苦恼的人有所帮助。

共鸣文献分析

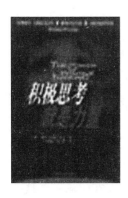

书名：《积极思考就是力量》

作者：（美）诺曼·文森特·皮尔

译者：张雅萍

出版社：江西人民出版社

ISBN：7210026967

●作者·内容·主题

诺曼·文特森·皮尔不仅是美国著名的教育家和作家，还是一名牧师，曾主持纽约市马伯大教堂达五十二年之久。他著有《人生光明面》等四十多本畅销书，其中他主编的杂志《标杆》受到了广大人民的喜爱，流传甚广，而他的传奇人生更是被拍成了电影——《One Man's Way》。

《积极思考就是力量》是诺曼·文特森·皮尔对自己的成长经历和克服自卑的心路历程的总结。诺曼·文特森·皮尔年轻时也曾不停地贬低自己，自认缺乏头脑和能力，永远也不会有所作为，注定是个失败者。深深的自卑贯穿了他整个成长过程，直到一位教授真挚诚恳地肯定了他的才能，他才幡然醒悟，脑海中顿时闪现出一个念头："我不该这样活着！"通过研读阐述人类思想内在动力的著作，他的思维变得越来越积极，且逐步建立了一套思想体系来战胜自我。同时，他发现周围大多数人都需要战胜消极，便决定将自己的经验分享出来，为有需要的人提供帮助。于是他提笔写下了这本充满激情的时代畅销经典——《积极思考就是力量》。

《积极思考就是力量》一书揭示了人类理性的内在力量：积极思想会创造人心未曾想到的美好奇迹，给人以惊喜，而负面思想则常常伴随着反复的失败。书中有：十项可实际操作的规则，以树立和维护你的自信心；五项技巧助你获得物质和情感方面的成功；三项已证实有助于维持最高能量水平的策略；十个消除焦虑的方案。作者通过提出一些技巧并列举实例来说明每个人都无须被什么事情击败，都可以拥有平和的心态、良好的健康，以及涌流不息的能量，从而激励人们积极思考并对生活充满信心。这是一本鼓舞心弦的书，其中所传递的信息超越时间，所传达的心灵呼声跨越地域！

●阅读疗法原理

认同：林森一直对父亲带给整个家庭的伤害耿耿于怀，他忘不掉自己因父亲的无情抛弃而遭受过的嘲讽和欺侮。长大后，他因童年创伤无法排遣而引发抑郁症。因为是心因性的抑郁症，药物治疗的效果并不明显，反而加重了他的焦虑和失眠的症状。当他读了《积极思考就是力量》一书，了解到作者本人及书中大量案例的主人公都有或深或浅的自卑情结后，他感同身受，仿佛一下子找到了知音。

净化：林森完全认同了书中的观点，明白一个人在成长的过程中，难免遭遇到来自家庭及外界环境的打击，它们就像要吃掉我们的怪兽，长相丑陋，身材巨大，令人望而生畏。而我们会轻易地心生畏惧，不肯相信自己有战胜它们的可能，不敢奋起与之搏斗！实际上这些怪兽都是自己思想制造出来的，只要改变消极思维、建立积极思维，怪兽便都是纸老虎。他按照书中的方法强大自己的内心。渐渐的，他不再抱怨生活，遇到事情不再像以前那样不知所措，烦闷心情得到疏解。

领悟：读完《积极思考就是力量》后，林森学会了用积极的心理暗示一点点改变自己的消极思维，从不相信自己到犹疑不定，再到完全相信自己。他开始能够用平静的眼光看待以前的那些痛苦，过去无法改变，但对过去的态度、评价是完全可以改变。用积极的心态看待过去，他的怨恨得以化解，伤痛得以平复，内心得到强大。林森在积极改变的过程中不知不觉疗愈了自己的抑郁。

●适应症

本书是一本适合全民阅读的好书，尤其适用于思想消极、心情抑郁、生活失意内心纠结焦虑的人。

拨开抑郁雾霾

求 助 者：小欣，女，22岁。
病症病史：患抑郁症，1年。
问题成因：父亲家庭暴力，父母常年吵架，家庭不和谐。
症　　状：极度自卑，无价值感、无幸福感，对生活没有希望，思维消极，逃避现实，反
　　　　　复出现自杀意念。
阅疗处方：【书籍】路易斯·海：《生命的重建》；约翰·布雷萧：《家庭也会伤人》和
　　　　　《别永远伤在童年》。
共鸣文献：露易丝·海：《生命的重建》。

案例故事

小欣自愿报名做我童年创伤阅读疗法小组的研究对象。在《我只想抱抱小时候的自己》的阅读感悟中，她洋洋洒洒写了整整十七张信纸。信纸上泪迹斑斑，可见当时她是哭着写下童年的伤心往事的。

家伤我很重

穿过时间的藩篱，我只想抱抱那个被我称之为"曾经自己"的小小的我，初读朱德庸，却在字里行间仿佛远远地看到内心深处那个最真实的自己。

有时候我在想，人生而为人，所以才会来到这个世界。但究竟是我眼睛看到的现实世界是生活，还是我头脑里的思维才是真正的存在意义？我的结论是：生命是客观世界的主观存在，内心的感觉才是一个人真正可以拥有的。

我虽然出生在一个农村家庭，但贫穷本身并不会把伤害带给我，反倒是

父母和他们营造的家庭氛围在我幼年的内心深处埋下苦涩哀伤的种子，留存至今。而这些就是我至今为止可以得到的全部的内心感受。

我的爸爸和妈妈是给别人做衣服的，每到赶集的日子就会把做好的衣服拿到集上去卖给别人。虽说家丑不可外扬，我今天却要说一下。我的爸爸是个十分懒惰的人，每天都睡到日上三竿才起床，有时候到了中午十二点还窝在被子里，所以妈妈就不得不承担下繁重的工作，晚上加班做活，这也是他们三天一小吵、五天一大吵的原因。他们的争吵在我幼小的心里刻下了深深的疤痕，当时的我那么小，我不敢抬头看他们，只能躲到厕所里偷偷地哭。

有一次，爸爸又是很晚还不起床，还因为妈妈喊他吃饭而骂妈妈，妈妈生气地要摔门而去。我恰巧在这时进门来，吓得不敢看爸爸也不敢看妈妈，只是一声不吭地在床边站着。大约过了半小时，爸爸叫我把他的袜子和鞋子拿过来，他终于起床了，然后开始热饭吃。热好之后，他给自己碗里加了一个鸡蛋，我的碗里没有。我伸手去端有鸡蛋的一碗，爸爸却用筷子狠狠地打我的手。我哭着坚持要有蛋的那碗，爸爸突然暴跳如雷，把锅里的热稀饭呼地一下全倒在了我的脸上，我被烫得顿时大哭。至今想起，脸还隐隐灼疼。

我上了学以后，爸妈的争吵模式仍延续着，而我也一如既往当那个懦弱的笨蛋，因为我知道，我根本无法改变这些，我的痛苦也无法挥去。父母是这样的，我的家庭当然不会富有，所以从入学那一刻起我就常常担心自己会不会一不小心就失学。初中一年级的时候，爸爸因为生活不规律和吸烟酗酒病倒了，奶奶也跟着病了，当所有重担都压在妈妈身上的时候，妈妈真的提出让我辍学的要求。我当时就懵了，我哭泣，我懊恼，我恨我自己为什么摊上这样的家！中考前一天，爸爸又没好气地说："考不上高中就别上了。"为了自己有学上，我拼了命的学。由于成绩突出，我被免了上高中的学费。

尼采曾说过："生命是不可以复制的，我们的生命不是父母的续集，也不是子女的前传。"可是我们的存在虽独立于万物而生长，但父母却是不可以选择的，家庭也是不可以选择的，童年时期的遭遇更是不可以选择的。从生命降临的那一刻起，家庭背景就已注定，人际关系就已建立。父母是孩子的第一任老师，但他们并不一定能给孩子需要的那种关爱。但偏偏幼年时的不能选择却会给我们一生埋下苦涩的根源。来自童年的痛苦回忆或是阴影总会久久挥之不去，无人能懂，更无人来抚平这创伤，以致在成年后的生命也是悲伤随行。

上了大学后，看着身边的女生个个光彩照人、靓丽时尚，而我因为家庭困难，只能申请助学贷款继续学习。我不能吃好的，一日三餐只能吃馒头就咸菜，每次都几乎最后一个到餐厅，就是怕同学看见笑话我。我甚至连换洗的衣服和鞋子都没有。我尝试着和妈妈爸爸要点钱为自己添件衣服和换洗的鞋，总会被他们数落一顿。我从心里恨我的父母，看不起我的父母，最害怕放假回家。19岁的我还没有自己的房间，需要和父母、弟弟挤在不足40平方米空间里，房间乱糟糟的，生活也乱糟糟的，深深的自卑和怨恨，几乎把我逼疯。我上课无法集中精力学习，觉得自己活着没有任何意义，脑子经常闪过跳楼的念头。因为一个人跳害怕，我就约好朋友一起跳，把好朋友吓坏了，她告诉了老师，老师叫来父母领我回家。可一想到回家要和讨厌的父母挤在一起，我更加害怕，于是选择逃离，去一个老师同学父母都找不到的地方。最后我被他们带到医院，诊断为抑郁症，必须服药治疗，但效果不理想，我内心的伤痛、孤独与无助依然每天充斥大脑。

母亲知道我得了抑郁症，对我百般呵护，可父亲却认为我装病。就在那年的大年三十，当别人都幸福地吃着团圆饭的时候，我被父亲怒喝着赶出了家门，仅仅是因为我做的晚饭他不喜欢。父亲像往常发火一样，摔桌子砸碗，瞪着我说："滚出去！"那天晚上，我在大街上漫无目的地走着，漫漫长夜，只有风的声音不时在我耳边响起。我不止一次地发问："为什么我总是那么悲惨？为什么我总是不幸福？"那时我的整个心都是空的，我仿佛看到它在枯萎、衰亡。那天，我回到家里的时候大约是晚上十一点，我听到父亲打鼾的声音，确信他睡着了，才敢推门进入。可是一连好多天，在夜里一点的时候，我都会被父亲的谩骂惊醒，接着便是父母无停歇的争执。虽然我早已习惯了这样的氛围，可是这次我觉得整个人都要崩溃了。我甚至想过要结束自己的生命，脱离这个没有幸福的世界，但是想想我的生命还未绽放就要枯萎，又为自己感到不甘心。

对症下书

读完小欣的文章，我的心很沉重，这又是一个典型的因童年创伤引发抑郁症的案例。孩子的问题都是父母的问题，尤其是农村没有文化的父母对幼小孩子的心理伤害更是我国的普遍现象。童年本来该是无忧无虑的幸福时光，小欣却在父母的吵架、父亲打骂中恐惧地生活，这是导致她抑郁症的根本原因。针对小欣的情况，我认为要疗愈她的抑郁症：首先推荐泛读《家庭也会伤人》和《别永远伤在童年》，让她了解自己为什么会患抑郁症，明白童年创伤是可以疗愈的；其次，针对她把家看成没有温暖地狱、假期不愿意回家，甚至父母来学校看她她都躲出去不见的举动，推荐精读《生命的重建》，用露易丝·海的经历导出她的童年创伤，用露易丝·海重建生命的哲理及丰富的经验，化解她对父母的痛恨怨怼，让她真正理解原谅父母，这或许能让她找到抑郁症结，最终战胜抑郁。

疗效追踪

两个月后小欣反馈信息：《家庭会伤人》和《别永远伤在童年》让她了解了家庭也会伤人，自己得抑郁症的原因是童年创伤，明白了必须疗愈内在小孩才能战胜抑郁。《生命的重建》是让她最终战胜抑郁的验方，尤其是《我的故事》一章将她的童年创伤置换了出去。而露易丝·海说的"放下一切怨恨，宽容一切伤害过自己的人，特别是生养自己的父母"，让她深受启发，理解和宽恕了父亲。

当她勇敢地站在书方推荐会的讲台上，将自己的痛苦经历及《生命的重建》一书对她抑郁症的疗愈和启迪讲出来时，她的内心真的达到宁静了。

阅疗感悟

谢谢你来过我的世界
——读《生命的重建》有感　小欣

就像阳光可以驱逐晦暗一样，《生命的重建》以它阳光般的思想照亮了我的内心世界。它帮助我改变了某些错误认知，不仅把我从消极思想的深渊拉出，而且帮助我建立了一种对自我有积极意义的全新的人生观。同时，这本书也让我更加清晰地认识到我和世界的关系。露易丝·海在这本书中以一种全新的理念为我们揭示了各种生活模式的心理因素，从各个角度为我们的生活注入源源不断的精神力量，它深深地震撼了我的心灵。

这是一本使人们真正走向自我、解放心灵、重新找到生命价值的巨著。它在净化人们心灵、提高人们生活品质的同时，还可以帮助人们建立高尚的人格。这本书的不凡之处，更在于它提供给世人的思想，使人们从精神层面重建自我，实现生命质的蜕变。它淡去了我曾经的困惑，帮助我摆脱了束缚心灵的枷锁，实现了精神层面的破茧成蝶，也疗愈了我内心曾经历的创伤。现在，当我再去回忆那些被自己视为不堪回首的"曾经"时，当我回首生命里某段些迷茫困顿的时光时，当自己被伤害或不经意间伤害别人的往事在脑海中浮现时，那感觉就像回味多年前的一部老电影，没有波澜。"人非圣贤，孰能无过"，我不再计较过去，原谅了别人也放过了自己，甚至对于过去一些事的愧疚也消失不见了，因为往事已矣，而这种内心的自我摧残却存在太久太久了。

曾几何时，我总在抱怨自己的父母和自己幼年时所受到的教育。我们都希望父母温文尔雅，一家人和和睦睦，其乐融融。可我的家庭生活却总是触礁。父母无休止的争吵，以及他们对我不当的教育方式和责备打骂下的生活，使我陷入了深深的不安与痛苦。

　　大一那年的寒假，就在别的孩子回到家被父母宠爱的时候，我却在大年三十晚上被父亲怒喝赶出家门。那时我就想：再也不回家了，我要离开这里。但就在开学前几天，一个偶然的机会，我在抽屉里发现了一个旧的日记本，竟是父亲年轻的时候写的。好奇心使然，我打开它一页页仔细地翻看，在这本日记里，我看到一个我完全不知道的父亲。日记里记录着他儿童时代在怎样的饥饿中度过，以及那些贫苦的日子中祖母的辛劳，记录着许多父亲儿时与别人的争执，乃至打架的事。父亲写到："我饱受心灵的煎熬。"我突然想起父亲跟我讲过，因为小时候总有人欺负他，所以他为了保护自己，总是打架。此外我还发现了父亲从未跟我提过的故事。原来，我的爷爷在一家人生活最苦的时候，外出当兵，从那以后再也没有管过家里的事，并且又娶了一位新的妻子，组建了新的家庭，从那以后，父亲与奶奶相依为命，这件事也成了父亲打不开的心结。在这种情况下，父亲形成了他现在的这种性格。那一瞬间，我觉得父亲更像一个孩子，他四处寻找光亮，却始终闭着眼睛，他无法去面对，也无法去正视这件事。我突然明白，他是多么需要我的理解与爱，于是我谅解了他曾经带给我的不安和恐惧，因为我相信他是爱我的，即使他曾深深地刺痛过我，可这些都不是他希望的样子。我终于对之前的一切都释怀了，正如露易丝·海在这本书中写到的："至于父母的不是，我们认识到了，就不要重复它；如果再犯，便是自己错了，不是父母错了，因为他们已经以他们的错误示范给你看了，也就等于教育了你。"是的，我明白，父母无论如何都是爱着我的。

　　露易丝·海在书中这样讲述我们与父母的关系："我们与父母的关系在前世已经注定，不是父母选择了我们，而是我们选择了父母，心甘情愿做他们的子女。""我们的父母不可能教会我们他们不知道的事情，这些'对你实施如此方式的人'与你有着同样的害怕与恐惧。"我想，我的人生将从我重新认识并爱我的父母开始改变。因为父母，我才来到这个世界，我才开启了自己的生命之旅，何况父母养育我成长，还把我送进学校，供我读大学，倾尽心血。父母的恩情是无价的。我愿意放下曾经的痛苦并谅解一切，重新审视这个世界。我想，内心那个更高的自我才是我们寻找的力量所在。《生命的重建》就这样推开了我的心门，仿佛为我的生命注入了新的血液，我清楚地感觉到它在我的生命里流淌，充满了爱与包容，蕴含着无限力量。

我渐渐明白，那些被我视为"痛苦"的回忆并非单纯地来自我之外的事物，很多时候我们并非没有选择。我也意识到，我也曾希望一切恰如我理想中的样子，我希望除了我之外所有的一切都去改变。我知道，每个人都有适合自己成长的合适的时间和地点，改变自己都这么不易，我们没有权利去要求别人改变，但是，我们会因为改变自己而间接改变我们周围的一切，当我以理解的心态去对待这些的时候，我的内心是宁静而满足的，我仿佛看到美好的一切正向我走来。许多励志的书籍通过描写与我们有相似经历的人通过努力实现梦想或取得某方面成功的故事，以此激励人们奋发进取，却忽略了这种对比本身就在削弱我们的自信，而《生命的重建》却从鼓舞我们接纳自己开始，鼓励我们爱自己，使我们看到了自己强大的内在力量，也从内心深处认同自己。当我们发自内心地爱自己，赞同自己的时候，我们才能发自内心地赞同别人，我们才能更好地去爱我们所生活的世界。

露易丝·海在这本书的最后一部分为我们讲述了她自己的故事，她的童年和少女时光的悲惨境遇是我们当中许多人都无法想象的，可她却以自己卓越的思想完成了人生的蜕变，并为世界注入了爱的力量。在这本书中，她以全新的视角为我们阐述了财富、工作、人际关系等与我们的关系，以及造成疾病的心理因素，涉及我们生活的方方面面，帮助我们重新审视自己的一切。同时还讲述了造成我们生活中出现烦恼的自我心理原因，并指导我们怎么去对待这些，怎么去改变这些。书中也提供了一些简单的练习，帮助我们改变自我。这本书可以帮助我们走出烦恼和焦虑，重新找回自信，摆脱负面思想，告别自卑，不再抱怨，学会宽恕，发掘自己天性中的爱和美的品质，使我们学会用自己的内在力量去应对和处理生活中所发生的事。这本书就像生命之水的源头，每一篇文章都犹如最甘甜的水，你不用经历苦尽甘来之苦，就会获得无限的甘甜的水，它滋润着我们的心灵，它使我们生命的蜕变从内心开始，使我们清晰地认识到自我内在力量的无尽可能和这个世界的爱与包容。

《生命的重建》，谢谢你来过我的世界！

共鸣文献分析

书名：《生命的重建》　　　见第 10 页

●作者·内容·主题

见第 10 页

●阅读疗法原理

认同：小欣在读书中《我的故事》一章时，看到露易丝·海童年的悲惨遭遇，心中戚戚然。特别是当她读到露易丝·海上小学时，因为家庭贫困遭受老师、同学的歧视，产生"我是没有价值的、我不应当得到任何东西"的思维模式时，小欣产生了强烈的共鸣：原来世上还有比自己更悲惨的人，家庭贫困遭人歧视国内国外都一样！于是内心有了些许平衡，纠结苦恼减轻。

净化：当小欣对这本书产生认同感后，便跟随着露易丝·海去体验父母离婚后的无助、继父暴虐与她的愤怒、被强暴时的恐惧、遭人歧视的无奈、离婚后的崩溃、患癌症后的绝望等经历和感受时，她自己的怨恨、委屈、痛苦被置换了出去，内心产生了一种从未有过的轻松、舒畅、安详、宁静。

领悟：当小欣跟随露易丝·海，释放了多年来怨恨与痛苦后，她终于明白父亲不恰当的教育方式、童年的种种创伤是自己得抑郁症的原因。自己的烦恼痛苦来自于童年形成的消极思维模式，童年的经历无法改写，但消极思维模式却可以改变。改变的唯一途径就是像露易丝·海那样爱自己，接纳自我，解放自己的心灵，找到生命的价值，放下对伤害过自己的人的所有怨恨，实现真正意义上的重建生命。因此，她开始探寻父亲童年的经历，了解到父亲童年同样受到来自爷爷奶奶离婚、爷爷不负责任、家庭贫困等巨大伤害，父亲之所以成为今天这个样子的是可以被理解和原谅的，父亲内心也有一个需要呵护的受伤的小孩。同时，她不再纠结父亲对自己的伤害，而是回忆起父亲对自己的爱。爱父亲和原谅父亲，反而让她体验到了幸福和快乐。

●适应症

见第 12 页

我能与强迫思维和平相处了

求 助 者：刘洋，男，22岁。

病症病史：强迫性思维，4年。

问题成因：留守儿童，被寄养过。

症　　状：无价值感，沉浸于思绪中无法自拔，难以发现自己的优点，总觉得自己不配接受别人的感情，失眠。

阅疗处方：【书籍】贾蕙萱　康成俊：《森田疗法：医治心理障碍的良方》；张嘉玮：《怎样治疗强迫症》。

音乐处方：理查德·克莱德曼：《水边的阿狄丽娜》。

共鸣文献：贾蕙萱　康成俊：《森田疗法：医治心理障碍的良方》。

案例故事

那是一个平常的下午，我和往常一样打开电脑，浏览学生的求助信。突然，"嘟"的一声，收到一封新邮件。来信者我不认识，开篇是简单的自我介绍："您好，老师，我是刘洋，一位在校大学生。我被自己的心思折磨得快要崩溃了，实在不知该如何让自己快乐起来，又不好意思当面与您讲述我的故事和心情，所以贸然写了这封求助信，希望您能帮我。下面是我的故事。"

我总觉得自己不够好

我出生在一个农村家庭，有一个姐姐。父亲是一个普通的农民，因不甘于平凡的生活，曾经出去做生意，但最后却以失败告终，欠债60万。虽然家里清贫，但是父亲并没有因债务缠身而忽视对我们的教育。

我幼年时便跟随打工的父母一同去了广州。在父亲的引导下我爱上了读书。因为年龄较小难以融入班级，我常常独自沉浸在书的海洋里，不怎么和同学们交流，以至于养成了沉默寡言的性格。后来父母去另一个城市做生意，为了让我上学方便，便把我送回了老家，交由我阿姨抚养。阿姨性格很吝啬，在农村这种性格不算坏，毕竟操持着一大家子，勤俭持家才能长久。但是她总是把生活的压力挂在嘴边，我当时听得最多的便是"家里没有钱"之类的话，这让我也开始变得过度节俭起来，还养成了一些奇怪的习惯。我有时甚至会收集食物，觉得有一天会用到。这种环境下，我变得更加敏感、沉默寡言和吝啬，有时还会很偏激。比如某次，我与哥哥姐姐因一点小事发生了争吵，我一气之下将自己保存的所有照片全都烧毁了，后来想想特别后悔。

　　在这种环境下，我过得很不开心，却没有朋友可以倾诉。回到熟悉的家乡，却发现自己与以往的小伙伴们大都成了陌生人，因此我变得更加沉默，将自己封闭在了自己的世界里。后来，我虽然与以往的小伙伴们又玩儿在了一起，但我总感觉与他们之间存在莫名的隔阂，尽管小伙伴们并没有发觉，我却一直这样认为，因而变得更加敏感。

　　上了初中后，姥姥和姥爷接手了我们姐弟俩的抚养。其实我对初中的生活也并不满意。虽然在同学们眼中，我学习不错，经常参加各种活动，待人接物很有礼貌。但在我看来，我的学习不够好，参加的各种幼稚活动、表演的各种幼稚节目都让我感觉很丢人。很多时候我都对参加的活动闭口不谈，即便别人夸奖也会忙着转移话题，别人以为我是谦虚，其实不是。是因为我总感觉同学们夸我活动做得好是他们碍于情面不好意思讽刺我，我表演的其实并不好，跟那些明星相比，我的表演简直就是哗众取宠。我常常沉浸于书中，沉浸于自己的世界中，我总感觉身边的同学都太幼稚了，与我完全没有共同语言。也正是因此，我没有交到几个朋友。因朋友少得可怜，我便更加珍惜那寥寥无几的朋友，无论朋友提出什么要求，我都会尽自己最大的努力去帮忙。如果无法做到朋友的请求，我会内疚不已。而且我与朋友都是一对一地在一起，如果是三人以上我就会无所适从，只能站在一旁不言不语。我内心却迫切地希望自己成为谈论的中心，总有一种"只有别人看重我，我才有价值，我才重要"的感觉。对此，我的内心一直特别挣扎。我常常被这些琐碎的事情困扰。

也许是因为与人交流较少，我很难去表现自己的感情，也不知该如何去表现，感情细腻，个性却有些被动。我读的那些书也影响了我很多，比如我很喜欢中国古代著作中描述的君子品格，并一直用那些来自我激励。我觉得在别人面前要光明磊落，这种念头比别人强烈百倍，这反而让我在现实中越发羞耻起来，总是为自己不够光明磊落而感到羞愧。

高二时，因为临近高考，父亲担心县城中学提供不了优质的教育，便找人帮我转学到临近一所更好的中学读书。这是我第一次独自离家，陌生环境的落差感又回到了身上。看着周围的同学说说笑笑，可都与自己毫无关系，我感到非常孤独。因为不适应新环境，我原本不错的成绩一落千丈，就更没有人与我说话了。

因为压力大，我经常失眠，常常整晚思考自己活着的意义，我知道这样会影响我的学习和生活，却无法让自己停止思考。平时我也没有精力去努力学习了，不断去考虑一些虚无的事情，常常自认为看清了所谓"同学的丑恶嘴脸"，认为他们是"一群趋炎附势的小人"！因为感觉自己的状态可能难以应付以后的社会生活，我还经常阅读大量的经典读本，甚至常常将现实和书中所写的做对比，写下自己对各种事情的看法。对学校班级、发生的一些琐事我也不放过，常常多角度去分析，记下自己的想法和评论，还会写下自己的推测，推测这件事会朝哪方面发展。当我发现很多事情沿着自己的推测发展时，我便更加热衷于去做这件事了。这些的确给我带来了一些心理安慰，同时使我更加自命清高。"一群只会考试的呆子！"我内心常常这样想。

我把大部分精力都放到了思考上，穷思竭虑地想很多和高中学业无关的琐碎小事，并沉浸于此无法自拔。于是我高考落榜了。落榜的暑假，看着身边的亲人为了维持生计操劳的样子，我觉得这不是自己想要的，便顺从父母的劝说选择了复读，最终顺利来到了泰山医学院。

但进入大学后，我还是不开心，以往的感觉依然在我身上挥之不去，与同学们的交流也出现了问题。我很自卑，瞧不起自己，虽然有了朋友，但我总是思考"自己为什么能交到朋友""别人为什么会和我这种没有价值的人交朋友"虽然表面我会表现得很开心，但内心却很纠结，思绪像陷入沼泽地一般无法自拔，以至于影响了正常生活和学习。我很痛苦，我不想再这样下去了！

对症下书

读完刘洋的来信，我的心中感慨万千，留守儿童和被寄养经历是引发他强迫性思维的祸根。小学时多次转换学校，让他无所适从，渐渐养成了自我封闭、不与他人交流的习惯。虽然他热爱读书，但他并没有有意识地去寻找如何解除穷思竭虑的书籍，反而走极端，将书中的内容与现实生活做不恰当地比较，意识混乱，自我认同感降低，认为自己没有价值。

目前，强迫性思维比较难治，好在刘洋从小就喜欢读书，书对症了，阅读疗法或许能让他解除痛苦。为了让他认识到自己属强迫思维，我首先推荐了《怎样治疗强迫症》一书。这本书以大量真实案例，详细描述了一些强迫症患者的行为特点及如何诊断、如何治疗的方法，可以让刘洋了从案例中对号入座，找到自己的病症和解决的办法，只有了解自己才能治愈自己。接下来我推荐治疗强迫症效果比较好的《森田疗法》，建议阅读时配理查德·克莱德曼《水边的阿狄丽娜》作为背景音乐。

疗效追踪

三个月后，刘洋终于大大方方地走进了我的办公室，脸上洋溢着自信阳光的微笑。

他说："这么多年，我一直沉浸在自己思想的沼泽里无法自救，也因此影响了自己的交友和学习，非常痛苦。走投无路时找您帮助，没想到老师很快就回信，并提供了书方，这让我感觉特别温暖。我已经按照您给的书方进行自我治疗三个月了。当我读完《怎样治疗强迫症》，才知道自己的这种心理障碍叫'强迫思维'，看到很多人像我一样被其折磨，心里一下坦然了许多。《怎样治疗强迫症》一书，提到森田疗法是治疗强迫症的好方法，因此我接下来开始精读《森田疗法》，体会森田疗法的'顺其自然'核心思想，并运用到实践当中。每当我开始穷思竭虑的时候，就会暗示自己'顺其自然吧，这就是我，想考虑就考虑去吧'，不再强行阻止，反而有了效果，渐渐自主入睡。我按照森田疗法坚持克服强迫思维三个月，慢慢地觉得不再那么痛苦了，虽然那些思想还是存在，但并不使我焦虑，也不再影响我的日常生活。"

阅疗感悟

顺其自然　为所当为

—— 读《森田疗法》有感　刘洋

初次打开这本书，我发现这不是森田正马先生亲自写的，我习惯性地反复思考这本书是否能对我有帮助。当我了解到"森田疗法"是在森田正马去世后，由他的传人总结其多年治疗经验而命名的后，心想既然它能传承到现在并被众人认可，总有其存在的价值，于是我怀着试一试的态度，开始阅读。

我将该书通读一遍后，感觉内心特别的舒服，像与一位相熟相知的老友交谈一般，我觉得它很适合我。

书的第一章讲述了森田疗法的起源。书中写道："神经质者本能上有很强的生存欲望，是甚为努力的完美主义者。"确实如此，我事事追求完美，常常因最终无法达到自己的要求而认为自己没有价值，最终陷入更痛苦的思想纠结中，形成恶性循环。"对心理疾患，你不去在意它，疾病反而自愈。这便是他得出的'顺应自然'、'随遇而安'、'既来之则安之'的治疗原理。"

这本书中有一部分是用"森田疗法"治疗的案例，真正让我产生共鸣的是患者与志的案例。他生性认真，不大流露感情，对虚假的行为看不惯，即便是别人这样做也会很生气；他的母亲有洁癖，感情容易波动，没有耐性，以至于他在母亲面前常常提心吊胆；幼儿期因为父亲工作调动而迁居东京。据他本人说，从自己懂事起便"不能表现自己的感情"，个性内向、被动、感情细腻，容易受到他人语言行为的伤害。但另一方面又热切地希望"自己成为大家的中心"。他心里总是惦记着一些琐碎小事。刚上幼儿园时，他总觉得同学在嘲笑他而两年不与人说话；小学毕业后离开东京，开始在人前感到紧张却无法改变自己；初中时，因同学们的个性化、成人化，开始感到与周围人难以融洽相处，且常因自己要变为成人而感到不安。他认为"与人交往是件很痛苦的事"，在教室坐下后就一直低着头，姿势僵硬。进入高中后，与志"奇迹般地"交了朋友，但几乎都是一对一地在一起，如果是三人以上就会无所适从，经常"落在人后"，时时"在意周围人的视线"，从而精神紧张，在教室不能开口讲话，高考落榜，也一直闷居在家。在家期间，他几乎不能安心做任何事，极度地焦虑和厌恶自己。最后走投无路，开始寻求心理治疗。

没有人的经历是完全一样的，但我与"与志"的经历却大致相似，读他的故事我就像在回忆自己一样，我深切地理解他，并感觉到自己并不孤单。与志成功治愈的案例让我对"森田疗法"充满了希望。

书的第二章，描写森田神经质的诊断标准中的性格特征，几乎就是在描写我。我反复认真地确认之后发现，真的就是我：

1. 内向性、弱力性

（1）内向性：对自己的存在过度内省、有劣等感。

（2）顾虑性：拘泥于细节，难以自拔。

（3）易受伤害性，过敏性：容易因别人的言行而受到伤害，过分在意别人的言行。

（4）疑病性：对自己的身体及感受有过分敏感的倾向。

（5）被动性：缺乏主动性，易消极，对新事物接受慢。

2. 强迫性、强力性

（1）求全欲强：强迫地追求完美，不这样做就不满意。

（2）优越欲强：厌恶失败。

（3）自尊欲强：自尊心强，希望得到好的评价。

（4）健康欲强：总想心身健康，期望完全没有焦虑的状态。

（5）支配欲强：按照自己的想法掌控自己和周围的欲望强烈。

我因为成长环境的原因而无法交朋友，勉强自己去附和别人，却无法主动表达自己的真实想法，因为我感觉没有人会接纳我这种"劣质"的人。但内心深处我却渴望着自己成为"大家的中心"。我知道这样并不好，却无能为力。为了高考，我再一次转学，还是无法适应新环境。强大的学习和社交压力让我的强迫思维更加严重，我常常在课堂上反复回想一天中的琐碎细节，反复地内省，思考自己存在的意义。我越是想停止越是陷得深，以至于无法专心学习。很多次我自己都看不下去自己那么贬低自己，想着要改变，可是每次又会陷入另一个思想的漩涡。这么多年的畏畏缩缩让我不敢在未知的时候去踏出哪怕一步。

这些诊断标准所写的性格特点我都有，我感觉好像被人看透了内心一样，这一刻我彻底拜服，于是我更加认真地去阅读这本书。

在看完这本书之后，我心里的石头有了一丝松动。我反复地阅读自己标记的内容。"'顺其自然'应该是接受当然产生的恐怖，人在战战兢兢、提心吊胆的同时，趁着想跳下去的欲望，完成本来是发展性的行为。"这种想法已经存在于我脑海里了，这就是我，这样的想法并不影响我去实际做事。我的想法渐渐开始改变：如果我只是为了留住朋友而强迫自己，那受强迫的自己还是自己吗？那些刻意留下的是真朋友吗？答案显然都是否定的。那我为什么还是要这么强迫自己呢？做最舒服的自己，不逃避，然后顺其自然吧。

改变了想法之后，我开始按照"森田疗法"的大体步骤来做，

"'顺应自然'的两个要点：其一，承认症状以及伴随症状所产生的苦恼、不安。对此不必抗拒、否定、掩饰或回避，应原原本本地接受它。其二，在原原本本接受症状的同时，患者要利用自身具有的生的欲望，实施建设行的行动，这与单纯的'放弃初衷'不同。对症状'顺应自然'地接受，同时对进取向上的欲望也要'顺应自然'。""对出现的情绪和状况不去管它，着眼于自己的目的正常的工作学习，按照朴素的欲望去活动"。不得不说，按照"森田疗法"去慢慢改变自己，果然感觉好多了。我不再去在意自己的小思维了，那些"强迫性"的想法虽然依旧在，但我受它们的影响渐渐小了，它们给我带来的痛苦也小了很多。我开始顺应自己的积极想法去做事，即使心存纠结也不影响我的生活和社交。顺其自然之下，我的生活感觉真的很不错。

在阅读《森田疗法》的时候，我将老师推荐的钢琴曲《水边的阿狄丽娜》单曲循环播放，悠扬的旋律总能让我浮躁的内心平静下来，仿佛自己沿着一条小溪独自漫步，听着溪水滑过水底的清脆声响。当我的内心不再波涛汹涌时，思绪就会清晰很多，对森田疗法的理解也越来越透彻。

多次阅读这本书，我可以不再费力地去仔细回想很多年前发生的那些琐事，也不用再去一次次揭开伤疤。"森田疗法"真的很适合我，从这本书中我学到了"顺其自然"和"为所当为"，前者告诉我不要费力去钻牛角尖，任由那些想法存在，不要强迫自己，后者告诉我不要什么都不去做，自然地做想做的。二者看似很矛盾，但其实是相互促进的，一个是从内心让自己接纳自己，一个是在生活中实践。这使我不仅摆脱了神经质症状，还让我学会了如何积极地去生活。这正如道家所说的"无为"并不是什么都不做，而是凡事要"顺天之时，随地之性，因人之心"，不要违反"天时、地利、人心"，切记凭主观愿望和想象行事。对我这个自小喜爱古代典籍的人来说，《森田疗法》简直就是为我量身打造的一本自愈书籍。

如今的我活得很舒服，勇敢地做自己，勇敢地过生活。我还在继续研究"森田疗法"，感觉它像《红楼梦》的"红学"一般，有着无限的魅力，值得去探索研究。

共鸣文献分析

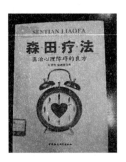

书名：《森田疗法：医治心理障碍的良方》

作者：贾蕙萱　康成俊

出版社：中国社会科学出版社

出版年：2010

ISBN：978-7-5004-8493-6

●作者·内容·主题

康成俊，现任北京大学心理健康教育与咨询中心特聘心理咨询师、高级顾问。康成俊大夫曾罹患过神经症，深切感到精神的痛苦比身体疾病更难于治愈，遂对日本森田疗法产生强烈兴趣，并在1989年翻译出版《森田心理疗法实践》，系中国第一部介绍日本森田疗法的专著。1992年他赴日本浜松医科大学研修，与森田疗法大家、日本森田疗法学会理事长大原健士郎教授共同研究森田疗法。后在北京大学第六医院和清华大学医院开展森田疗法门诊。

《森田疗法》主要帮助人们认识了解"森田疗法"。森田疗法是森田正马反复临床治疗、实践、探索、总结逐渐形成的一种独特的心理疗法。其以不使用药物、不问症状、引导患者过正常人的生活，用行动让患者养成健康人的思维规律为特点，适用于强迫思维的治疗等。

本书的第一章介绍了"森田疗法"的起源。"森田疗法"的创始人森田正马先生从神经症痊愈的个人经历中深受启迪，悟出了"神经质本能上是有很强的生存欲望，是其为努力的完美主义者，症状发生的心因性，也就是精神交互作用"的道理。最重要的是，森田正马在自己的切身体验中发现："放弃治疗的心态"对神经质具有治疗作用。对心理疾患，你不去在意它，疾病反而自愈，这便是他得出的"顺应自然"的治疗原理，也是整本书的核心思想。这一部分可以让读者初步了解"森田疗法"，并抓住它的核心思想，以便于后面的自我治疗。

第二、三章解释了"森田疗法"的适应症和神经质的诊断标准以及该如何去改善自己。了解适应症，判断是否在其适应症范围中是非常重要的，读者了解到自己属于何种病症后才能更好地改善自己。这一部分还详细分析了"森田疗法"以及其他教授的思想总结——"顺其自然""为所当为"，使读者理解后能渐渐接受自己的症状，并积极地在生活中实践，从而获得快乐舒服的生活。这一部分需要读者反复、详细地阅读，并长时间琢磨和实践。

第四章则列举了一些"森田疗法"的经典病例，通过一些治疗案例，帮助患者了解治疗过程，从而达到自救。书中其他部分还详细介绍了"森田疗法"与中国儒学、道教、禅的渊源和内在联系，提升到了哲学的层面，使读者通过中国的传统思想对"森田疗法"产生更深一步的理解。本书多方面地介绍和分析了"森田疗法"，让需要的读者可以充分理解其中的核心治疗思想，在阅读中得到自救。

●阅读疗法原理

认同：刘洋在读《森田疗法》的案例故事时，觉得与志的经历与他很相似，用他本人的话来说，整个案例前半部分只要把名字替换一下就基本可以说是自己的经历。他对与志生性认真，"不能表现自己的感情"，却热切地希望"自己成为大家的中心"有着强烈共鸣和高度认同。他压抑不住自己的感情说："世事真的太奇妙的，如果不是亲眼所见，我不会相信有这么一个人，一个不曾相识的人竟与我经历过一样的事情，竟然有相同的感情！"这个案例让刘洋放下自己的怀疑，开始认真了解这本书，认真了解"森田疗法"。

净化：当他相信了"森田疗法"时，便对书中的方法理论产生了极大的兴趣。经过潜心研读他发现，森田神经质的诊断标准中的性格特征自己完全符合。"追求完美思想"易导致强迫性思维，而强迫思维带来的大脑混乱和失眠并不是自己的错。驱除强迫思维要改变认知，认识到自己毕竟只是一个普通人，做到毫无瑕疵很难，做事不尽如人意，甚至犯错误都是正常的。想通这一点后，他意识到自己的不完美，也承认的自己的不完美，放松减压，心中的焦虑自然减轻，郁结渐渐消散。

领悟：随着对森田疗法的认识，刘洋应对不可遏制的强迫思维的策略发生了改变，不再过分在意大脑的天马行空，不再在意失眠与混乱，接受它就是大脑正常思考的一部分，不强迫自己叫停或阻断思考。反复实践收效很大，这让刘洋领悟到，驱除强迫思维最好的办法便是：顺应自然，既来之则安之，不去在意它，疾病反而自愈。

●适应症

本书适合所有神经症患者阅读。

我如何走出童年阴影

求 助 者：小月，女，20岁。

病症病史：抑郁性神经症，10余年。

问题成因：童年阴影。

症　　状：不自信，无幸福感，内心恐惧，自我封闭，抵触与外界联系。

阅疗处方：【书籍】约翰·布雷萧：《家庭也会伤人：自我重生的新契机》《别永远伤在童年：如何疗愈自己的内在小孩》；林一芳：《每颗心都有病》；

【电影】《妈妈，再爱我一次》。

音乐处方：张韶涵：《隐形的翅膀》。

共鸣文献：林一芳：《每颗心都有病》。

案例故事

2015年，我在做"童年创伤引发的抑郁障碍的阅读疗法研究"课题时，为筛选研究对象，在大一、大二学生中进行了一次"我只想抱抱小时候的自己"的征文比赛。小月自愿报名，愿意参加童年创伤阅读疗法实验小组。她的读后感《无法抹去的童年记忆》写得感情真挚，文采飞扬。

无法抹去的童年记忆

我是流着眼泪看完朱德庸的《我只想抱抱小时候的自己》的。这篇文章勾起了许多我儿时的痛苦回忆，让我感同身受，共鸣强烈。

从我有记忆开始，我就像个婴儿一样，什么都不说，只用哭来表达自己的诉求。可是当大人的耐心渐渐被我的哭声耗尽后，我开始因为哭挨揍。这种与生俱来的爱哭陋习，影响了我的童年甚至如今的生活。但是，当年的爱哭鬼无论如何也不会想到，有一天自己会哭不出来，并因此在很长一段时间里丧失了爱人的勇气。

每个人的童年都离不开母亲的关爱，我也一样。妈妈是一个命苦的女人，前夫在女儿六个月时因为癌症去世，妈妈饱受婆家的白眼冷遇，在大舅的胁迫下无奈嫁给我的爸爸，年仅三岁的女儿则被婆家抢去。在我出生之前，爸妈的第一个孩子胎死腹中，对妈妈的打击又很大，过了好些年才有了我和妹妹这对双胞胎。也许是经历了太多苦难，妈妈平时十分温柔和蔼，但是一动怒就会失去理智，破口大骂，极尽难听的字眼，直到现在依旧如此。

幼儿园暑假的有一件事彻底改变了我，让我变得惶恐不安，不敢走出自己的世界。当时一向吝啬的奶奶给了我和妹妹五角钱买冰棍吃，我们兴高采烈地买了小卖铺里最高档的"万花筒"雪糕。我至今仍记得那是一根淡紫色的、冒着浓浓香气的雪糕，是我和妹妹盼望许久、但妈妈从不肯买给我们的雪糕。就在我们俩小心翼翼地捧着万花筒，为谁咬第一口争执不下时，我突然想起了在家做饭的妈妈。中午家里的厨房不出烟，又热又呛，妈妈一定难受坏了吧？这样想着，我就和妹妹达成了共识，决定第一口雪糕给妈妈吃。我捧着雪糕小跑回家，妹妹在一旁护卫，生怕我掉地上了，到家时我们俩都满头大汗，想象着妈妈夸我们孝顺懂事的场景，心里乐开了花。

雪糕安全送到妈妈面前，我们满心期待地说："妈妈，你为我们做饭，你最热，你先吃。"我回头瞄见一旁的妹妹把视线黏在雪糕上，下意识地吞口水。但是让我和妹妹意想不到的是，妈妈一把将雪糕从我手里夺走，狠狠地扔到地上，像是不解气般又追上去用力踩了几脚，直到淤泥和雪糕混成一体。恍惚中，我看到妈妈的嘴一张一合地动着，可我怎么也听不见她说了什么，我全部的感官都停留在那个残破的雪糕上。极度的委屈与不解，我把求助的目光转向妹妹，她似乎和我一样震惊，但又很快反应过来，把呆愣的我拉了出去。就是这一次，我忘记了哭泣，丢失了小孩的本能反应，像一个扯断了线的木偶，了无生机。

从此，妈妈歇斯底里的那一幕就一遍遍地在我脑海里反复，将我稚嫩的心戳的千疮百孔。在当时那个年龄，我爱别人的心刚刚开始觉醒，想要表达对妈妈的爱，把我最珍贵的"万花筒"分享给她，期待她察觉到我的成长、我的懂事，给稍许的鼓励表扬。遗憾的是她没有。所以，无论妈妈后来如何解释，说是误会也好教育也罢，都不能使我再敞开心扉了。

一场突如其来的冰雹，对枝繁叶茂的大树来说，不过是替换掉几片老旧的树叶，可对只有两篇幼叶的嫩芽来讲，却是毁灭性的灾难。"万花筒"事件发生后的很长一段时间里，我变得沉默寡言。奶奶每天坐在门口晒太阳，和其他老人聊天，我就蹲在墙角，涂鸦、数蚂蚁、听各色的故事。在别人眼里，我是一个没有朝气的小孩，年纪轻轻却活得暮气沉沉。但我心里明白我只是害怕，害怕与别人相处，我觉得自己做什么都是错的。只有在墙角那个狭小的封闭空间，我才感到安全，不必因自己会被别人讨厌而忐忑不安，不去伤害别人也不被别人伤害。

童年的创伤荼毒了我之后成长的十几年，长这么大，我没有亲密的朋友。一开始与别人交往时，我总是怀抱着警惕去试探，然后以一种封闭的姿态拒绝所有人的靠近。不是因为冷漠，而是我清醒地知道我无法带给别人她们想要的友谊。就算我用尽全力伪装自己，和她们一起上下课、一起去厕所、分享彼此的秘密，可是到头来，我还是连在她们伤心难过时给她们一个简单的拥抱都做不到。我知道该怎么说、怎么做，可是我不敢表达。

就算我早就看清事情的因果，也明白问题的所在，可是我依旧缩在自己的世界里过活，偶尔探探头，打量几眼外面的世界，马上又退回来，继续封闭的生活。是，我不想再这样下去了，我也想要朋友的关爱、同学的帮助，我也想融入温暖的家庭里，谁能帮帮我呢？

对症下书

小月的故事，令人唏嘘不已，这又是一例典型的童年创伤引发的心理疾患。通过《贝克抑郁自评量表》测试，小月得 22 分，属中度抑郁。

很多时候父母可能并不知道自己的行为会给孩子来多大的伤害，即使是一个无心的小小举动也足以给他们幼小的心灵重重的一击，小月的妈妈就是如此。在小月向她表达爱心和孝心时，她没有体察到孩子美丽纯洁的心灵，并及时地加以表扬和保护，而是粗暴地将孩子舍不得吃的"万花筒"扔在地上，并用脚碾碎，这等于碾碎小月的心。这是小月至今仍惶恐不安，不敢走出自己的世界，封闭自己，不与人交往的重要原因。也使小月在以后的人生中失去了爱人的勇气，也放弃了被人爱的机会。

无爱的人生是孤寂悲凉的，小月已经认识到了这一点，渴望改变现状，渴望爱与被爱。能参加这次征文比赛，大胆说出童年的创痛，是她勇敢走出童年阴影的第一步。针对小月的具体情况，我首先让她阅读布雷萧《家庭会伤人》第一章，了解自己的问题是童年家庭伤害所造成的，并让她参加"别永远伤在童年"工作坊，跟随咨询师说出童年的创痛，疗愈内在小孩。其次，我推荐她精读林一方的《每颗心都有病》，并要求写阅读体会，书中给出的人陷入"困咒"的众多案例和通过"觉察"破解"困咒"的具体措施，能让小月找到自己的影子，对照相应的措施，疗愈心病。最后我建议她看《妈妈，再爱我一次》电影、听张韶涵的《隐形的翅膀》歌曲，进行立体化阅读治疗。

疗效追踪

小月是个酷爱读书且悟性强的学生，每天课余时间她都与其他小组成员一起在书聊吧读书学习，交流读书心得，并参加每月举行的书方推荐会。一晃三个月过去了，她与其他小组成员加深了友谊、密切了联系，在这样的一个大家庭里，她有了强烈的归属感和认同感，不再孤独和恐惧，获得了心理上的安全感。

在阅读疗法的信息反馈中她说：一本书，一味药，营养各不同。《家庭会伤人》让她明白了，原来她的心理问题和懦弱的个性是由原生家庭造成的，不是她的错。"不要永远伤在童年"工作坊让她看到，童年创伤是个世界性问题，并不是她一个人倒霉，也明白了只有说出或写出自己的伤痛，真正释放过去的痛苦，原谅宽恕伤害自己的亲人，才能疗愈童年创伤，找回内在小孩。

她认为最打动她、疗愈作用最大的是《每颗心都有病》。她对这本书爱不释手，一遍又一遍地阅读。她说：从前一直以为亲情永远是正面的，所以一直参不透她和妈妈关系如此僵硬的原因，是林一芳告诉她亲情有时候也是一种双向暴力，让她知道原来她不必委屈自己顺从亲情，也无需责怪自己不够乖巧懂事，那时她还小，受伤害也不是她的错。而妈妈也不是故意伤害她，母女之间只是缺少沟通，她尝试理解妈妈的辛苦，换个角度思考妈妈在童年时对她的伤害，竟发现那伤害也没什么大不了的，不能再将她捆缚。

重温《妈妈，再爱我一次》这部感人电影，她依旧哭得稀里哗啦，内心对母亲的怨怼随着泪水宣泄了出去。母亲对她的爱，点点滴滴逐渐放大，心中有了不一样的感受，她庆幸自己的母亲还活着，可以随时回到她的身边与她相伴。而歌曲《隐形的翅膀》是她的最爱，她经常戴着耳机听，觉得很温暖，也很陶醉，仿佛自己真的有一双隐形的翅膀，带她飞去想去的任何地方。

现在的小月与三个月前判若两人，整个人阳光又自信。

阅疗感悟

疗愈我心伤痛

——读《每颗心都有病》有感　小月

我很少刻意去回忆自己的童年，不是因为伤痛或是畏惧，而是基于一种"你知道烙铁是烫的，所以你不去碰它"的理智。每当夜深人静的时刻，我总会蜷成一团，紧紧地抱住自己，幻想拿拥抱的温度缓解自己的无助，希望用双臂的力度拼凑残缺的灵魂。如此回想，从前的我是多么孤独啊。

《每颗心都有病》的第一个"困咒"就是"亲人之间常常不能相互理解"，这也是我感触最深的一章。的确，亲情有时候也是一种伤害，因为在它的庇护之下，我们忽略了对彼此的接纳和尊重，忽略了心灵共同成长的交流，取而代之的是迫于亲情压力之下的桎梏。正如我以妈妈为尊，对她说的每一句话、做的每一件事都不敢忤逆，卑躬屈膝。而妈妈以我为臣，认为父母管教孩子天经地义，我就应该无条件服从她的任何命令。在"亲情"的美名下，我和妈妈这样零沟通地相处着，这样的亲情，与其说是亲情，倒不如说是一种带着温情面具的暴力。于是我有了如下思考：在我们眼里，亲情总是温暖的，它有无上的暖色，甚至散发着太阳的光辉，以至于令人无法想象，甚至刻意不去直面其冷漠的一面。这或许是我始终难以接受妈妈那样残忍对待我的原因，撕去了亲情的伪装，我和妈妈之间的关系就变得摇摇欲坠，因为我们本就缺少心贴心的联系。

书里接着说道童年时的负面影响对今后生活的困扰："在童年早期的脚本里，如果有尚未溶解的恐惧和愤怒、孤独、寂寞，在未来的成年关系中，都会清清楚楚的显影和投射。"是的，当我还是懵懂的儿童，跌跌撞撞面对这个未知的世界时，只能被动地接受周围的一切，包括紧张的家庭氛围、父母严苛的要求、被父母忽略等等。这时的我没有反抗或自我保护的能力。而当我渐渐长大，童年时的困局又在我现在的生活中显影，像雾霾一样一点一点蚕食我生活中的喜乐。生命最初的伤害会潜伏在人的潜意识里，影响人的性格、心智，若是不加以干预，甚至会伴随人的一生。尽管时、地已经不同，我还是困在童年的局里，做困兽之斗。我想要冲破枷锁，可四周都是妈妈愤怒的身影，我很害怕，不敢面对，也无法挣脱。

但是书中告诉我："生活中，每个人都要经历苦痛，苦痛是心灵成长的必经之路。当苦痛降临的时候，你可以选择浸淫其中，沉溺其中，永远不让自己超脱，你也可以选择愤怒地站起来，重新寻找自己人生的定义。这两种选择的权利都在自己手里，任何人都没有权利改变你。"我陷入了深深的反思中。细观自己，童年时的我还小，受到伤害并不是我的错，现在我已经长大，幼年时的疮仍流着恶臭的脓水，我不能在听之任之，而应该用成年人的理智正面面对，从内在的自己开始，滋养爱，滋养我的精神小孩。

我用书中提供的冥想法进行自我暗示：过去因为我不爱自己，所以不做自己。因为不做自己，所以不爱自己。而未来，我要真心地拥抱痛苦的过去，真心地送别过去，和从前的自己和解。如果别人给不了我关注、给不了我爱，我就自己给心灵一点关注和爱。未来无论面临什么困境，我都会深爱自己。就像书中打动我的那段话说的一样："即使我不名一文，但我们爱自己，我们就不会放弃自己。因为我信任我自己，对自己有足够的尊重和喜悦，为生命的内在力量而感到真爱，这就是真爱的力量。"

卑微的过去只能代表从前的困境，我愿以此为契机，滋养自己的心，让自己的内在小孩感知到温暖，唤醒沉睡在内心深处的幸福。我终于疗愈了内心的伤痛：童年的记忆无法改写，曾经受过的伤害却可以平复。没有人一路绿灯畅通无阻的长大，我们都曾受过伤害。是时候把自己从伤害中解救出来了。一个轻松畅快自信的人儿将从旧生命里脱离出来，迎接阳光灿烂的明天。

读这本书，就像有一个老师在手把手的引导我心灵的成长。合上书的一刹那，我能清晰的感到在我眼前困扰已久的乌云散去，或许前路依旧漫长，但我已经找到出路，内心一片平和。

共鸣文献分析

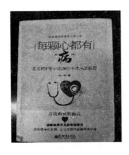

书名：《每颗心都有病》
作者：林一芳
出版社：新世界出版社
ISBN：9787510423987

●作者·内容·主题

林一芳，我国心灵空间心理咨询机构的创始人和舞蹈身心疗愈法创始人，中国知名的心理咨询师。她是多家大型企业员工心理咨询培训师，拥有大量解决心理问题的经验，著有《九型人格婚恋指南》、《每颗心都有病》，深受读者的喜爱。

《每颗心都有病》是林一芳的治疗手记，是一本不可多得的心理自助图书。作者精选与大多数人生活经历息息相关的真实案例，引领读者挖掘内心深处不快乐的根源，回忆受伤经历，检视并修复自己的内心，破除看不见的命运困咒，摆脱不必要的困扰。

全书共九章，前三章引领读者发现心灵的十二个困咒，再从八个方面觉察困咒的根源、认识爱的本质。后七章则指导人们如何更新心灵、缓解痛苦、放弃怨恨、宽恕过往、放手奢望、释放压力、调节情绪、克服自卑、建立自信、掌控快乐、追求幸福，指导读者启动内心所有的能量，增强重新掌握觉察爱和快乐的能力。整本书层层递进，深入浅出，发人深省。

●阅读疗法原理

认同：我国的传统家教强调孩子必须无条件服从父母，许多父母常用责备、打骂、羞辱，甚至威胁、恐吓来控制孩子意志，让孩子失去自主能力，活在恐惧中，内在小孩伤痕累累。儿童受虐后不敢也不许反抗，所有的不公、委屈、愤怒只能压抑在心里，久而久之，郁结成疾。小月就是在这种家庭环境中长大，因而无法自己走出妈妈带给她的童年阴影。进行阅读疗法前，她一直责备自己，认为是自己的错。她不知家庭也会伤人，不知父母也会犯错。而当她看到书中所讲"在儿童的初期，如果你遭遇到的是一个严厉的父亲或者苛刻的母亲，那么在未来的生活中，你的亲密关系将会受到严重的影响"后，小月产生了强烈的共鸣，终于找到了自己心病的根结了：原来自己的问题是苛刻的母亲造成的，并非自己的错。内心的自责痛苦减轻。

净化： 小月找到症结所在后，急切地想要将这顽固的病灶连根拔起，却又苦于无从下手，书中的另一段话为她指引了方向："当你发现自己总在担忧，害怕被人抛弃，害怕被人不看好，这个时候，一定要静下心来，好好问问自己，忧虑的事情有多少几率发生？如果发生，最坏的结果会怎么样？找到自己的对策之后，让自己走出被忧虑困扰的负面情绪，坦然的面对生活。"这一办法有效地破解了忧虑对小月实施的困咒，净化了她的心灵。

领悟： 掩卷深思，小月悟出了，原来家庭也会伤人！自己的恐惧、自我封闭及抑郁情绪是童年的创伤是导致的，童年受到伤害并不是自己的错。童年的伤害不能改写，却可以平复，自己已经长大，对幼年时流着脓水的伤口，不能再听之任之，而应该用成年人的理智正面面对。从内在开始，滋养爱、滋养自己的精神小孩，拥抱痛苦的过去，送别过去，跟自己和解。没有人可以一路绿灯地长大，抱怨和消沉毫无意义，她必须学会爱自己、释放过去、自强不息，才能把自己从伤害中解救出来！

● 适应症

本书适合所有因爱受伤的人阅读。

走出旷野的小元

求 助 者：小元，女，20 岁。

病症病史：抑郁症，3 个月。

问题成因：竞选班委失败，暗恋表白被拒，童年创伤。

症　　状：焦虑烦躁，情绪低落，精力分散，长期失眠，缺乏信心，无价值感，有自杀意念。

阅读处方：【书籍】李兰妮：《旷野无人：一个抑郁症患者的精神档案》；苏珊·阿尔德里奇：《看见红色感觉蓝色》；

　　　　　【电影】《岁月的童话》（日）；《丈夫得了抑郁症》（日）。

音乐处方：五月天：《你不是真正的快乐》；光良：《女孩别哭》。

共鸣文献：李兰妮：《旷野无人：一个抑郁症患者的精神档案》。

案例故事

　　小元是我阅读疗法成功案例之一，但我们却从未见过面。由于她害怕隐私暴露，不愿当面咨询，所以选择了书信交流和网络指导。大学二年级时，她被医院确诊为抑郁症，不得不休学回家，由于妈妈不了解抑郁症知识，骂她矫情，又强行把她赶回了学校。痛苦的小元给我发来了第一封求助邮件：

我为什么变成这样

　　我不知道我为什么会变成这样。原本在班里，我是同学们公认的性格好、能力强，而我也有十足的把握可以被选为学生会干部。但是在竞选过程中，我遇到了自己心仪的男生，并且那个男生竟然是我的竞争对手。一边是努力奋斗才争取到的竞选机会，一边是暗恋许久的对象，在苦苦挣扎之后，我决定牺牲自己，成就他。所以，我临时改为竞选其他部门的干部，但由于准备不充分，现场发挥欠佳，最终以失败收场。事后我去找那个男生表白，没曾想他不仅毫不领情，还不留情面地拒绝了我。从小到大生活学习一帆风顺的我，从未经历过这样的低谷，因此情绪一度低落。

时逢国庆节，我暂时回到家中，想安静疗伤。可是家庭矛盾更让我感到深深的失望。我小时候，爸爸妈妈外出打工，把我交给爷爷奶奶抚养，因此我和爷爷奶奶有割舍不断的感情。但妈妈性格强势，时常和爷爷奶奶发生矛盾。当时年迈的奶奶正在生病，我想同妈妈一同去看望奶奶，没料到妈妈当场拒绝，并厉声威胁我："要是敢去看奶奶，看我怎样收拾你。"我为此和妈妈大吵了一架，继而联想到自己一直以来受到妈妈的控制，无论大小事务都是由妈妈决定，自己根本没有一点点自由，一股孤独和无助之感油然而生。假期没结束我就赌气回了学校。

事情就那么凑巧。返校后我正好撞上暗恋的男生与女友手牵手秀恩爱的场景。一时间，情感的受伤、竞选的失败、家庭的矛盾等多种烦恼和挫败感扑面而来，我难以承受，变得情绪沮丧、焦虑烦躁、容易激动、精力难以集中，经常失眠，上课也走神，丧失信心，认为自己毫无价值，抑郁情绪疯狂蔓延发展，最后竟产生了自杀的念头。我多次上网做抑郁量表测试，结果都是重度抑郁。因为害怕，我请好友陪同悄悄到医院进行检查，当医生肯定地告诉我得了抑郁症、需要服药治疗时，我情绪几近崩溃。情急之下我求助于导员，导员见我状态实在无法继续学习，建议我休学回家。

家是让脆弱的人第一个想到的安全地带。我回到家中，原本希望妈妈能够体会我的苦楚，安慰我、拥抱我，帮助我一起战胜抑郁症。但令人绝望的是，妈妈不仅不愿做我心灵的港湾，还狠心地往我伤口上撒盐："你有什么抑郁症？就是吃饱了撑的，不知道好好学习，还知道装病了！"就这样，我狼狈地被妈妈赶回了学校。

对症下书

　　根据小元的叙述，我综合分析其患抑郁症的原因是童年创伤经历。首先，她从小没有父母的关爱和呵护，成了跟随爷爷奶奶生活的留守儿童；其次，母亲长期的强势控制，不允许她有自己的思想，使她失去自我决断的能力，内心无比压抑与痛苦；第三，母亲与奶奶之间经常吵架、家庭矛盾的激化等都是造成她重度抑郁的根本原因。而来到大学后，竞选班委失败、恋爱受挫成为引发小元抑郁的导火索。我认为，疗愈小元必须从抑郁的根源开始。为此，我为她制定了如下阅疗计划——首先让她精读李兰妮的《旷野无人》，完成以下家庭作业：第一，以年龄为轴找出李兰妮童年遭受的创伤性事件，总结其抑郁产生的原因；第二，摘录书中让自己强烈共鸣的语句和段落，并附上对该段文字的真实感悟；第三，列出李兰妮抗击抑郁书目，谈谈阅读疗法帮助李兰妮解除哪些困惑；第四，简述李兰妮写"认知日记"的目的；第五，找出李兰妮抗击抑郁的18种自助疗法。该书的作者本人就是一名重度抑郁症患者，书中真实记录了她采取多种方法与抑郁症顽强搏斗、与死神搏斗，历尽艰苦活下来的历程，相信小元一定可以在阅读的过程中产生强烈共鸣，找到自己得抑郁症的原因，学到多种抗击抑郁的方法。其次，我推荐她泛读布雷萧的《家庭也会伤人》，只有疗愈童年创伤，才能缓解抑郁情绪。最后，我推荐她阅读苏珊·阿尔德里奇《看见红色感觉蓝色》一书中"认知疗法"一章，改变负性思维，建立积极思维模式。另外辅以高畑勋的《岁月的童话》、佐佐部清的《丈夫得了抑郁症》电影及五月天的《你是真正的快乐》、光良的《女孩别哭》音乐处方。

疗效追踪

　　三个月后，小元来信了。

"老师，太谢谢您了！经过三个月治疗，我现在抑郁症状基本消失，食欲增加了，晚上十一点后能很快入眠，不再做噩梦，早晨起床精神好、心情舒畅。白天不困不倦、学习效率也提高了。您推荐的书和电影我都看了，歌曲也是我喜欢的。

电影《岁月的童话》里，妙子回忆自己十几年前在小学五年级经历的美好时光，让我产生了共鸣和情愫，不知何时遗落已久的天真情怀在光影的映画中得以一一寻觅。即使不曾拥有这样的童年，也会在其中找到属于自己的影子，因为那平淡细腻的温馨足以动容我的心房。

电影《丈夫得了抑郁症》讲的是主人公晴子得知老公干男患上了抑郁症后，不离不弃，全身心地呵护陪伴，共渡难关，最终迎来干男痊愈的感人故事，对抑郁症患者来说有治愈效果。虽然描写的是来自小人物、普通人的小感动，但两个人为家庭和爱情所做的努力，温馨得一塌糊涂。

当我第一次听《你不是真正的快乐》这首歌时，不知为何就流下了眼泪。这首歌让我懂得了真正的快乐来自内心，即使脸上用力挤出的笑容再完美，终究是无意义的。相比之下我更喜欢《女孩别哭》。光良温柔的嗓音让我感到仿佛有一个人在轻轻安慰我很痛的心，在平复我的伤口，让我忍不住想把心里的委屈都说出来。我边听边哭，内心的压抑与痛苦减轻了。

当然，对我最有治愈作用的是《旷野无人》这本书。按您的要求我读了好几遍，收获很大。我明白了童年父母关爱的缺失、母亲的强势、家庭环境的不和谐是诱发我得抑郁症的根源，明白了得了抑郁症不可怕，是可以通过适合自己的方法治好的。我童年虽然过得不尽如人意，但与李兰妮的苦难比起来，我的痛苦微不足道。李兰妮以顽强的毅力与癌症、抑郁症搏斗的精神感染了我，我的抑郁是轻微的，一定可以战胜。通过李兰妮的八十二篇认知日记和阅读《看见红色感觉蓝色》《认知疗法》一章，我坚定了使用'认知疗法'克服负性情绪、从根本上消除消极思维模式、建立积极思维模式的信心。"

走出抑郁旷野

——读《旷野无人》有感 小元

在医生给我下抑郁症的诊断之前，我对抑郁症几乎一无所知。我心灰意冷地回到家，又被妈妈赶回学校，在我走投无路时，好友让我尝试阅读疗法。

阅读《旷野无人》多遍后我发现，著名作家李兰妮用文学语言将抑郁症的症状、诊断标准，概括归纳得言简意赅、通俗易懂。从她对抑郁症的描述中，我可以确定，自己的确得了抑郁症。得了抑郁症怎么办？是我迫切想知道的。在书中，作者将自己的治疗经验毫无保留地告诉了我们。她通过阅读30多部心理专家的抗抑郁书籍和抑郁症患者的自传，总结出了18种自助疗法，列出了她认为治疗抑郁症最有效的方法：药物疗法+阅读疗法+认知疗法+信仰疗法。这些方法也特别适合我。

书中最能打动我的是《十二岁的小院》里的多个片段，该部分主要记述了李兰妮童年被母亲伤害的点点滴滴，格外触动我的心，每每读起，心中总能涌起强烈的共鸣。"'想跑？'妈妈用棍子敲敲门框说，'跑哇，跑了就别想再回来，我说得到做得到。'妈妈要打人，我和弟弟从来没有逃开过。妈妈说，她想打人的时候，一定要让她打，打不到人她会犯病气死。"这是一段描写李兰妮被妈妈打骂的场面，让我脑海里不停闪过我因为顶嘴被妈妈揪着耳朵拎起大骂、拿着棍子绕圈追打的画面。想起那些悲惨的一幕幕，我不自觉地打了个寒战，压抑在心底的愤怒和无助被李兰妮的文字宣泄了出去。

"潜意识中我认为她不像一个母亲，她的所作所为深深刺激我，造成了严重的不安全感。面对她，跟她谈话，我会非常疲倦。甚至会头痛、气郁、胃疼、烦躁，从而引发各种不适。"我很惊讶李兰妮竟会将我的心声描绘得如此一言不差。从小到大由于妈妈的强势、专横，我变得越来越叛逆。一想到出房门就要看到妈妈那张趾高气扬的脸，我宁愿躲在小小的房间里孤独一人。

书中说李兰妮9岁时赶上"文革"，父母一起失踪了一年。那一年，李兰妮变成了一个没有家、没有父母关爱的孩子。在本该享受父母关爱的年龄里，她却没有得到应有的爱，这给她带来了严重的不安全感。再想到我自己，有一年父母突然音信全无，留下年幼的我跟年迈的爷爷奶奶一起生活。要是生活一直那样平静也好，爷爷奶奶疼我，我也爱他们……但是妈妈却偏不让我如愿，她非得拉上我一起恨爷爷奶奶，奶奶生病不许我探望，节庆假日不准我拜访……总之妈妈命令我和疼爱我的爷爷奶奶断绝关系。我万分痛苦，总是在夜晚躲在被窝里偷偷思念他们，对着黑暗流泪，却不敢向别人倾诉，只能把委屈憋在心里。李兰妮的妈妈也不喜欢她的爷爷奶奶，不许李兰妮跟别人提爷爷奶奶，也不让她管爷爷奶奶的事，李兰妮心疼爷爷奶奶，却连尽一份孝心的机会都没有。我不禁叹了一口气，我与李兰妮一样自责郁闷啊。终于看到有一个对我感同身受的人了，她倾听了我的心声，分担了我的苦痛。

随着读书的深入，我慢慢发现虽然我和李兰妮童年有许多经历相似，但终究不是完全相同。而且对比之下，李兰妮比我凄惨了不止百倍千倍。

《致秋天的人们》详细描绘了李兰妮14岁开刀割血管瘤，自己上手术台、自己在公路上拦军车、没拆线就回到了几百里外的家；十七岁在广州部队医院一住就是半年，但从国庆节到春节后，她的父母在粤北没有任何音讯的事。李兰妮没哭过，因为习惯了。坚强的李兰妮让人心疼，也使我醒悟。我虽然是留守儿童，但当我发烧到时，还能享受到爸妈急匆匆赶回来的照料。在我记忆中，冲突是激烈的、伤害是深刻的、影响是恒久的，但亲情是温暖的、陪伴是长久的、父母之爱是令人陶醉的。我开始相信妈妈对我的爱之深、责之切是因为深厚的期望。那一瞬间，我突然想走出房门，敞开心扉，和妈妈坐着聊聊天。我很庆幸，自己身边父母健在，我要用心珍惜，重新来过。

正如李兰妮所感悟：黑夜里，我闭上眼睛，竭力控制妄念，心里不间断地想、不留空隙地想："要有光。要有光。应当一无挂虑。我的心欢喜，我的灵快乐。"读书至此，我内心的痛苦已然宣泄，受伤的心灵也得到莫大的抚慰，抑郁症已不能令我畏惧。相信在不久的将来，它就会离我而去。

共鸣文献分析

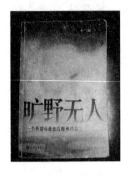

书名：《旷野无人：一个抑郁症患者的精神档案》

作者：李兰妮

出版社：人民文学出版社

出版时间：2008 年 6 月

ISBN：9787020096244

●作者·内容·主题

　　李兰妮是当代著名作家，深圳作协主席，中国作协全国委员会委员。她在创作方面多次获奖，表现不俗。1989 年她的中篇小说集《池塘边的绿房子》获中国作协、中华文学基金会第二届庄重文学奖；上世纪 90 年代，她的长篇小说《傍海人家》和《澳门的故事》发表后，赢得多方赞誉，中国电视剧制作中心特邀李兰妮改编成电视剧本，两部电视剧播出后，同样大获成功：1998 年十六集电视剧《傍海人家》获"飞天奖"，1999 年二十七集电视剧《澳门的故事》再创佳绩，不仅获"飞天奖"，同时还获得中央电视台、中国电视报颁发的"优秀长篇电视剧奖"、中宣部第八届"五个一工程奖"；2006 年，她的散文集《雨中凤凰》获广东"鲁迅文艺奖"。李兰妮在小说、散文和影视剧创作领域的骄人成就，使她在上世纪末就成为了知名度很高的中青年作家。

　　而李兰妮又是癌症和重度抑郁症双料病人。虽然在创作上硕果累累，但她健康状况却屡亮红灯。1988 年，李兰妮因甲状腺癌手术；1998 年，正当她事业蒸蒸日上、荣誉接踵而来时，癌症却复发并转移，她先后又历经三次手术和五次化疗；但癌症带来的痛苦尚未结束，2003 年她又被确诊为重度抑郁症。厄运接二连三，一次次地挑战她的极限。李兰妮由开始的不信、不接受、不承认，到不得不面对现实，接受药物治疗。期间病魔的侵袭使她痛不欲生，感到活着比死要艰难。然而她采取读书自救措施，依靠信仰疗法活了下来，走了出来，不仅不再忌讳说自己的病，而且还根据自己的亲身经历与切身体会，写下《旷野无人：一个抑郁症患者的精神档案》一书。该书是中国第一部由抑郁症病人自己写下的病状报告，是中国第一部详细记录抑郁症患者精神历程的书，它给我国抑郁症患者带来了福音，给精神科医生、心理医生充实抑郁症的研究与治疗提供了翔实资料，堪称一部摆脱抑郁的杰作。

该书是一部长篇纪实文学，共计八十二篇散文。每一篇的结构相同，均由"认知日记"、"随笔"、"链接"和"补白"四部分组成。在叙述者身份上，李兰妮充当了四个角色。

写"认知日记"时，她是个抑郁症患者。该部分原汁原味地记录了自2003 年 6 月 6 日至 2004 年 8 月 7 日作者重度抑郁大爆发时，内心的孤独与恐惧、焦虑与躁狂、混乱与绝望、分裂与梦幻等痛苦的心理状况，以及她如何运用阅读疗法、认知疗法、信仰疗法、药物疗法等方法与抑郁抗争，驱除负面情绪的艰苦历程，最终告诉人们：自我疗救是走出抑郁的重要途径。

写"随笔"时，她是个文学作者。该部分多是她在 2005 年 9 月至 2007 年 8 月，为出版《旷野无人》一书而补充的自况性散文。作者上溯家庭，回忆往事，以社会、时代、历史的个性化资料为背景，意在探寻她得癌症、抑郁症的多种成因。

写"链接"时，她是个读者。在八十二篇链接中，有六十五篇是文献摘录。其中的三十三篇摘录了引发她强烈共鸣和认同的国外心理学家、精神病学家和抑郁症患者对抑郁症的经典认知，意在为其他抑郁症患者提供阅读疗法参考书目。另外三十二篇摘自描写她自己成长史的早期作品，意在探寻童年的心理创伤与抑郁症的关系。

写"补白"时，她是个评论者。该部分主要写了她对"链接"书摘的共鸣点和认同感，以及该段文字令她豁然开朗、领悟世情的阅读疗法感悟。

●阅读疗法原理

认同：一向追求完美的小元突然被诊断为抑郁症，这是她不相信也无法接受的事实。什么是抑郁症？我为什么得抑郁症？抑郁症能治愈吗？一连串的问题需要求解。而李兰妮的《旷野无人》，恰好是从患者角度解答解答了这些问题的。2003 年，李兰妮在被诊断为抑郁症时，对抑郁症知识也是一无所知，为了了解抑郁症知识和治疗抑郁症的方法，她读了大量的心理专家、精神病专家及抑郁症患者的书籍。借用书本知识，李兰妮详细分析了自身患得抑郁症的原因，包括家庭、社会、文化、生理和心理等方面，其中，重点强调原生家庭的伤害。在她的八十二篇"链接"中，除了书摘外，大量篇幅都在诉说妈妈给她带来的伤害，如《十二岁的小院》《一百个饺子》《致秋天的人们》《十岁的一个瞬间》等，主要倾诉了妈妈的冷漠、遗弃、辱骂、暴打对自己的伤害。这些回忆童年创伤章节说出了小元压抑日久不敢说的心里话，让小元产生了强烈共鸣和高度认同。小元感觉，终于有人懂她理解她的心理感受，内心压抑多年的苦闷被宣泄了出来。至此，小元终于找到了自己为什么得抑郁症的原因，认同李兰妮的"我得抑郁症是正常的"的观点，进而接受现实，积极治疗。

净化：当小元跟随李兰妮体验了童年被母亲毫无理由的指责和暴打的委屈，体验了因眼疾被母亲把头按到农药水中杀毒时窒息般的绝望，体验了父母一起失踪一年多时一个 9 岁孩子的孤独无助与恐惧，体验了 10 岁时寄人篱下的自卑与苦涩，体验了母亲教她说谎时的混乱和不知所措……不知不觉中，小元自身的痛苦被置换了出去，她甚至觉得自己的那点痛与李兰妮的痛比起来微不足道，内心得到了净化。

领悟：在书中，李兰妮时而是抑郁症患者，"认知日记"絮絮叨叨，车轱辘话来回说，告诉抑郁症患者，认知疗法是负性思维的克星；时而是读者、评论家，将她阅读的书籍中对抑郁症患者有用的段落进行摘录、点评，为其他抑郁症患者提供阅读疗法书目；时而又是文学家，用优美的散文告诉抑郁症患者，童年创伤是引发抑郁症的主要原因，无一例外。通过反复阅读，小元宣泄了压抑和愤怒，释放了痛苦和怨恨，平衡了心态，找到了抑郁的病根，学会适合自己的抗击抑郁的方法，悟出抑郁症并不可怕，只要不逃避、不恐惧，敢于面对，最终一定可以战胜它。

●适应症

本书适合抑郁症患者或者有抑郁情绪的人阅读。

原来我也可以很幸福

求 助 者：刘沈阳，女，23岁。

病症病史：抑郁症，1年。

问题成因：超生被寄养，父亲家庭暴力，父母吵架，家庭不和谐。

症　　状：极度自卑，无价值感、无幸福感，觉得生活没有希望，思维消极，逃避现实，
自杀意念强烈。

阅疗处方：【书籍】露易斯·海：《生命的重建》；毕淑敏：《愿你与这世界温暖相拥》；俞
　　　　　洪敏《在这痛苦的世界里尽力而为》。

音乐处方：庾澄庆：《春泥》。

共鸣文献：毕淑敏：《愿你与这世界温暖相拥》。

案例故事

　　刘沈阳曾是一名超生寄养儿童，妈妈为躲避计划生育，在沈阳的亲戚家生下了她，故取名沈阳。她6岁回归家庭，因为是丫头片子，天天遭父亲打骂。到了大学后，她有了自我认同感障碍，总认为自己的学习生活和社交都糟透了，活着毫无价值和意义，曾两次自杀未遂，被两家大医院诊断为抑郁症。她前来咨询时，头发盖住眼，脸色蜡黄，说了一大堆自我否定的话，比如"我长得丑""我的眉毛不好看""我的腿短"……总之，她认为自己几乎一无是处。下面是她的自述。

我的生活看不到任何希望

　　我是一个超生寄养儿童，有两个姐姐。父亲重男轻女的思想根深蒂固，

不生儿子决不罢休，所以他总是逼着母亲继续超生。母亲拗不过父亲，终于还是再次怀孕。为躲避计划生育政策，母亲偷偷跑到沈阳的姨家生下了我。

满怀期待的儿子成了第三个丫头片子，父亲非常愤怒，视我为不祥之物，认为我打碎了他要儿子的梦，各种虐待、歧视随之而来。

我回归家庭以来，父亲没给过我一个好脸色，经常打骂我。对我来说，父亲就是一个残暴无理的陌生人，家没有给我丝毫安全感。为了讨父亲欢心，我变得很懂事，经常多干家务。可是无论我做什么，父亲都不满意，总是找茬，甚至对我拳脚相加。这样的父亲让我不知所措。有时我委屈得号啕大哭，父亲就会揍我揍得更凶，还恶狠狠地说："你怎么不去死，死了才干净。"我只能默默地承受这些，心中的伤一天天累积。我觉得自己是个多余的人，有时真想一死了之。好在有母亲和两个姐姐的照顾，偶尔我会感觉到一丝希望。

有时父亲无缘无故地打骂我，母亲实在忍无可忍，便会小心翼翼地为我辩解。可这样父亲火气会更大，常常一脚踢倒母亲，还骂骂咧咧："你这无用的婆娘，你让我断子绝孙，再唠叨我就休了你！"父亲把生不出儿子的责任完全推给了母亲，对母亲谩骂和拳打脚踢也是家常便饭，因此母亲被折磨得患上了抑郁症。看到母亲为我受苦，我心里非常难受，但又无能为力。这样的可怕记忆在我脑海中挥之不去，我每天晚上做噩梦都是父亲追打我的可怕场景，醒来经常发现自己已经哭肿了双眼。我内心很无助，不知道该找谁寻求帮助，幼小的心灵受到了极大的伤害！

到了上学的年龄，由于深深的自卑和自我封闭，再加上家庭条件不好，我的学习成绩不尽如人意，经常遭受老师的批评和同学们的歧视。记得在我读四年级的时候，所在学校由于师资暂时难以满足需要，我们的音乐老师由一位数学老师担任，我们也习惯了没有专业指导、只跟着课本和磁带学唱歌的音乐课。可是，有一天我的音乐课本丢了，老师发现后，让我到讲台上罚站，并当着全班同学的面呵斥我："你的音乐课本呢？连课本都能丢，没有课本上什么学？自己不知道再去买一本吗？"当时的我特别想找个地缝钻进去。

因为我知道，家里因超生了两个孩子，被罚得一贫如洗，不可能给钱再买一本。所以我成为了班里唯一一个上音乐课没有课本的学生，我的音乐课也从此不再愉快。自那以后的每节音乐课，老师都会用同样严厉的目光看着我，批评我，反复问我同样的问题，每次都会罚我站在讲台上，音乐课变成了我那时心灵最受煎熬的课。那时的我，没有钱买一本音乐课本，更不敢告诉父母，因为我知道换来的只会是责备和打骂。这导致后来的我对音乐充满了恐惧，我无法欣赏它的美丽，我拒绝它走进我的内心，我再也没有开口唱过歌。回忆时，透过时光的缝隙，我总能看到一个小女孩正在被老师责备，她低头不语，两颊绯红，眼角隐约闪着泪光，被罚站在教室的一角，那个小女孩就是我。我好想抱一抱那时的自己。

好在我凭借自己的努力考上了大学，但由于过度自卑，我的交际一塌糊涂。看到别人结交了很多好朋友，我感觉自己像只孤独的怪兽，只能一个人孤零零地在学校生活，学习成绩也因此一落千丈。每逢节假日，同学们都会回家，我却只能在舍友们走后默默哭泣，因为我不想回到那个曾经让我那么痛苦的家，我不愿意看见父亲，我恨他。

记忆中，无论在家还是学校，我都没有快乐过。我的脑子里每天想的都是"我那么丑、家庭不好、学习不好，活着没有一点意思"，父亲的"你怎么不去死"也常常在我耳边响起。自杀的念头在我脑海中挥之不去，似乎成了我解脱痛苦的唯一办法。于是一天晚上，我一个人登上了宿舍的楼顶，"只要我纵身一跳，一切痛苦都将结束。"我心里暗暗想着。恰在这时，母亲的一通慰问电话让我狠下的心又动摇了，我死了母亲的生活会不会更不好过？我开始反复思考着。但死的意念已定，几天后我再一次选择自杀。这次我想出门故意被车撞死，想法很简单，我认为车祸或许能给我可怜的母亲留下一笔赔偿金，这样母亲的生活可能会好过一点。当我准备向一辆飞驰的卡车跑过去时，姐姐的一通电话再次救了我。我终于忍不住，哭着把自己的可怕想法告诉了姐姐，姐姐急忙赶到学校，带我到大医院的精神科就诊，诊断结果都是我患上了重度抑郁症。确诊之后，我吃了好多药，但似乎效果不明显，痛苦依然缠绕着我，让我无数次想轻生。我该怎么办？

对症下书

20世纪80年代末90年代初，在我国严厉的计划生育政策下，出现了一大批超生寄养儿童。如今，这批孩子多数已经走进了高校。据调查，50%的超生寄养儿童患有强迫症或抑郁症，刘沈阳就是这一政策下的牺牲品之一。这个从小被寄养的孩子本来就没有安全感，6岁回归家庭后又遭受父亲的暴力虐待，造成了她在没有安全感的同时失去了自我价值感。在没有爱的家庭环境成长是导致她患上重度抑郁症根本原因。童年家庭没有在刘沈阳心中播下爱的种子，她也就不会知道该如何去感受爱和幸福。而当她在学校受到不公正对待需要父母的支持时，也会因恐惧父亲暴力的回应而选择自己扛下。老师的粗暴和体罚，给这个女孩的内心又涂了一层厚厚的冰霜。在她心里没有一丝幸福感，一切都显得昏暗而没有希望，患抑郁症后就更是如此了。

疏泄刘沈阳的童年创伤，是阅读治疗的第一步，因此，我首先推荐她读《生命的重建》一书。书中作者露易丝·海小时候的悲惨遭遇可以使刘沈阳产生共鸣，置换出内心的痛苦，露易丝·海长大后的励志故事也可以让她不再对生活感到绝望。接下来我建议她阅读的《在这痛苦的世界里尽力而为》。书中俞洪敏经过坎坷最终获取成功的励志故事，同样可以激发刘沈阳内心的希望之火，使她重燃梦想，不再浑浑噩噩地生活。最后，建议她精读《愿你与这世界温暖相拥》，在书中作者描写了一些她身边发生的人和事，并从不同角度表达了她对世界的看法及对生命的感悟，相信毕淑敏温暖而有力的文字可以使刘沈阳放下对世界的批评，排解埋于心中的怨恨，从各个方面重新认识这个世界，从而令她学会如何坦然接受现在的生活，并从中发现幸福和希望。

疗效追踪

经过三个多月的交互式阅读治疗，刘沈阳逐渐摆脱了抑郁的纠缠，生活也步入正轨，脸上开始洋溢阳光和自信。

她反馈信息时说："当我读《生命的重建》时，对作者童年时的悲惨遭遇感同身受，原来世界上还有比我更不幸的人。和露易丝·海相比，我的不幸根本算不上什么，我至少还可以吃饱穿暖，还可以上学。让我感到震撼的是，露易丝·海即使遭遇了如此的不幸，依然没有放弃生命，反而更加积极地去寻找找出困境之路，追寻梦想和幸福，我为什么不能呢？读完这本书，我内心对生活的不满和对父亲的怨恨渐渐淡化了，取而代之的是对生活的憧憬。读《在这痛苦的世界中尽力而为》，我知道俞敏洪的高度不是一般人能企及的，但书中俞敏洪经过千辛万苦创业成功的经历同样激励了我，让我对未来充满了信心。然而真正打动我、让我产生强烈共鸣的是《愿你与世界温暖相拥》一书。该书如同它的名字一样，似一缕清风吹进我的心里，把我的阴郁全都吹散了。作者对世界的态度深深影响了我，我感觉三观被重新塑造了，以前很多看待事物的错误态度渐渐被纠正，过去的很多痛苦也渐渐释放了，我原谅了给我造成伤害的父亲和老师。宽容了别人后，我的内心慢慢变得坦然，甚至可以用'舒服'来形容我的心理状态，随之而来的是睡眠好了、食欲增加了、和同学关系和谐了，抑郁症状逐渐消失了。"

阅疗感悟

幸福藏在希望里

——读《愿你与这世界温暖相拥》有感　刘沈阳

在不幸福的家庭中生活了二十多年，我的内心像冰窖一般寒冷。我渴望得到幸福，渴望得到温暖，却总是得不到。无力和绝望一直充斥着我的内心。

阅读疗法，让我找到了通往幸福的路。

读完《生命的重建》，我被作者真实的故事震撼了。露易丝·海的童年时光的悲惨境遇是我们许多人都无法想象的，那不是一个家庭的问题，更是一种文化环境的折磨，可她却勇敢地独自脱离了那个环境，并以自己卓越的思想完成了人生的蜕变，为世界注入了爱的力量。读她的故事，我回忆起自己家庭的不幸。从小到大我都是在父亲的打骂中、同学的歧视中、老师的责备中长大的，我没有品尝过快乐的滋味。回忆令我难过的撕心裂肺，但痛过之后竟有些舒畅了，这是前所未有的感觉。而真正让我走出抑郁、感受到世界温暖的是《愿你与这世界温暖相拥》。这本书如它的名字一般，从心底给人温暖，让人充满希望，像一粒灵丹妙药，疗愈了我的心伤。

这本书从各个角度为我的生活注入了源源不断的精神力量，让我感觉自己的生命其实温暖如春。毕淑敏有一段童年经历与我的非常相似，她因童年唱歌跑调而被老师羞辱，受到创伤的她直到长大成人都无法开口唱歌。这让我想到了我因没有音乐课本被老师羞辱、至今不敢唱歌的经历。然而毕淑敏却在书中写道："我们的某些性格和反应模式，由于'重要他人'的影响，而被打上了深深的烙印，那时你还小，你受了伤，那不是你的错。但你的伤口至今还在流血，你却要自己想法包扎。如果它还对你的今天、明天继续发挥着强烈的影响，那时因为你仍在听之任之。"对啊，仔细想来，多年前的那个经历已经成为往事了，让它对我仍有负面作用的不是别人，正是我自己。是我自己无法释怀，才会无法开口唱歌。"童年的记忆无法改写，但对一个成年人来说，却可以循着'重要他人'这跳缆绳重新梳理，重新审视我们的规则和模式。如果它是合理的，就变成金色的风帆，成为理智的一部分，如果它是晦暗的荆棘，就用成年人的双手把它粉碎。"读完她对往事的态度，我深深折服。同时，我也学着用她的心态去重新面对这段回忆。当我开始原谅那个音乐老师，我感觉整个人都轻松了许多。原来，最痛苦的不是回忆中的事，而是拥有揪着回忆不放的心态。"人非圣贤，孰能无过"，我不再计较过去，原谅别人也放过了自己，甚至对于过去一些事的愧疚也消失不见。往事已矣，这种内心的自我摧残却存在了太久，我该放下了。

书中《鱼在波涛下微笑》一节中写道："你可以有家庭，但缺乏温暖，你可以有孩子，但他难以交流。你会大声地埋怨这个世界，殊不知症结就在你自己身上。"这个观点对我来说是崭新的，我开始试着审视自己。这么多年来，难道我的痛苦全部来自家庭和其他人吗？当然不是，有很多原因是出自我自己。我对家里经济的不满足带来了攀比，攀比带来了自卑，而自卑使我深陷痛苦，但我却并不去努力，还怨天尤人。仔细想来，妈妈是那么的爱我，什么都尽可能满足我，姐姐们是那么疼我，什么好东西都想着我，还在我想自杀的时候急切地带我去看病。我已经考上了大学，我的未来应该是美好的，我为什么感觉不到幸福？顿悟是也来得突然，我终于明白：幸福和温暖不一定要总是向外界索取，也是可以来自心底的。正如我喜欢的歌曲《春泥》的歌词写的："那些痛的记忆，落在春的泥土里，滋养了大地，开出下一个花季，风中你的泪滴，滴滴落在回忆里，让我们取名叫做珍惜。"我会原谅过去，珍惜过去，期待下一个花季。

《愿你与这世界温暖相拥》就这样真实地推开了我的心门，仿佛为我的生命注入了新的血液，我清楚地感觉到它在我的生命里流淌，充满了爱与包容，蕴含着无限力量。这本书帮助我走出了抑郁，使我重新找回了自信，摆脱了负面思想，使我生命的蜕变从内心开始，使我清晰地认识到自我内在力量的无尽可能和这个世界的爱与包容。

用一首自创的诗歌来表达我对生命的憧憬吧。不惧未来，不念过去，愿你与这世界温暖相拥，愿你与这世界温柔相处。

《当我开始爱自己》

当我开始爱自己/我不愿马虎做事/那和浪费生命没有差异。

当我开始爱自己/我再不看重名利/因为那会让我失去灵魂的纯真。

当我开始爱自己/我会改掉坏行为/比如一无所知时的附和/为了达成目的

时的虚伪/我若依然如此/我会很痛苦。

当我开始爱自己/我愿一边抵挡压力/一边消除自卑、偏见。

当我开始爱自己/我才能不畏惧权威/我才能尊重我自己的心意/我才能是真性情的我。

当我开始爱自己/或许再不会因为小事而胡思乱想自我伤害/变得勇敢而不畏孤独/我知道我不能/强求别人/那会让他们即使改变也只是表面现象。

我要坚持自己/或许会被反驳/但那比掩藏真实要强/我要做一个真实的我。

当我开始爱自己/如今/我知道我到底想要什么/我必须成为我自己。

共鸣文献分析

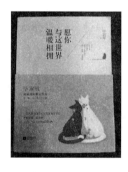

书名：《愿你与这世界温暖相拥》

作者：毕淑敏

出版社：江苏文艺出版社

出版日期：2013 年 7 月

ISBN：9787539962832

●作者·内容·主题

毕淑敏是国家一级作家、心理学家，被王蒙称为"文学界的白衣天使"。她擅长于以细腻、平实的文字，给读者带来春风般的温暖，以治愈读者受伤的心。读她的作品，如同进行一次旅行，可以在过程中收获爱。

《愿你与这世界温暖相拥》是她的代表作之一。本书从青春、爱情、婚姻、友情、孝心、幸福、生死、旅行等角度阐释了作者对世界的看法、对生命的领悟，让读者可以从中感受生命的真谛，审视自己的生活态度，获得感悟。

在《与这世界温柔相处》中，作者描写了几件自己的经历，以及自己对这些经历的处理态度。她因小时候被音乐老师羞辱而不再开口唱歌，但最后却以宽容的心态原谅了那段不美好，开始唱歌的同时也释怀了自己。她还将对过去不幸的念念不忘比喻为作茧自缚。她说："你明知你的茧，是你自己吐出来的丝凝成的，你挣扎在茧中，你想突围而出，你遇到了困难，这是一种必然。但你却为自己找了种种的借口，你向你的丝退却了。"她从不同的角度分析了被过往折磨的人的心态，那不仅是过往的过错，更是自己的看不开带来的痛苦，给了读者一种新的视角，以解开内心的心结。

在《生命中最美好的都是看不见的》中，作者从生命、精神、关系等方面，描述了很多看不见的美好，使读者体会到，生命仅有一次，是有期限的，热爱生活才是对生命的不辜负。"面对'人的心灵，应该比大地、海洋和天空都更为博大''宰相肚里能撑船'两句关于人的心灵的描述，不约而同的使用了空间概念。人的肢体活动，需要空间，人的心灵活动，也需要空间。""有一颗大心，才盛得下喜怒，输得出力量。"处理好与自己的关系，让自己的心灵有处安放，包容世界的不美好，发现生命的美好——作者给读者提供了一个宽阔的视野，不再局限于细枝末节，从更广阔的角度去感受生命的美好。

在《听心底花开的声音》中，"当我们爱惜的时候，保护的勇气和奋斗的勇敢也同时滋生，真爱，需用生命护卫；真爱，就会义无反顾。没有保护的爱惜，使一朵无蕊的鲜花，可以艳丽，却断无果实。没有爱惜的保护，是粗粝和逼人的威迫，使强权而不是心心相印。"她强调了爱惜的重要性。我们生活在多姿多彩的世界里，一生中会有朋友、亲人、爱人，他们会给我们爱与支持、关怀和安慰，这些都是无价的财富，只有用心去珍惜，才会温暖心灵。

在《我们为什么旅行》中，"好的旅行应该如同呼吸一样自然，旅行的本质是学习，而学习是人类的本能。""旅行中我知道了人不可以骄傲，天地何其寂寥，峰峦何其高耸，海洋何其阔大。旅行中，我也知晓了死亡原不必悲伤，因为你其实并没有消失，只不过以另外的方式循环往复。"作者在本节中，记录了她所去过的多个国家的风土人情，有令人憧憬的美好，有令人惊叹的信仰，有令人瞠目结舌的悲惨。当读者读到这里就会发现，自己的不幸有时是那么的不足为道，自己的观念原来只是芸芸众生中的一个，跟随她的脚步，读者可以走进不一样的世界，看到一个个奇迹，感受世界的温度。

这是一本关于现世人生、内在心灵、如何看待这个世界的温暖小书，在充斥着不安感的浮躁社会，能够给读者内心坚强的力量。书中没有华丽的辞藻，也没有教条指南，只是与我们分享一些作者自己的主张和处世态度，给我们温暖的同时，让我们对自己展开审视。读之，如同一味清醒剂，让人开始重新，审视人生，思考生命本真。

●阅读疗法原理

认同：刘沈阳在读完《谁是你最重要的人》一文后，因作者的童年经历而感到惊叹。作者小时候因被音乐老师羞辱而不再张口唱歌的经历和她简直一模一样，她感到自己并不是孤独的，原来著名的作家也经历过。而作者对这件事的态度，也令她感到惊叹。作者选择了原谅那个音乐老师对自己的伤害，并勇敢地重新开口唱歌。这让她明白，原谅那位音乐老师，放下对父亲的怨恨，实际上也是解放了自己。

书中还写到："童年的记忆无法改写，但对一个成年人来说，却可以循着'重要他人'这条缆绳重新梳理，重新审视我们的规则和模式。如果它是晦暗的荆棘，就用成年人有力的双手把它粉碎。"这让刘沈阳真正明白，自己已经是成年人了，总是活在存在偏见的过去是对现在的逃避，她是时候放下过去，给自己一个新的开始了。

净化：随着抑郁症状的渐渐消散，刘沈阳开始受到作者积极态度的影响。作者主张的学会与自己相处，让她接纳了自己的不足，不再感到自卑，学会了用广阔的胸襟去包容不美好。作者主张的"要善于发现幸福和爱惜身边的美好"，让会她感到了一直存在的母亲的爱及姐姐的爱，发现自己其实一直是有幸福的，她不再抱怨，开始学会珍惜身边的点点滴滴。作者主张的勇敢接受生活的挑战，让她明白了不能作茧自缚，要勇敢地舍弃旧态度，这是一个过程，首先经历心智的拘禁，继之是行动的惶惑，最后收获成功的喜悦。

领悟：读完这本书，刘沈阳感觉自己的心如同书名一样，与世界来了一个大大的温暖的拥抱。她不仅摆脱了困扰自己已久的抑郁症，更是从心底感受到了世界的温暖。这温暖不只是外界给予的，更是她从心底产生的，这是不可磨灭的。

●适应症

本书适用于因受到各种创伤而没有能力感受温暖的人。它可以使读者从一个全新的、温暖的角度重新审视自己的过往，不再完全沉浸于自己的悲伤中，使读者自主地从中抽离出来，摆脱抑郁。

爱自己　接纳自己

求 助 者：穆子，女，20岁。

病症病史：强迫思维、社交恐惧，7年。

问题成因：暗恋受挫，遭受校园暴力。

症　　状：自卑，无法接纳自己，交际恐惧症，穷思竭虑，极度完美主义。

阅疗处方：【书籍】维吉尼亚·萨提亚：《冥想祈祷文——接纳自己》；太宰治：《人间失格》；

　　　　　【电影】《被嫌弃的松子的一生》（日）。

音乐处方：樊凡：《做自己的英雄》；朱雅：《做自己》。

共鸣文献：维吉尼亚·萨提亚：《冥想祈祷文——接纳自己》。

案例故事

　　穆子是由她的好友陪着来咨询的。她皮肤白皙，身材苗条，是个非常漂亮的姑娘。我本打算像往常一样先从建立彼此的信任开始，一步步了解病因，没想到她毫无顾忌地直接开了口："老师，我高中时就被心理医生诊断为强迫症，别人的一句话、鸡毛蒜皮的一件小事，都会让我反反复复地去想，虽然知道毫无意义，但这种穷思竭虑停也停不下，搞得我疲惫不堪。我喜欢读书，对阅读疗法感兴趣，希望您能推荐好书，给我的精神松绑。"

　　很多患抑郁症、强迫症的学生，对面对面的交流咨询阻抗很大，且生怕被别人知道，我示意她的好友离开，穆子却说："老师，我的事都跟她说了，她在场我才有胆量和您交流，就让她陪着我吧。"听到这话我心里一颤，这孩子是受了多少创伤，才如此渴望救赎。我打开音箱播放《爱和乐》，让她稍微放松平静一下，随后她将自己的创伤故事和盘托出。

夭折的初恋让我痛苦不堪

刚上初中时，我的同桌是一个幽默的男孩，他常给我讲笑话，让我每天都很开心。很快我便对他有了好感。那个时候还太小，青春萌动，微风一来就陶醉，带着那股冲动和懵懂，我打听到他家的电话号码，勇敢地拨通了他的电话，把我的爱慕一股脑告诉了他。我期待着他像我爱他一样爱我，期待着我们的爱能开出美丽的花。但我始料不及的是，他不但拒绝了我，还为了炫耀自己，把这件事告诉了全班同学。帅气又爱讲笑话的他不止在我眼里出众，在班里其他同学眼里也很受欢迎。我追他这件事被曝光后，一夜间我变成了同学排挤的对象。我没有朋友，更没有人听我倾诉。

课间穿过走廊去洗手间的时候，总会遇见他和他的朋友，他们总会对我指指点点，并带着一连串辱骂的话。我逃一样低着头快速经过，内心揪成一团。放学骑车回家时，总能在路上遇到他。如果他在我后面便会赶上来向我做"呸"并带着一连串的辱骂，如果他在我前面，我就只能胆战心惊地慢慢跟在他后面，趁机绕道而行。

有一次调换座位，班主任把他调到了我的前面，我的身体像被蛇缠住了一样，呼吸都变得困难。当天晚上我哭着让妈妈给班主任打电话要求调位，因为我一直不肯说出原因，妈妈打了好几次才得到班主任的同意。庆幸班主任将我调到了一个角落里，和他离得很远，我这才感觉自己又活过来了，可这让我在班主任心里留下了一个"事儿多"的印象，以后的日子班主任再没给过我好脸色。

高中的时候，我和他的一个朋友分到了同班，虽然和他并无冤仇，但我总是害怕他重提我不堪的曾经，害怕他瞧不起我。在校园里一见到初中的同班同学，我便像被念了紧箍咒一样浑身不自在，内心紧张不安。高中的几年，我与同学们相处时处处要求自己做事完美，长期下来，我追求完美的倾向越来越严重，即使如此我仍会感觉自己做得不够好，无法让所有人都开心，内心一直充满愧疚。面对不熟悉的人，我会紧张得面红耳赤，走路喜欢低着头，让头发遮住自己的脸。

升入大学后，我更加不敢交朋友了。即使有人对我好，我也想赶紧逃跑，感觉自己不配得到别人的爱。很多次我试着让自己坦然地去接受别人的爱，却总是退缩。我告诉自己不要在意别人的看法，洒脱地活着，却发现我的勇气早已被时光消磨殆尽。这些年来的小心翼翼，让我迷失了自己，失去了自信。我的心灵像被困在笼中的鸟，一直挣扎，却无能为力。

对症下书

听完穆子的故事，我的内心五味杂陈，童年创伤对她的影响之大超乎想象。穆子的强迫思维是因暗恋受挫、隐私被曝光、自尊受伤及校园精神暴力而导致的。由于她害怕交朋友，没有人倾诉苦恼，一切委屈和怨恨无处发泄和排解，只能向内发展，致使她将矛头指向了自己。她不断谴责自己，贬低自己，认为自己不值得被爱，更加不敢与人亲密交际。因为过度自卑，她总是想让自己完美起来，生怕自己再有半点闪失，以至于长期被强迫症折磨。

通过对穆子的创伤形成原因和现状进行分析后，我提出了书、电影及诗歌综合疗愈方案。我要求她每天坚持高声朗读《冥想祈祷文——接纳自己》，一天都不能落下。《人间失格》和电影《被嫌弃的松子的一生》可以根据自己的兴趣进行选择。书和电影中的主人翁与穆子一样，都有不接纳自己、不爱自己、内疚、自卑、自责的心理特点，易引发她的共鸣和情绪宣泄。

疗效追踪

两个月后，穆子再次来到了阅读疗法研究室。她温柔中带着一种自信，眼神中也增加了几分笃定。她兴奋地告诉我："老师，这个祈祷文真的是太好了！太好了！太好了！我第一天读出来，就感觉特别特别舒服。这么多年来，我的心里从来没有那么舒服过了！当我读到'我接受爱，我值得被爱，我可以享受生命'时，我真的是无法遮掩地哭了出来。我坚持读了一个月，渐渐地我对祈祷文从怀疑到相信再到深信不疑，我感觉自己被肯定了，压在最深处的自我好像被彻底解放了。电影《被嫌弃的松子的一生》中的松子，即使人生充满了波折，不断被严酷的命运捉弄，她还是没有气馁，持续追求爱情。我与她相比是幸福的，我更应该努力生活，好好爱自己，勇敢追求自己的梦想！"这个爱以书信表达情感的文艺女孩，带来了两千余字的《冥想祈祷文》疗愈感悟。

日本著名作家太宰治的自传体小说《人间失格》穆子也已读完，她说太宰治巧妙地将自己的思想隐藏于主人公叶藏的人生遭遇里，主人公叶藏战战兢兢、小心翼翼地生活，无法接纳自己、爱自己，觉得自己的一生是"充满了可耻的一生"。从叶藏身上她看到了自己的影子，觉得他们都是在他人的淫威下屈服躲避，最后舍弃了自己的人，《人间失格》让她宣泄了久久的压抑与痛苦，内心达到了平衡和平静。

阅疗感悟

学会爱自己

—— 读《冥想祈祷文》有感　穆子

初中三年的经历让我性情大变，我一改往日的大大咧咧、神经大条，变得内向，受得穷思竭虑，不会表达自己。没人知道我的痛苦。我没有勇气接受别人的爱，甚至有时父母对我的爱都让我产生愧疚，别人对我好一点，我都会像受惊的兔子一样想要逃跑。我不敢向别人吐露我的痛苦，担心会给别人带来麻烦，也担心别人另类的眼光。努力尝试过很多次，我还是无法爱自己。

当我默读了美国著名的家庭治疗创始人、国际著名心理治疗师维吉尼亚·萨提亚的《冥想祈祷文——接纳自己》，我立即有了被"解救"的希望，因此我开始了每天的早读计划。

第一天读《冥想祈祷文》的时候我很紧张、焦虑，因为不敢在室友面前读，我去了同学们早读的小树林，开始时不敢大声，在确保声音只有自己能听见的情况下唯唯出声。可我越读越激动，多年的委屈一次次得到拥抱和安抚，我热泪盈眶！血液澎湃！我找到了自己，我以新的视角看待自己和别人，我可以去爱别人，也可以接受别人的爱了。这篇诗文，像一股清泉般流入我的心田，滋养了我干涸的心。我从小声朗读，到渐渐读出声来，从在小树林里朗读，到清晨推开门在阳台上朗读。在太阳冉冉升起的早晨朗读祈祷文，让我每天都充满了自信的能量。

"我努力做到最好，但我不要求十全十美，我接受不够完美的自己，我不必事事追求完美，我不需要做出别人喜欢的样子。"这句诗让我想到了自己，曾经为了让身边的人都不讨厌我而想尽办法去迎合不同性格的人，又因无法做到完美而整夜整夜失眠。原来世上本没有完美，我也不需要让自己十全十美，我只需要努力去做自己，接受自己。

"我不再把能量浪费在'别人怎么看我'上，我做我自己，我接受我真实的样子。"这句诗让我第一次把目光转向自己的内心。我试着向内心走去，去问躲藏在角落里的自己，抛开别人强加给自己的负担，真正想要的是什么。我开始跟自己对话，发现自己这些年畏畏缩缩，都是活在别人的看法里。

"我不再批判自己做得好不好，我不再处处与别人比较，我不再活得那么辛苦，我做真实的自己。"这句诗让我感觉束缚在心脏上的绳子被解开了。曾经的自己总是会因为没有让别人满意而自责万分，怕被他人抓住把柄，总是隐藏自己的软弱，想让自己表现得没有缺点，即使是面对父母，也不敢展示真实的自己。现在我知道了，软弱也是我的一部分，也应该被我接纳。

"我乐于分享，我乐于助人，我满意自己，我接受丰足与爱。"这句诗让我内心感动不已。其实我没有那么令人讨厌，我找到了自己很多优点，比如善良、助人为乐、爱读书、有文采等。

"我接受我还有情绪，我接受我还有愤怒，我接受我还有怨恨，我接受我还无法做到无条件接纳一个人，爱一个人。"多年来我从未发过脾气，一直隐藏着自己，生怕别人会因为我的情绪而远离我。其实我不需要如此压抑自己，即使我偶尔表现出情绪，真正爱我的人还会爱我；即使我事事都表现得大度无怨，不爱我的也不会感激我。因此，我不必再辛苦地隐藏自己的情绪。

"我接受这样的我，我接受所有对我有益的事物，我努力敞开我的心，我对一切事情表达感激，我接受爱，我值得被爱，我可以享受生命。"这句诗让我流下了泪。我因为别人对我表现出来的爱惊慌失措，多年来甚至不敢向爸妈提哪怕一些小要求，获得了一点爱就拼命想要偿还……其实我是有能力去爱别人的，我也是值得被爱的，我值得享受丰足与爱！

"我爱此时此刻的自己，我爱每一部分的我自己，包括我的光明面与黑暗面，我接受失败泄气的我自己，我也接受成功荣耀的我自己，我接受过得不好的我自己，我也接受过得很好的我自己。"读到这句诗好像阳光充满了我的心房，我感觉非常舒服与豁亮。我开始慢慢地欣赏自己、原谅自己、接纳自己，内心不再像一团乱麻。

是的，我不需要再像以前那样为了别人的态度而扮演完美，我可以在人前表现我的脆弱，人人都会有脆弱的时候，我也可以有。我可以昂起头走路，因为我是最特殊的人，我是世界上最独特的人。

坚持读了一个月的祈祷文，我的内心轻松了许多，像是被释放的笼中鸟，飞翔在自由的蓝天，那种开心愉悦，难用语言描绘。

朗读《冥想祈祷文》让我的内心得到了解放，我学会了接纳自己，爱自己。我原谅了那些伤害过我的初中同学，也原谅了懦弱的自己。我开始欣赏自己，不再感觉自己有罪。渐渐地，我已经可以欣然接受别人的帮助与关怀，经过尝试也交到了几个好朋友。我终于明白，当一个人接受了自己，才是最轻松的，当一个人坚持做自己，才能留住最真的人，当一个人学会爱自己，才会得到别人更真诚的爱。

很高兴穆子解放了自己的心灵，能够接纳自己、爱自己，继而接纳别人的爱。如今她课余时间还会经常跑来与我分享她精彩的生活、她新交的好朋友、身边发生的有趣的事等等，在阅读室与小伙伴们谈起读书感悟，她也是满面春光。看着这样的她，我从心底为她感到高兴。

共鸣文献分析

●作者·内容·主题

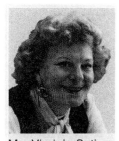

Ms. Virginia Satir

维吉尼亚·萨提亚，世界知名的心理治疗师和家庭治疗师，也是美国家庭治疗创始人。她通过多年的探索与研究，创出了具有她个人魅力与特色的心理治疗模式，即"萨提亚模式"。她是一个人本主义者，主张人性是来自自然的，人性本善，人们需要用一些方式来发展自己的潜能，实现自己的价值。她认为，人在实现价值的过程中受挫，就会产生不良心理，而这种不良心理和行为大部分都能够通过后期的学习来改善。

《冥想祈祷文——接纳自己》

接受自己

我努力在工作上做到最好，但我不要求自己十全十美

我接受不够完美的我自己

我不必事事要求完美

我不需要做出让别人喜欢的样子

我不再把能量浪费在"别人会怎么看我"

我做我自己，我接受我真实的样子

我接受我的每一个感觉，不管是好的是坏的

我开始学会爱自己

我不再批判自己做得好不好

我不再处处与别人计较

我不再活得那么辛苦

我做真实的我自己

我不再为别人而活

我不再为面子而活

我做我自己的主人

我活出我自己

我是最特殊的人

我是世界上最独特的人

我是最真诚的人

我可以做自己

我爱我自己

我是最善良的人

我乐于分享

我乐于助人

我满意我自己

我接受丰足与爱

我接受我还有情绪

我接受我还有愤怒

我接受我还有怨尤

我接受我还无法做到无条件接纳一个人，爱一个人

我接受我还无法原谅某一个人

但是我正在努力学习爱

爱已经起步了

我的未来是安全的

我是安全的

我是可以放轻松的

我可以信任生命

我让自己成为接受的、开放的

我不必和别人比较

我可以做自己

我接受这样的我

我接受所有对我有益的事物

我努力于敞开我的心

我对一切事情表达感谢

我接受爱 我值得被爱

我可以享受生命

我值得享受丰足与爱

我×××（姓名）已经被负面的念头掌控了××（时间）年！

我决定摆脱它了！我一定做得到！

我此生的目的是学习无条件地接受自己、接纳别人。

世界上（指现象界）没有十全十美的人，完美的人并不存在。

我爱此时此刻的我自己，我爱每一部分的我自己，包括我的光明面与黑暗面。

我接受我的残忍邪恶，我也接受我的良善美好。

我接受失败漏气的我自己，我也接受成功荣耀的我自己。

我接受过得不好的我自己，我也接受过得很好的我自己。

我释放我的旧伤，我不再惩罚自己。

我不再自我贬抑，我不再批判自己。

我可以在人前表现我的脆弱。

我不需要扮演完美。

我释放对自己创造力的怀疑和局限。

从现在开始，我可以展现了不起的创造力、行动力和实现力！

我与生命本源的爱是一体的，

我是一个永恒的生命体，

为了学习爱与宽恕来到人间。

我是丰足、开放、慷慨、慈爱的。

我乐于分享，我喜欢奉献。

我接受现在的我自己，我接受这样的我自己。我值得被爱。

不论过去曾经发生什么事情，都不影响我纯净美好的本质。

过去的阴影丝毫不影响我的纯净美好。

爱与力量在我的里面，所以我根本无所畏惧。

我有无限力量、无限潜能、无限智慧，我正蓄意待发！

我接受不够完美的自己。当我伤心的时候，我是可以悲伤的；当我生气的时候，我是可以愤怒的；当我有话要说，我是可以表达的；当我受委屈的时候，我是可以勇敢做自己的！

我忠于我的感觉，不再压抑掩饰，不再自我欺骗。真正的爱，是能够允许别人表达他的感觉，也允许自己能够表达自己的感觉。

我接受我自己，我不再老爱拿自己和别人比较。

我不再处处防卫，我不再封闭自己。

我不再那么脆弱容易受伤，我不再那么爱面子、顾形象，我不再那么在乎别人怎么看我。

我了解生命的过程都是在学习；

我理解爸爸妈妈也是平凡的人，也有他们的盲点和缺点，也有他们的脆弱和无助。

让我理解他们的脆弱和恐惧，让我接纳他们的不够完美；

我决心不让伤痛怨恨代代相传，我不再让我的子孙受苦。

我是完整美好而圆满的自性

分裂的不是我，批判的不是我

攻击的不是我。防卫的不是我

真正的我，是完整美好而圆满的自性

我是最特殊的人。我充满热情地生活着。

我接受生命中的所有过程，我感谢生命中的所有进展。

我彻底相信一切都是上天最好的安排，

生命中所有的进展都让我越来越好。

我接受每一部分的我自己，我无条件地爱我自己的每一部分。

我接受全部的我自己，我喜欢并且接受我自己就是这样。

我已经让自我支配掌控了××年

现在，我开始觉察到了，也愿意改变。

我要得到幸福。从现在开始，我将以理解和祝福取代批判和担心。

我以宽恕、理解和祝福，取代批判、掌控和担心。

我释放我对生命、对自己、对别人的操控，我释放我的担心和不信任，

我释放我对一切的掌控。

我释放对自己的批判，同时我也释放对别人的期待、控制或攻击。

我释放阻碍我人际关系的所有局限。

我释放我对于沟通和表达的恐惧。

我释放因为无法表达真实的我自己而在身体上形成的压抑和紧绷。

我看到我的受害者意识，我放下我的受害者意识，

我可以将它转为创造者意识；

我看到我的匮乏意识，我放下我的匮乏意识，

我可以将它转为丰足意识。

我信任生命中所有的过程对我都是必要，而且对我的灵性进展是有帮助

的。我接受并感谢我生命中的所有过程。

　《冥想祈祷文》是萨提亚对那些不爱自己、不接纳自己、批判自己、自罪

自责的抑郁症、强迫症患者提供的温暖亲切的自我疗愈方法。一千七百余字的祈祷文，循序渐进地引导患者自主地有条不紊地进行自我治疗。诗文首先从接受不完美的自己开始，以一种温暖的关爱和体贴的态度对待自己，接受自己的黑暗面，不被黑暗所困，不再那么在乎面子，将封闭的心逐渐敞开，减轻自卑感，找回自信心，逐步提升自我价值的认同感。其次是释放内心的焦虑和痛苦，清理"心理垃圾"，进一步提高自我认同感。最后，文章循循善诱地告诉读者如何去爱自己、如何真正接纳自己，从根本上解决焦虑、不安、自卑、自责等心理问题。

千字美文，朗朗上口，沁人心脾。当面具一层一层剥掉、伤痛一层一层释放、封闭的心一层一层地打开，你就会发现自己的内在确实是鲜活而有力量的！只有走过释放、疗愈的过程，才能真正接受自己、爱自己，释放痛苦！长期坚持朗读该祈祷文，具有告别自卑、接纳自己、学会爱自己、清除负性思维的强大功能。

●阅读疗法原理

认同：《冥想祈祷文》以"我努力在工作上做到最好，但我不要求自己十全十美，我接受不够完美的我自己，我不必事事要求完美"开始，开篇即主题，宣扬自我认同和接受，首先为读者亮出态度，表明立场，喊出口号，给读者打一剂强心针，坚定读者自我疗愈的决心。当穆子第一次在小树林开始朗读"我做我自己，我接受我真实的样子，我接受我的每一个感觉，不管是好的还是坏的，我开始学会爱自己"时，便被祈祷文传递出来的强大的自我信念打动，热泪盈眶。她仿佛看到躲藏了好多年的自己在一点点找回信心，重新活了过来。被文中的情绪感染，对诗文产生认同感，并能带着这种认同感更深入地体会诗文传递出来的精神内涵，这也有利于接下来的阅读疗愈。

净化：穆子曾因无法让所有人满意而自责万分，由此造成了越来越追求完美，越来越忍受不了自己不完美的恶性循环，内心的冲突叠加，直到她再也无法接纳自己，内心在无限的矛盾中挣扎。当她读到"我不再批判自己做得好不好，我不再处处与别人计较，我不再活得那么辛苦"时，被"困"的心得到解放，认识到"我只有让别人满意才能得到爱"、"我不能做自己"的认知是错误的，改变了错误认识之后，穆子豁然开朗，内心得到了净化。

领悟：通过坚持朗读祈祷文，在经历了重新看待自己、重新看待世界的阶段后，穆子多年压抑于内心的焦虑、不安、痛苦和纠结，一点点从内在发散出去。她不光消除了对自己的误解，还学会了爱与被爱，学会了坦然地去接受发生在她身上的一切。她可以有缺点、有情绪，可以失败，可以爱人，可以享受别人的爱，她不再抗拒、不再逃避，这也使她感到前所未有的安全和舒心。最让人动容的事，是穆子从容地说："我原谅了那些伤害过我的初中同学，也原谅了懦弱的自己。"

●适应症

本文适用于不爱自己、不接纳自己、批判自己，自罪自责的抑郁症、强迫症患者。

我的心终于被温暖

求 助 者：林小奇，22 岁。

病症病史：抑郁性神经症，3 年。

问题成因：童年被寄养，遭大妈歧视，目睹尸体，落水经历。

症　　状：自卑、自责、自罪、无价值感、敏感多疑、消沉悲观、厌食、失眠、有自杀意念。

阅疗处方：【书籍】毕淑敏：《愿你与这世界温暖相拥》；张德芬：《遇见未知的自己》；约翰·布雷萧：《别永远伤在童年：如何疗愈自己的内在小孩》；戴维·伯恩斯：《伯恩斯新情绪疗法》；

【电影】《妈妈再爱我一次》。

音乐处方：张信哲：《亲爱的小孩》。

共鸣文献：毕淑敏：《愿你与这世界温暖相拥》。

案例故事

我第一次见到小奇时，她还是刚入学的新生，脸上带着中学生尚未褪去的青涩与稚嫩。她带着一张写满了问题的小纸条来到我的咨询室，一进门就照着纸条连珠炮似的向我提了五个问题——"老师，您说我妈妈为什么要生我？为什么生了我却不养我，把我丢给爷爷奶奶？为什么我每天晚上都重复想起痛苦的往事和恐怖的画面？为什么我总是觉得自己不该存在这个世界上？为什么别人都说我没主见，我还顺着别人，不敢有自己的想法？"

我一下子愣住了，第一次见到如此焦急的来访者。她话音刚落就直直地盯着我看，用眼神提醒我该回答问题了。我冲她笑了笑，试探着要过了她手中的纸条，让她不要着急，慢慢说。但她还是很焦急地催促我，这让我有些不明所以，经过一番交流，我才得知她如此着急的缘由：她曾去专业的医院咨询过两次，知道心理医生是按时收费的，所以为了节省时间，在来我这里咨询之前她就列好了要问的问题。

针对小奇提出的问题，我认为"妈妈生下她却不养她"是所有其他问题的根源。因此，了解她的成长史、有方向地引导她说出深藏在心中的痛苦才能对症下书。

妈妈为什么生我不养我

我今年22岁了，有妈妈，有家，可我从没体验过家的温暖，因为我的家是一个没有温度的空壳，而不是可以让我栖息的地方。

4岁前我没有见过妈妈，她也不知道关于我的任何事情，小时候的所有故事都是听奶奶说的。奶奶说，我出生的时候不足月，小得像只奶猫，大家都认为养不活，都不愿意养我，最后是她用小米粥养活了我这个早产儿。奶奶还说，她还清楚记得我仰着一张小脸哭着问她"为什么别人都有妈妈，我却没有"时委屈的样子。奶奶总说，爸爸妈妈太年轻不会养小孩，所以让她带着我，等我长大了就能和爸爸妈妈在一起了。当时的我相信了奶奶善意的谎言，总是在入睡前抱着妈妈的照片，希望能在梦里见到妈妈。可每次我梦见妈妈张开双手要抱我，等我跑过去时，妈妈就会倏然消失，只留下在睡梦中急得哇哇大哭的自己。

长大一点能记事了，我印象最深的就是朋友无心的嘲讽。有一次为了争抢东西，我和好朋友打了起来，她争不过我就坐在地上哭，然后指着我说："你看你那个丑样，你妈都嫌弃你，不要你，你有什么好嘚瑟的？"她可能只是想挽回一点面子，却戳到了我的痛处，难堪与悲伤扑面而来。她的话也深深刻在了我的心上，让我以为，妈妈真的是嫌我丑才不要我的。从那以后，我再不敢照镜子，害怕看见自己的"丑陋"。

4岁多时妈妈把我领回了家。我本以为等待自己的是温暖幸福的家，结果却是一个冰冷的监牢。

因为家里已有了一岁大的漂亮妹妹，作为大孩子的我便处处不受待见。妈妈常常在她抱着妹妹玩的时候指使我干这干那，还让我必须什么都让着妹妹，不准让妹妹有一点不开心。我觉得自己不是她的亲闺女，更像是个可怜的女仆。长久的压迫让我尤其怨恨妹妹，恨她抢走了妈妈全部的宠爱。因为没有人关心我，所以我常常偷偷跑回奶奶家，奶奶每次看到我都很开心，尽管舍不得我，但她还是会牵着我走很远的路把我送回家，临走前总会嘱咐我要好好听妈妈的话。我总是不肯听奶奶的话，一受委屈就往奶奶家跑，导致我与妈妈之间的关系越来越恶劣。我装作不在乎的样子，可其实我只是想借这种方式博得妈妈的一点点关注。

我从小野惯了，在奶奶家很自由，不用干活，每天在外面疯玩，跟着大点的孩子上树跳井，像个野姑娘。随着年龄的增长，我的好奇心也变得越来越重，听说村子旁边的河里死了一个人，我便跟着小伙伴一起去看，可当真的看见漂在河里的尸体时，我吓呆了。那是我第一次直面死亡。我记不清当时是怎么回的家，但从那以后，我开始害怕天黑。大人们得知这件事后还添油加醋地吓唬我，让我小心晚上"尸体"来找。本来就害怕的我更是吓得不敢睡觉，即便睡着了也是噩梦连连，总会梦见那个长毛的可怕尸体，做出一副要吃了我的模样，张牙舞爪地向我扑来。这件事发生后的好多年里，我都没有睡过一个好觉，我真的是恨死当初好奇的自己了，更恨那些吓唬我的大人。

随着时间的推移，我对爸爸妈妈的感情虽然不及对爷爷奶奶的深，但也早已融入了这个新家庭。可我没有想到的是，11岁那年妈妈再次抛弃了我，只因爸妈想要个男孩。为躲避计划生育，他们带着妹妹外出打工，又将我丢给了爷爷奶奶，而爷爷奶奶的身体已大不如前，所以我只能和大伯住一起。

在大伯家生活的几年，没有人关心我的心情，也没有人在意我的冷暖。鞋破了没人给买，衣服旧了也没有新衣服穿。奶奶虽然心疼我，但财政大权都掌控在大妈手里，她只能抱着我偷偷抹眼泪，嘴里不断念叨着"奶奶对不起你"。物质上的匮乏我尚且能够忍受，可没人疼爱的委屈我受不了。

夏天是多雨的季节，天气总是变化多端，早晨明明阳光灿烂，放学时就可能突然下起滂沱大雨。其他同学的爸妈都在学校门口打着伞接孩子回家，唯独我孤零零的一个人毫无遮挡地冒雨回家。每次我都会哭得肝肠寸断，雨水混着泪水湿透了我的衣衫，回家后就被大妈嫌弃地数落。所以我一直很讨厌雨天，因为它让我的孤独与无助显露无遗。

被大妈嫌弃、找茬、呵斥的日子，每一秒都让我觉得难熬，但我也只能忍气吞声。为了讨好大妈，我开始学做家务，奶奶早起给大伯家干活的时候，我也会早起去帮忙。

12岁的我就开始天天给大伯家拉车了，在他们去干活的时候准备好一桌美味的饭菜。可不管我怎么努力，都换不来一句夸奖和一点疼爱，我永远只是个外人，一个浪费粮食、不配得到他们一点关注的外人！在大伯家吃饭时最受煎熬，好吃的没有我的份，多挑几口菜大妈都给我白眼。清楚地记得有一次，大伯和妹妹不在家，我、爷爷、奶奶和大妈围着桌子吃饭，正吃得香的时候大妈突然说："你看小奇，吃一口馒头吃那么多口菜。"然后顺手将桌子上的一盘菜挪到一边，说要留给妹妹吃。还有一次，饭桌上有一盘诱人的猪蹄，我馋得忘了自己的身份，可挑起块猪蹄还没送到嘴里，就被大妈一把夺下，恶狠狠地说："这是给弟弟妹妹留的，你不能吃！"这不是第一次被嫌弃，我也早该习惯自己的身份了，可我依旧心疼得无以复加，大概像我这么令人恶心的人真的不配得到任何爱吧。我就像墙根下一棵永远也见不到阳光的小草，独自悲伤、独自痛苦，笼罩我的只有无边无际的黑暗。

直到弟弟满6岁需要上小学了，爸爸妈妈为了给他上户口才回的家。他们把我寄养在大伯家整整7年，这期间只偶尔来看过我，给我送一点生活费，然后就匆匆离开了。我最怕和他们别离，所以每次都会躲到玉米秸秆垛里，偷偷看着他们远去的背影，眼泪成串地掉，哭累了就窝在秸秆堆里沉沉睡去，直到天黑也没有人来找我，因为压根没人会想起我。

中学时家里的小河依旧特别清，很多人都喜欢到河里洗衣服，而我喜欢跟小伙伴一起去捕鱼、捉虾，后来也学着大人们带着衣服去洗。有一次，因为刚下过雨，河里的水涨得很高，几乎与桥平齐，水流也很急，我蹲在桥墩上，洗衣服时不小心稍微往后移了一点，重心不稳掉进了水里。突如其来的掉落让我一下子呛了好几口水，过高的水平位也让我无法在水中站稳。小伙伴们站在桥上吓傻了，只是呆呆地看着我，不会游泳的我在水里拼命扑腾，疯了一般地乱抓。所幸我在慌乱中抱住了桥墩，爬上了河岸。而这件事成为了我压在心底的另一个恐惧，我常常会想起那天傍晚发生的事情，我想如果我真的淹死了，可能也没有人会在意吧。每次想到这里我都忍不住偷偷哭泣，觉得自己果真是个没人要的孩子啊。如果连死亡都不能让我得到亲人们的关注，那我活着还有什么意思呢？

无论多么痛苦，日子还是一天天过去了，我也考上了不错的大学。在大学里，我是个没有主见、一味顺从别人的人，我以为这样能够得到友谊，可招来的却只是厌烦。我讨厌像哈巴狗一样的自己，可我无力改变这种讨好别人的行为，无法改变自己那颗极度自卑的心，两者之间的矛盾令我十分痛苦。

小时候的遭遇就像一条毒蛇，不断分泌着"自卑""恐惧""自责""羞耻"等毒液，折磨我的大脑。因为无法忍受痛苦，所以我选择逃避，可逃避永远不是解决问题的方法，无名的悲伤依旧时常涌入心头，让我沉浸在过往的痛苦中，将我推到求死的道路上。所以我决定主动寻求解决方法，改变自己的现状，找到我的幸福。

对症下书

小奇的贝克抑郁自评的得分是 36 分，属重度抑郁，其诱因是童年创伤。根源在她的母亲未婚先孕，生下她后把她丢给了老人养。小奇听了村里人的风言风语以及小朋友无心的嘲讽后，认为妈妈是嫌她丑才不要她，不喜欢她才不管她，没有人告诉她妈妈丢下她是不得已，所以自卑及自罪感逐渐形成。

童年寄养的经历使小奇产生被抛弃的感受，而大妈的排挤对小奇幼小的心灵来说更是雪上加霜！与同龄人的干净漂亮相比，自己破破烂烂的衣服显得无比寒酸，她产生了强烈的羞愧感和自卑心理。大妈说她吃的多更让她自我怪罪，导致日后出现厌食现象。大妈将好东西留给自己闺女的行为深深伤害了小奇，使她认为自己不配得到好东西，从而产生无价值感。奶奶劝她不要把自己的遭遇告诉妈妈，让她将自己的内心彻底封闭，把痛苦全部藏在心里，久了便憋出了病。看长了白毛的尸体以及落水的经历又将小奇带进恐惧的世界，造成她晚上经常做噩梦。

针对小奇的发病原因和病症，我开出了《愿你与这世界温暖相拥》《别永远伤在童年：如何疗愈自己的内在小孩》《伯恩斯新情绪疗法》以及《遇见未知的自己》等书方，推荐她看电影《妈妈再爱我一次》、听歌曲《亲爱的小孩》，进行立体化阅读治疗。

疗效追踪

经过三个月的交互式阅读疗法治疗，小奇逐渐走出自卑自责的牢笼，改变了消极的思维模式，树立了积极的思维模式，脸上的笑容也变得多了起来。她说她终于扔掉了自己强加在自己身上的重担，整个人变得轻松了。

她对推荐书方的疗愈作用评价客观而朴实。她认为，最让她感同身受的是《愿你与这世界温暖相拥》，它犹如一双隐形的手，打开了她紧闭的心门，也为以后阅读其他书籍做了铺垫，使阳光得以照进心中。《别永远伤在童年》鼓励她直面童年的遭遇，把被排挤、被歧视的痛苦全写到纸上，大声念出来，宣泄童年的压抑与痛苦，找回内在小孩。《伯恩斯新情绪疗法》帮助她找出了自己的扭曲认知，建立了积极的思维模式，不再陷入负性的思维怪圈。《遇见未知的自己》教会了她如何去保持积极快乐的人生！电影《妈妈再爱我一次》让她在哭泣中宣泄痛苦，理解了妈妈的无奈，加深了与妈妈的感情。张信哲的歌曲《亲爱的小孩》是她的最爱，每次听到张信哲磁性的声音和那些触动灵魂的歌词，她便感到受伤的心灵被轻轻抚慰，仿佛被一只温暖的大手牵着走出黑暗的世界，眼前是一片明媚的阳光。

阅疗感悟

真的不是我的错
——读《愿你与这世界温暖相拥》有感　林小奇

以前我总以为童年被寄养是我的错，不是男孩是我的错，大妈不喜欢我是我的错，吃的多也是我的错，甚至活着都是我的错。

可是，当我读《愿你与这世界温暖相拥》这本书时，却莫名流下了泪水，我不知道自己为什么哭。在读过很多遍之后我才明白，原来是因为它抚慰了我内心的悲伤，让我明白自己没有错，我可以需要妈妈，我可以需要关怀，我也可以吃好吃的东西，也可以向别人诉说自己的委屈，这些简单的需要从没被满足，都不是我的错！可惜从来都没有人告诉我，我没有错，他们带给我的只有一次又一次的伤害。

读完多遍该书后，我的心中不断地回荡着书中的那句话："那时你还小，你受了伤，那不是你的错。但是你的伤口至今还在流血，你却要自己想法包扎。如果它还像下水道的出口一样嗖嗖地冒着污浊的气味，还对你的今天、明天继续发挥着强烈的影响，那是因为你在听之任之。"它像一把重锤砸开了我封闭的内心，让我猛然惊醒，不断提醒我要为自己疗伤，要给自己包扎，不要放任回忆伤害自己。

如果说这么多年来我的心一直在流血，那么这本书就是止血的绷带。书中《谁是你最重要的人》一节让我明白自己是如何受别人影响，从一个骄傲蛮横的小公主变成一个唯唯诺诺的小姑娘的。它像一盏明灯，为我指明方向，让我明白自己要做的不是自责、怨恨，而是努力改变自己！

其实我一直是怨恨妈妈的，总觉得是妈妈的抛弃对我造成了极大的心理创伤。但毕淑敏在书中谈及让女人丑陋的最根本原因就是内疚和怨恨。"对一个女性最有害的东西也是内疚和怨恨。因为前者让我们把恶毒的能量对准他人；后者则是调转枪口，把这种负面的情绪对准了自身。你可以愤怒，然后采取行动；你也可以懊悔，然后改善自我。但是请你放弃怨恨和内疚，它们除了让女性丑陋以外，就是带来疾病。这种负面的情绪会让女性的面目越来越狰狞。"读完这段话，我试着放下对妈妈的怨恨，学会体谅妈妈当时的艰难处境，遇到事情也尽量不去谴责自己，慢慢恢复自信。

上大学后，身边的好友个个都会化妆打扮，我对此一窍不通，可不管别人怎么劝我，我都无法迈出这一步，因为我总觉得自己很丑，丑人还学什么化妆！但毕淑敏说："对于女性来说注重心灵的修为远比费尽心思往脸上涂抹化学物品显得重要，随着社会的进步发展，化妆也已成为女性在社会生活中不可或缺的一项技能，或许为了对别人表示尊重、或许是为了让自己看起来更精神、更靓丽；或许那厚厚的粉底可以为我们提供一点点安全感，略施粉黛是美，过了就令人反感生厌，浓妆艳抹远不及素面朝天来得舒心、相宜。"于是，我开始学习化淡妆，常常主动参加院里的活动，同学们都夸我变漂亮了，这让我的自信心也逐渐回来了。当然，如毕淑敏所言，我更注重心灵的美丽，努力学习、多读书，希望提升自身修养、净化心灵，做更好的自己。

在自我疗愈的过程中，我常常想起自己不愿面对的记忆，内心的自卑、自责也会再次袭来，但书中的那句"那时候，你还小，那不是你的错……"就像是妈妈温暖的怀抱，总能让我的内心渐渐恢复平静。我不再怨天尤人，不再让过去的毒液浸透在今天的日子里，我开始相信阅读真的可以洗净内心的悲伤。在阅读的过程中，我看清了过去对自己产生的影响，学着一点点转变思维，试着把经历过的苦难都看做是人生的礼物，如果不是那备受折磨的那几年，我可能现在会是一个嚣张跋扈、不懂得理解别人的姑娘吧！我很喜欢现在的自己，但我还要努力成为更好的自己！

共鸣文献分析

书名:《愿你与这世界温暖相拥》　　　见第 121 页

●作者·内容·主题

见第 121 页

●阅读疗法原理

认同:小奇在读《谁是你最重要的人》一章时,看到了作者的老师对她产生的深刻而久远的影响,转而思考自己的生命中是否也存在这样的人,最终找出了自己抑郁的根源。同时,书中的"那时你还小,你受了伤,那不是你的错。但是你的伤口至今还在流血,你却要自己想法包扎。如果它还像下水道的出口一样嗖嗖地冒着污浊的气味,还对你的今天、明天继续发挥着强烈的影响,那是因为你在听之任之"引发了小奇的强烈共鸣,她仿佛感到正在汩汩淌血的伤口被一双手轻柔地包扎好,内心的悲痛被慢慢抚平。

净化:小奇认同作者的观点后,又跟随作者继续阅读了五十多个不同类型的故事,享受着每一碗香醇浓郁的心灵鸡汤,内心的自卑、自责、怨恨、痛苦、无助、恐惧,随着作者温暖的文字一点点被导出,冲洗了心灵的毒素。

领悟:小奇阅读自我成长与疗愈心灵创伤的五十个故事,开始学着给自己"疗伤"和"包扎"。她渐渐悟出,是童年经历对自身成长与发展造成了极大的消极影响,让自己一直带着负性的眼光看待世界,如:所有人都不喜欢自己,自己不配拥有美好的东西,自己样样不如别人,担心自己会随时被抛弃等等负性思维,都是过去创伤造成的扭曲认知。改变负性思维,积极地思考问题,人立即就会轻松快乐。因此她坚持在负性思维出现时,用积极的思考与之对抗，慢慢养成积极思考的新模式，让焦虑抑郁逐渐远离了自己。

●适应症

见第 124 页

放手也是一种爱

求 助 者：方琪，女，19 岁。

病症病史：应激性抑郁障碍，1 年。

问题成因：失恋，高中时被男友和闺蜜同时背叛。

症　　状：封闭自己，自负，迷失自我，有自杀意念。

阅读处方：【书籍】鲍鲸鲸：《失恋 33 天》；张小娴：《谢谢你离开我》；毛路　赵珈禾：
　　　　　《我们为什么会分手》；

　　　　　【电影】《失恋 33 天》；《天使爱美丽》。

音乐处方：林宥嘉：《浪费》；五月天：《突然好想你》。

共鸣文献：鲍鲸鲸：《失恋 33 天》。

案例故事

2011 年 11 月，在阅读疗法课的课间，一群学生围了上来七嘴八舌向我索要解决自己的问题的书方。我注意到一位娇美柔弱、楚楚动人的女生，默默地站在旁边听，等大部分学生散去，她才走过来说："老师，我叫方琪，我的一个好友失恋了，非常痛苦，推荐她看什么书好呢？"根据我多年的阅读治疗经验，对于失恋的学生，最好是先用写作疗法疏泄其压抑情绪，再进行阅读疗法，这两者结合往往会达到事半功倍的效果。因此我让这个女生转告她的好友，把失恋的原因及痛苦程度写下来，发我邮箱，我将针对她的失恋原因推荐配伍书方。

一周后，我收到了方琪的电子邮件："老师，那个失恋的学生是我，当时当着很多同学的面，我不好意思说是自己。"

他凭什么不爱我

不谦虚地说，我是个很出众的女生，成绩优秀，称得上漂亮，也有一定的文学素养，学校有很多男生追我，我充分享受着众星捧月的优越感。众多追求者中，阿宇是一个追了我很久的男生。起初我并没有对他动心，但是他对我的关心呵护可以说无微不至，时间一久，我习惯了他的坚持和体贴，享受到了被关怀的美好，便跟他走到一起成了恋人。

相恋一年多，我惊奇地发现自己变了好多，我放下身段，心甘情愿地走向他，就像张爱玲遇见胡兰成，"见了他，她变得很低很低，低到尘埃里，但她心里是欢喜的，从尘埃里开出花来"。我会劝诫他不要睡太晚，他生病了我会打热水为他沏好药……然而就在我专心为他付出一切的时候，他却以高三不想耽误对方学习为由与我提出分手。我想尽各种办法解释，想让他明白我能同时处理好学习和感情，但他的态度仍然很坚决。

当时的我伤痛到了极点，我已把他当做生命的一部分，从来没想过他会离开我……晚上我睁着眼盯着天花板到天明，早自习也看不下去书，上课严重走神，没有食欲。我从来没有这样投入地去爱过一个人，我不顾一切、放下骄傲、收起锋芒，恨不得像空气一样时刻围在他身边，把和他在一起的日子拉到无限长，这半路杀出的分手让我猝不及防。在一节自习课上，我终于被悲伤压垮，号啕大哭，咬着胳膊哭得浑身抽搐，感觉世界都是黑暗的……

暑假，家人送我去海边的亲戚家散心，我写了很多日记和随笔。面对大海，我突然想到阿宇是因为怕耽误学业说的分手，如果我好好学习，高考之后我们还是有机会在一起的。于是我开始加倍努力做模拟题，期盼高考后在大学与他相会。

假期是短暂的，返校后我发现同学们总是对我欲言又止。晚饭时间我还是没有食欲，就去操场散心，却撞见阿宇在和我的闺蜜拥抱！原来耽误学习只是幌子，他已移情我闺蜜！这个打击再次让我崩溃，男朋友和闺蜜居然同时背叛我！仿佛左膀右臂被同时扯去，血液奔涌，我感觉整个世界天塌地陷，耳朵里一阵阵轰鸣。我想上去搧他们耳光，一迈步重心不稳，然后手脚无力瘫倒在地，我分不清东西南北，满腔怒火无处发泄……

时光过去半年。经过艰苦地准备，我通过了211高校的自主招生，文言散文登上期刊，模拟考成绩名列前茅。我努力，我孤注一掷，我就是要骄傲到嚣张，让他知道他失去的是一个他再也不可触及的优秀的人。那段日子我快要死了，我把每个细胞的力气都用在了建筑自己的城墙上，让人们看见我的自尊与风光，让人们知道我很好，我刀枪不入。可是我好累，好累！明明还想着他、在乎他，还得装作一切都好。没人知道我独自经历了多少折磨，才能活生生扛下所有的痛！半年的时间有多少次歇斯底里，多少次痛不欲生！

我的城墙固若金汤，隔绝了几乎所有多余的事物，可是在阿宇面前，它还是不堪一击。一个课间，我与刚从操场训练完的他狭路相逢，我故作轻松地问他有没有后悔，我正得意时，他却回答："不后悔，跟你在一起太累了。"

我怔住了，这句话对我来说简直就是致命的打击，我的骄傲瞬间灰飞烟灭。我颓然地站在路边。"太累？怎么会累了呢？我明明尽最大可能在照顾他陪着他，我那么优秀对他那么好，他凭什么不爱我？"我想追上去问，可是他已经消失在了人群中。那时候已经是第三轮模拟考试，始终被这个问题困扰的我没能在短时间内调整好心态，继而导致了高考的失败，自主招生那么好的机会也错过了。

更多的压力排山倒海而来，亲人的批评和指责，自我的怀疑和愧疚，那些觉得我太高傲、等着看我笑话的人的讥讽……假期的每一天都是浑浑噩噩的，我不想出门见人，父母也对我失望至极，不愿跟我沟通。这一切让我孤立无援，感觉像是被全世界抛弃。生无可恋的我脑子里冒出了很多极端的想法，诸如拉开窗户跳下去、慢慢走进河里、离开家去流浪。除了脑子胡思乱想，心里还有一股强大的力量催促着我去实践。

终于熬到了大学开学了，我本以为能有个新的开始，却因换了一个更大、更陌生的环境而感到孤独迷茫。我的抑郁心伤丝毫没减轻，反而更严重了。

对症下书

这是一个非常典型的应激性抑郁障碍案例，其诱发原因是失恋。根据以往的经验，对于失恋的学生，外界的安慰并不会起关键的作用，走出失恋是一个自我修复的过程，时间是一剂良药。可是，方琪同时遭遇男友和闺蜜的双重背叛，深陷在"他凭什么不爱我，我这样优秀，这么体贴，为什么不爱我"等错误认知中不能自拔，最终发展成抑郁。对于这个特殊案例，我决定先推荐林宥嘉《浪费》和五月天《突然好想你》几首失恋疗伤歌曲帮助她宣泄压抑的情绪，再让她精读《失恋33天》，让同样遭遇男友和闺蜜背叛的主人公黄小仙的痛苦，置换出她的痛苦，最后推荐她泛读《我们为什么会分手》辅助疗伤，从不同侧面疏导点悟，让其认识到自己在恋爱过程中存在的问题，悟出新的恋爱道理。我建议她读完《失恋33天》后，再读《我们为什么会分手》和《谢谢你离开我》，这样的阅读搭配有助于她完成循序渐进的自愈过程。时间限定为两个月，并要求她在读的过程中对感动之处做好笔记，写下阅疗感悟。

疗效追踪

两个多月后，方琪再次来到咨询室，脸上洋溢着快乐和自信，谈话的重点不再是她那些难以割舍的回忆和内心的痛苦，而是读这两本书的感悟。她说自己反复读了这几本书，被深深打动且产生强烈共鸣的是《失恋33天》，书中主人公黄小仙跟她太像了，同样是遭到了男朋友和闺蜜的背叛，同样也在生活中保持着高姿态、自尊心过火，还经常在不经意间不给别人留余地。她说她终于明白在那段过往中，她也伤害了阿宇和闺蜜。她说，正如《我们为什么会分手》中所说"她只对自己受到的伤害敏感，但对于自己带给别人的伤害全然不知"，"爱不爱，有多爱，这都是你自觉自愿的事情，没有人强迫你，爱情从来不是什么公平的游戏"。看得出方琪从阅读中开始对过往释怀，并从中成长。下面是她的阅疗感悟。

阅疗感悟

放下过去，重新开始

——读《失恋 33 天》《我们为什么会分手》有感　方琪

我曾经是个高傲的女王，多方面都优异的我喜欢被捧着的感觉。可是我爱的阿宇却因为我的"优异"而离开我，这对我来说是致命的打击。在我们的爱情里，我用尽力气去付出去爱他，他却和我的闺蜜一起背叛了我，这让我对人与人之间的关系失去了信心，我不知道自己该怎么办。也是自尊心太强大的缘故，我努力变得更优秀，想让阿宇后悔离开我，于是我越发高傲冷漠、寒气逼人，让人不敢靠近。可是这些改变也让我越来越孤独痛苦，外表铜墙铁壁，内心全是对他的不舍，我像是走进了迷宫，迷茫又走不出来。我太累了，也受够了这样的自己，于是来向阅读疗法寻找"解药"。

经过老师贴心安慰，我的内心获得了些许平静。继而我开始读老师推荐的《失恋 33 天》《我们为什么会分手》《谢谢你离开我》三本书。

《失恋 33 天》中，我与黄小仙的经历有很多相似之处，我发现自己在陷入失恋之前也像黄小仙一样尖酸刻薄、伶牙俐齿，我说话时经常不给别人留余地，每次都让阿宇很无奈。可能这就是让阿宇觉得累的原因吧。

分手后黄小仙终于等到前男友打来的电话，她刚准备用一通咄咄逼人的话给前男友致命一击，前男友却说"我不是为了求你原谅才打这个电话的"，黄小仙一下子什么话都说不出来，像是血管出了交通事故都堵在一起。我觉得这个场景似曾相识，就是那天，我以为自己武装得固若金汤，却被阿宇的那句"不后悔"瞬间攻城略地。高傲的我在他面前，就是那么不堪一击。

当我看到黄小仙喝醉后再次与前男友针锋相对，前男友坐上出租车绝尘而去，而突然清醒的黄小仙追着出租车跑、想要请求原谅时，我再也抑制不住眼泪，哭出声来。分手后我也曾经想放下我拥有的一切奔到阿宇面前，问问阿宇：你能不能回来？你觉得我哪里做错了？我可以改，只要能重来，我的错，我都改。

分手后过去的时间 330 天都有了，可想到他我还是会大哭到无法抑制。是啊，我曾经那么用心地喜欢他！失恋后生活的百般差错，现如今感觉这座陌生城市无比寒冷，都是因为我还忘不掉他。但最可悲的是，出租车里的那个人不会回头，不会停下，正如他也把我丢弃在了人海，没有挽留的余地。

看完《失恋33天》一书之后，我又看了同名电影，仍然是在黄小仙追着出租车跑的那一段，我无法抑制自己的眼泪，"我不再要那一击即碎的自尊，我的自信也全部是空穴来风，我能让你看到我现在有多卑微，你能不能原谅我，求你原谅我。"我感觉我跟黄小仙一起在车后奔跑，撕心裂肺地跑，拼命想挽留车里的他。渐渐地，我心里积郁的难过委屈，随着眼泪一点点被排遣出去了，身后背负的压力也终于开始减轻。

接下来我读了《我们为什么会分手》，里面15对真实情侣的分手原因让我对曾经的那段感情有了更深的认识。书中说："所有关系中的问题，不都是要靠两个人放下姿态，好好坐下来，敞开去谈，才能一切解决的吗？"这让我想起了每次我和阿宇有意见分歧，我都会表现出一副高姿态，最终他也总会妥协于我，难怪他会累啊，不平等的关系怎么能长久呢！"并非一股脑地对他好，就是爱他的表现，只有用他需要的方式去爱他，才是真正地对他好，否则都是徒然。""我们似乎热恋过，但我们似乎从未彼此了解。"这些话让我反思自己曾经对阿宇的爱。确实，我只是在用自认为好的方式去爱他，却没有去考虑他需要什么样的爱。他看到的只是我的优异与骄傲，却没有看到我内心的脆弱和对他的依赖，我们相爱过，却没有真正了解对方。我终于明白了，我开始释怀了。

当我读到《谢谢你离开我》中的"接受两个人的共同点，当然毫无困难，我们甚至会说，这是我们互相吸引的原因。然而，接受彼此的差异，却是惊涛骇浪，是两个地域的合并"，我明白了，不同环境会铸就不一样的人，爱情中的我和他因相似之处而互相吸引，而想继续向前走就需要接受彼此差异，我们没有闯过这一关，那就应该坦然放下，因为这不怪我也不怪他。他真的对我好过，真的爱过我，这就足够了。

《失恋33天》结尾中，金婚老人相濡以沫多年的感情和王小贱冒雨去接黄小仙的剧情，都让我觉得温暖，让我觉得爱情还是充满希望的。于是我也决心去感受生活的美好，一点点努力去拆卸我厚重的城墙，让阳光透进来，让微风透进来，让下一份爱住进来。

我终于释然了，爱情本来就没那么简单，都那么久了，我应该试着去放下他，也放过自己，放手也是一种爱。

看到方琪通过我推荐的书方走出了失恋的阴影，并开始对生活充满希望，我真心替她感到高兴。如今的她依旧是位优异的女孩子，不同以往的是身上多了一份亲切温柔的气质，而且也拥有了新恋情。祝愿她越来越美好。

共鸣文献分析

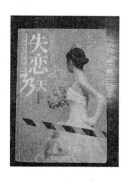

书名：《失恋33天》
作者：鲍鲸鲸
出版社：中信出版社
出版年：2010
ISBN：9787508618081

● **作者·内容·主题**

鲍鲸鲸，1987年生人，独立艺术家，2008年结业于北京影戏学院电视剧编剧专业。鲍鲸鲸是个极其不爱与外人打交道的性格古怪的姑娘，大学毕业后，仅上过一个月的班，便宅在家中与自己相处。被男友抛弃后，她将失恋的巨大痛苦诉诸笔端，创作了她的首部小说《失恋33天》，用黄小仙之口宣泄了失恋的痛苦，受到了年轻人追捧。2012年，《失恋33天》被搬上银幕，大获成功，好评如潮。同年她喜获49届金马奖最佳改编剧本奖。

《失恋33天》讲述的是在婚庆策划公司工作的刻薄女黄小仙，偶然发现自己深爱的男友和自己的闺蜜在一起了，失恋、背叛的双重打击使得她的日子变得浑浑噩噩，每天都像是在深海里挣扎。作者站在黄小仙的角度，以日记的形式记录了小仙失恋后33天内所经历的痛苦挣扎及情绪起伏，记录了黄小仙重新认识世界，从失恋的痛苦中走了出来的过程。

小说的最后，金婚老人陈老师写给张阿姨的那封字数寥寥却感人至深的信、王小贱冒雨去接黄小仙的剧情，都充满了温情，让黄小仙感受到久违的温暖。她发现新的生活就在当下，就在眼前。

●阅读疗法原理

认同：失恋会给人带来的巨大心理创伤，很多人因失恋陷于痛苦的深渊，甚至抑郁成疾。方琪全身心爱着的男友移情于她的闺蜜，让她瞬间失去了爱情和友情，两个最亲密的人的同时背叛，让她深陷抑郁的泥潭不能自拔。当她读了《失恋33天》，看到主人公黄小仙失恋的原因和自己极其相似，这让她感同身受，引起了强烈共鸣。读黄小仙就仿佛在读自己，原来世上并不是她一个人这样倒霉，她的内心一下子找到了平衡点。

净化：当方琪读完黄小仙33天的失恋日记，体验了主人公失恋的悲愤、痛苦、失落、怨恨、无助与自省的全过程后，特别是小说中黄小仙一边追着出租车跑一边哭着挽留的场景、前男友给小仙儿打电话却充满谴责的场景，她号啕大哭，压抑已久的感情痛苦被宣泄了出去。她跟随主人公释放了纠结、怨恨和不甘的心灵毒素后，内心得到净化。

领悟： 内心平静下来后，黄小仙的经历就像一面镜子，让方琪认真反思了自己在恋爱中的不足：虽然自己在多方面十分优异，但在处理感情方面仍很幼稚，只顾自己骄傲却不顾他人的自尊心，所以才给了对方很大的压力，让对方感觉累。自省自查后，她悟出：不能再纠结过往，过去了就该放下，放手也是一种爱。这次失恋的经验是她的一笔宝贵财富，今后迎接自己的"王小贱"时，她已累积了宝贵的经验。

●适应症

本书特别适合被失恋痛苦所困的年轻人阅读，对失恋者的抑郁情绪有着良好的疗愈效果。失恋者可以跟随女主角一起宣泄失恋的痛苦情绪，感悟失恋原因，重拾生活的希望和信心。

失去他我就失去了全世界

求 助 者：小影，女，18 岁。

病症病史：应激性抑郁障碍，1 个月。

问题成因：失恋。

症　　状：精力不集中，哭泣，失眠，食欲减退，厌恶自己，有自杀意念。

阅疗处方：【书籍】鲍鲸鲸：《失恋三十三天》，斯蒂芬·茨威格：《一个陌生女人的来信》；张德芬：《遇见未知的自己》；张小娴的《谢谢你离开我》；

音乐处方：黄丽玲：《给我一个理由忘记》。

共鸣文献：张德芬：《遇见未知的自己》。

案例故事

"今天，我向大家推荐一本好书——张德芬的《遇见未知的自己》，它和《失恋 33 天》《一个陌生女人的来信》一样，能疗愈失恋创伤……"看着讲台上这个神采飞扬、满面红光的女孩子，我不禁想起了三个月前的一个午后。

"请问……老师在吗？"怯怯的声音在门外响起。

"请进！"话音刚落，一个扎马尾的女孩便低着头走了进来。我快速观察着这个不到 20 岁的女孩，一双大眼睛空洞无神，稚嫩的脸上写着忧郁和绝望。

女孩悄悄扫视了一下阅疗室后，眼睛盯着微开的门。我迅速插上门，对她说："现在就我俩，不会有人打扰了，请问你有什么需要我帮助的吗？"

女孩沉默了一会，未开口泪先流，哽咽着说："老师，我失恋了，我被骗得好惨，但我仍然爱他！"下面是她断断续续的故事。

他为什么要骗我

我叫小影，今年18岁，大一新生。他是我打工时认识的餐饮部的领班，比我大六岁。因为都喜欢读书，我们很聊得来，特别是他体贴的绅士风度让我着迷。很快我们就建立了恋爱关系，一个月后，在他的软磨硬泡下，我稀里糊涂与他开了房。正当我全身心的享受着爱情的甜蜜时，他却突然短信提出了分手，说是他在老家已经有一个谈婚论嫁的女朋友。这消息仿佛一个晴天霹雳将我打蒙。我的心瞬间凉了，一股怒火让我不顾一切跑到了他的单位，我要当面质问他，为什么欺骗我！但是，单位的同事说他已经请假回家了。

痛苦撕扯着我，我一遍又一遍地给他打电话，但始终无法接通。两周过去了，我内心的痛苦在聚集，无法集中精力上课，天天盯着手机，希望他能给我留下个只言片语，希望再听听他的声音。特别是到了晚上，我机械般地拨着那个熟悉的号码。电话终于通了，等来的却是："你有完没完，你不明白吗，我就是和你玩玩，没想到你这么好上钩，贱货，不要再给我打电话了！"

"贱货"像一把尖刀，扎入我的心脏，心在滴血！我疯狂地抽打着自己的耳光，我傻，我贱，我活该呀！

一个月来，"贱货"这个词一直在我的脑海中晃游，怎么赶也赶不走。我咆哮过，恨过，到头来都是于事无补，我就是忘不了他。失恋的巨大痛苦将我淹没。白天我如行尸走肉，晚上则整宿整宿睡不着觉，睁眼闭眼都是他，止不住地想哭，却又害怕发出声音，只能躲在被窝捂着嘴哭。那种撕心裂肺的痛，深入骨髓。我不敢向舍友倾诉自己的痛苦，害怕他们知道我被抛弃而笑话我，只能将这一切压在心底。我恨自己的愚蠢，恨自己的傻，恨自己为何忘不了他。一天又一天，每天都浑浑噩噩，我觉得失去他就失去了全世界，没了他生活不再有意义。

"死"在温柔地向我招手。一天晚上，我漫无目的地在学校游荡，不知道走了多久，停下来的时候已站在湖边。夜色下，这片湖静谧而安详，我感觉到它向我张开怀抱，它可以包容我身上的污垢，它向我发出慈爱的召唤，我陶醉在这样的怀抱里，双脚已迈进水中。一双有力的大手猛地拽住了我说："孩子，有什么想不开的？什么都不如生命重要，跟我回宿舍去。"我突然发现自己居然有了自杀的举动，瞬间激灵了一下。

救我的是保卫处的大爷，他说早就见我神情不对，注意我很久了。想自杀的想法让我感到害怕，我想摆脱却无能为力。为了让自己尽快从痛苦中走出来，我来向您求助。

对症下书

这是一个因失恋而引发应激性抑郁障碍的典型案例。对于初入大学的 18 岁女孩来说，心智尚未成熟，第一次谈恋爱却遇人不淑，全身心地付出却遭遇欺瞒和背叛，对幸福的渴望与沉痛的现实之间的落差太大，远远超出了她目前心理能承受的范围，而对方最终的冷漠是压垮她心理防线的最后一根稻草。一个多月来，"失去他就失去一切""没有他就没法活"的错误认知，使小影开始意志消沉、贬低自我、丧失信心、怀疑世界，最终发展为自杀倾向。好在她知道主动求助。针对她的病因，我推荐了《失恋三十三天》《一个陌生女人的来信》《遇见未知的自己》及《伯恩斯新情绪疗法》配伍书方。我要求她先读前三本书，每本书的主人公都有被男友背叛的经历，可以让小影在共鸣中认同，宣泄失恋的压抑与痛苦，达到疏郁安神之目的；再读《伯恩斯新情绪疗法》，帮助她改变扭曲认知，从失恋阴影中走出来。

疗效追踪

小影喜欢书疗吧，没有课的时候一般都在这里看书、学习，与一些经历过失恋痛苦的伙伴一起，倾诉苦恼、交流读书心得。因此我能够随时掌握她的阅读进程和读后感受。经过大约两个月的交互式阅读治疗，小影曾经的阴霾一扫而光。

交流中她激动地说："老师，我已经不再痛苦了，黄丽玲唱的《给我一个理由忘记》，我几乎每天都听，这首歌是我的最爱，它对宣泄失恋的痛苦有不可替代的作用。您推荐的书我都读了。《失恋三十三天》和《一个陌生女人的来信》对我宣泄痛苦、平衡心态帮助很大，但是我与张德芬的《遇见未知的自己》更有缘分，若菱孤独的心境和我如出一辙。面对事业、婚姻的双失利，若菱也痛过，也在黑暗中彷徨过，可她最终如老人所说那般，让阳光透进来，照亮了她内心黑暗的地方，点亮了她的人生。我相信自己也可以。尤其是书中关于'臣服'和'口头练习接纳不良情绪'这些方法，让我明白不能在过去的泥淖中止步不前，接受失恋的事实、不抗拒的同时，情绪自然而然就会变得平稳，然后一步步走出痛苦。《伯恩斯新情绪疗法》让我找到失恋痛苦的根源并非失恋本身，而是我的'没有他我没法活'、'失去他我的生活毫无意义'的扭曲认知在作崇，我需要做的只是拨开迷雾，书中口头练习改变不良情绪的方法，我也学着去做。我对这场恋情的看法在一点点改变。感情不求公平，爱而不得，只是缘分还没到。态度改变，心情也就随着好起来了。"

阅疗感悟

学会放下

——读《遇见未知的自己》有感　小影

在那段黑暗的人生低谷时期，我感觉自己就像一根绷紧的琴弦，压抑着，犹如溺水一般。这本书的出现成了我心底的最后一根救命稻草，我一遍又一遍地读着，让自己浮躁的心情平复下来，一点点抚平自己内心的伤痛。

如若菱一般"心在乱岗"，"我是谁？一个被抛弃、欺骗的人"让我想到了自己被男友欺骗、抛弃的事情。我原以为没有人能体会我内心的痛苦，纸上的文字告诉我有人和我有一样的感受，我不再是孤独的一个人，我也可以被理解。一直压抑的情绪一瞬间被宣泄出来，有一种相逢恨晚、想哭的冲动，心底不再像压着一块石头那般沉重。跟随若菱的脚步，我看到了形形色色的人物，他们的人生都不是一帆风顺的。有亲人逝去的，有遭丈夫毒打的，有胃出血的，有丈夫出轨的，有挚友背叛的等，与他们相比，我失恋的痛苦就显得渺小了许多。但同样是痛苦，他们都能走出阴霾，我也不能再退缩和原地踏步。他们给了我走出来的希望。

"凡是你所抗拒的，都会持续。"这是老人交给若菱的，这同时也给我敲响了警钟。在过去的一个多月里，我不愿意接受自己被甩的事实，不甘心地寻找各种理由，不停地问"为什么生活要给我这样的创伤"，却不曾想，是我自己一次又一次将心底的伤疤撕开，使它鲜血淋漓，让自己痛苦不堪。我原以为这是上天对我的不公，让我泥足深陷，此刻我明白了，这是我自己不愿意放过自己，时刻告诉自己"被抛弃了"，一直刺痛着自己。从现在起，我不要在这个伤口上撒盐了，我选择让伤口慢慢愈合。

书中有这样一句话："我们会选择性的去看东西，并且一次来体验这个世界的人、事、物。"就像我，因为失恋，我觉着自己特别失败，觉着自己是个不干净的女孩，每每看到周围人的目光，我主观上认为那都是鄙视与厌恶。一次的遇人不淑，让我不再相信爱情，认为爱情都是充满欺骗的。当我看到这句话的时候，我开始转换自己观念，告诉自己"同学是关心自己的"，当我再看到同学的眼睛时，竟发现那里真的充满了关爱。我还想起一对以前的同学，他们初中开始谈恋爱，虽说早恋不好，但如今他们已经组建家庭、生活美满。不是所有的爱情都是充满欺骗的，我的想法错了。做人不光要动眼，也要动脑，认真地去看，不要让一时的情绪蒙蔽了自己的双眼。

了解这些错误的想法后，我开始着手剔除负性思维。对于不良情绪，我们要学会臣服，因为已经发生的事情，揪着它不放也是徒劳无功，不要抗拒，接受它的存在就好。我还学着做练习："我看见我在寻找被抛弃的痛苦感受，我全心的接纳这种感受，并且放下对他的要。"我一遍遍地练习着，这句话好像带着魔力，带走了我心中的不安情绪，让我放下了对失恋痛苦的执著。

"所有发生在我们身上的事件都是一个个经过仔细包装的礼物。"失恋是痛苦的，但也教会了我不要盲目相信，教会了我什么样的人适合自己，教会了我爱情有甜也有苦。他只是我生命中的匆匆过客，教会我成长后再次离开。我不再恨，不再不甘心，放下心中的芥蒂，拆礼物，迎接明天。

"亲爱的，外面没有别人，只有你自己。"坚守本心，经常审视自己。

如今小影站在这个讲台上，脸上重拾笑容，她将自己的经历作为一个故事讲给那些懵懂的新生听，让他们在练习爱的过程中避免创伤，在失恋的痛苦中疗愈创伤。

共鸣文献分析

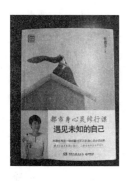

书名：《遇见未知的自己》
作者：张德芬
出版社：湖南文艺出版社
出版年：2012
ISBN：978-7-5404-5757-0

●作者·内容·主题

张德芬，1962年出生于台湾，华语世界深具影响力的身心灵畅销书作家。著有《遇见未知的自己》《活出全新的自己》《遇见心想事成的自己》和《重遇未知的自己：爱上生命中的不完美》等心灵成长书。

张德芬曾有过童年被父母抛弃的创伤经历，成年后又经历了被丈夫抛弃、朋友背叛的感情创伤及事业的失利，因而40岁患上抑郁症、妄想症。为此她辞去高薪的工作，专心研修瑜伽以及各类心灵成长课程，并取得了中国国家心理咨询师的执照。五年后，她的第一本有关身心灵成长的小说《遇见未知的自己》出版，该书以故事的方式深入浅出地跟大家分享她的心灵觉醒秘密，脍炙人口，深受读者追捧。

《遇见未知的自己》塑造了一位都市女白领若凌，她通过同老人、学生等配角间的对话，经由每天都可能遭遇到的种种事件，逐渐把眼光从外在的世界，转向内在世界，进而发现大多数人都不是自己生命的主人，甚至是自己思想和情绪的奴隶，从身心灵三个方面去探讨主宰着人生模式是如何形成的，又如何操控身心，同时提供了如何解决这些模式四种有效方法：

连接—身体。在这个物欲横流的社会，每个人都在匆忙的追求着权利、健康、金钱、快乐等，永不停歇。但真正得到的人却少之又少。因为人们迷失了自我与内在的联系，外在的事物不再决定你的内心，我们不再想尽一切办法从外界获取，以满足内心的不安。可以让人明白不要因为外在而影响自身，情绪的变化是由自己决定的，已达到平稳情绪的作用。

臣服—情绪。生活中的坎坷在所难免，盲目的抵制只会让情绪持续恶化，因为"事实最大，已经发生的事情不能改变"，我们要学会臣服。就像魔法一般，当你接受它的存在的时候，它就会自然而然的消失，就像力作的作用是相反的，你放松它就放松。过激的情绪会让你的大脑失去理智，臣服于不良情绪，往往会有意想不到的惊喜出现。"天下只有三件事，老天的事，你的事，他人的事"，老天的事我们无法抗衡，他人的事我们不能干预，我们可以做的就是管理好自己的事情。臣服于情绪，接纳它，可以使心情放松。

审视—思想。我们大脑中的思想并不是全部正确的，我们要学会区分良莠。静下心来于自己内心沟通，明白自己需要的是什么。"亲爱的，外面没有别人，只有你自己"，摒弃负性思维，建立积极思维。

觉察—身份。我们自己创造了我们的世界。如吸引力法则所说，当你全身心的去做某些事情的时候，这件事情就会实现。明确自己的定位，展望未来。

在这个物欲横流的社会，许多人盲目的追求，迷失了本心，本书通过身心灵的结合，教会人们审视自我，找到与身体连接的方法，了解自己真正需要的是什么。生活的波折在所难免，重要的是对于已经发生的事不要抗拒，学会臣服，全身心的接纳它，转念思考，最终会发现：每一个波折都是一个礼物，教会你成长。

●阅读疗法原理

认同：小影对开篇若菱"活着真累""心在乱岗"的情绪产生了共鸣，这正是她初始的心情写照。尤其是若菱被丈夫背叛时那种愤怒、痛苦与委屈，以及由此衍生出丈夫之所以出轨是因为自己不够好的错误认知，还有对未来的惶惶不安等情节，更是写出了她的心声。那一刻，当那些一直被她压抑而不敢和人分享的想法从另一个人的口中讲述出来的时候，她内心躁动不安的情绪得到了平复：原来不止她一个人有这样的感触。若菱不光经历丈夫出轨，还有挚友的背叛、事业的失利，最终她走出了被抛弃的痛苦，却被婚姻束缚了想要自由的翅膀。小影不禁为自己没有活在双重束缚之下感到庆幸。

净化：小影在若菱的身上找到共鸣的同时，不由自主地将自己代入剧情，跟着若菱一起感受她被父母抛弃的悲伤、被丈夫和朋友背叛的愤怒、事业失利的不安，将自己心底的悲恸一步步地宣泄出来。她得到了轻松，就好像压在心口那块让她喘不过来气的石头被搬离了，心灵得到了净化。

领悟：小影结合书中的方法调整自己的心态，认识到以前那个活泼开朗的姑娘如今因为失恋变得死气沉沉，在这场初恋的感情纠葛中，她迷失了自我。面对不良情绪，她学会了臣服，而不是去抗拒，接受自己失恋的事实，感谢渣男的离开是上苍对自己的庇护。也悟出"失去他就失去全世界""失去他自己就没法活"完全是自己大脑的错误认知，明白了失恋不是坏事，而是教会她如何识人。

●适应症

本书适合所有因童年创伤、失恋、事业受挫而患神经症的人阅读。其对患者修复创伤、启迪智慧、战胜抑郁有辅助治疗作用。对有常见心理问题的年轻人来说，也是解除烦恼的灵丹妙药。

如何摆脱暗恋痛苦

求 助 者：小夏，女，21 岁。

病症病史：轻度抑郁，1 个月。

问题成因：暗恋不得。

症　　状：自卑，注意力不集中，失眠，胡思乱想，有轻微幻觉。

阅疗处方：【书籍】斯蒂芬·茨威格：《一个陌生女人的来信》；鲍鲸鲸：《失恋 33 天》；

　　　　　岩井俊二：《情书》；

　　　　　【电影】《初恋这件小事》（泰）。

音乐处方：陈洁仪：《心动》。

共鸣文献：斯蒂芬·茨威格：《一个陌生女人的来信》。

案例故事

　　小夏是校文学社的骨干，写得一手好文章，尤其擅长刻画女性人物细腻的心理，作品多次发表在校刊上，我因曾邀请她做"读一本好书"大赛的评委而与她熟识。小夏有一双明媚的眼睛，无论何时都盛着满满的笑意，好像不可能有事能让她皱起眉头，所以，当她来到阅疗室时，那双失了神采的眼睛令我心中一紧。她捧着热茶沉默坐了许久才缓缓开口，向我讲述了折磨她许久的秘密，一个关于"爱"的秘密。

我在他身后，他却不回头

　　我暗恋一个男孩子两年了。

　　他的名字很好听，叫林扬。他那双明亮的眼睛，总是挂着干净的笑容，一身黑白格子衫，袖口翻折至臂弯，很帅！他非常优秀，而我长相也蛮不错，还是人们眼里的一枚小才女，这让朋友们时常打趣我说："那小子是不是给你灌了什么迷魂药，让我们小才女如此神魂颠倒。"

每当这时，我总是害羞的笑笑，也不搭话，因为我也不知道自己为什么对他心动不已。或许是他低头看书的认真样子，或许是他清秀隽永的字体，又或许只是他无意间抬头看向窗外时阳光下俊逸的侧颜。爱情嘛，爱上一个人，从来就不需要什么理由。我放弃了睡眠，早早起床去图书馆占座，一待就是一整天，只为了多看他一会儿。走在上下课熙攘的人群中时，我总是东张西望寻找他的背影，只一眼就能轻而易举地认出他，然后偷偷跟在他身后，踩着他阳光下高大的影子，一路向前。我就这样一点一点地默默关注着他，等我发觉时早已深陷其中，无法自拔。每次看见他笑，感觉整个世界都亮了。我一想起他，也总是禁不住地傻笑，是那种没来由的、从心里漾出来的笑。

有人说，恋爱中的人不是诗人便是傻子。而我就是那个傻子。可我心甘情愿做一个爱着他的傻子。我做过的傻事恐怕不计其数：他在学校演出上弹奏巴赫的曲子，我会下载下来设做手机铃声，在难得的闲暇时光里狂补各种钢琴乐理；他的毛笔字写得苍劲有力，经常放在大厅展览，于是我报了书法选修课，天天练习行书，宿舍里的墨香挥散不去，惹得舍友常常抱怨；他的QQ空间是我唯一可以了解他的窗口，无论他分享什么我都会去看，而一句模糊的状态便让我牵肠挂肚，辗转反侧。我飞蛾扑火般地向他靠近，只要听到有关他的消息就喜不自禁，要是看到他和其他女生走在一起便会难过得好几天吃不下饭。可他从来都不知道我为他做过的傻事，更不会知道在这个校园的某个小角落里，有一个人正在以傻瓜般的方式爱着他，并甘之如饴。但我没想到，我对他的爱最后竟逐渐演变成了压在自己心里沉沉的巨石。

在爱情这条道路上我用自己笨拙的方式蜗牛般缓慢前进，我时刻关注着他，却从没和他说过话。偶尔会偷偷翻看他的微博，在早晨起来刷牙之前，在课间，在等红灯的时候，在吃午饭的时候，在睡前的最后一秒。后来我们渐渐熟识起来，我就在朋友圈对他设置了特别关注。我总是深夜活跃在朋友圈，发一些多愁善感又让人一头雾水不知所云的情话，而那些话，原本就是说给他一个人听的，但是为了让他一个人知道，却要假装说给一万个人听。

我在日记本里一遍遍告诉自己并没有那么喜欢他，但却越来越喜欢他；我在纸上写满他的名字，好像透过这简简单单的两个字就看见了他；我在心里一遍又一遍念他的名字，那么好听且独一无二。我常常想着，我正一步一步走向他，或许总有一天可以靠近他，可又也许我和他之间永远没有结局。但我抗拒不了自己的心，只管一头扎进去。大学的生活一步步推进，我对他的爱也只增不减。

但故事没有向我期望的那样发展。新学期的开始，林扬牵手了同院系另一个女孩。朋友圈里他们甜蜜的合照，如晴天霹雳劈头盖脸地向我袭来，紧接着我的心里刮起了暴风雨。走在路上，眼泪开始止不住地往下掉，漫天的委屈涌上心头，难过的感觉一点一点入侵肌体、吞噬灵魂。我只剩一副空荡荡的躯壳走在路上，原来心里装着的满满的幸福感已经被撬空，属于别人了。

我几乎翘掉了全部的课，躲在宿舍里不出门。躺在床上时，我觉得自己开始下沉，很慢很慢却无法阻挡，一个人一遍遍反刍着我们之间的每一个细节，解读出了各种隐喻和暗示。在我的心里，早就与他过完了一生。我所有的幻想都是关于他的，夜里开始不断地做梦，梦里都是他的影子，或分或合，或偶遇或诀别，但是永远追不上他的脚步，醒来时动弹不得，枕头湿透。

我甚至申请了一个QQ小号，上传他的头像，取了他的名字作为昵称，每天与"他"说话："嗨，小夏，你好啊！""是啊，其实我有那么一点喜欢你的……"我还把偷拍的所有关于他的照片传到一个单独相册，设了密码，是他的生日。如果爱情也能算是一种武功秘籍，随着爱的程度功力逐级加深的话，我想大概我早已经走火入魔了。

多么不幸，林扬仿佛成了我的劫难，成了我可望而不可及的梦。我开始陷入了不断地自我怀疑，因爱所致本能的卑微让我觉得是自己不够好。像一粒尘土般，把自己低到尘埃里，我把所有的原因都归结到自己身上。我已经忘了之前的自己是什么样子，蜷缩在他的影子里，心惊胆战，如履薄冰，连呼吸都不敢用力。逐渐地，我找不到出口，逃不出去，我小心翼翼地呵护着自己这份脆弱的爱，一次次假装不爱他。可是我真的做不到。

我们的人生轨迹各自笔直向前，没有相交。纵使我一往情深，一路狂奔紧跟在他身后，他却从没选择过回头看我一眼。

我该怎么办？我知道他已经有女朋友了，可我就是忘不了他。我每天都控制不住地去想他，做什么事都有他的影子，成绩也一而再地下滑，吃不下睡不好。我想忘了他，变回原来快乐的自己，老师我怎样才能做到？

对症下书

暗恋的痛苦不亚于失恋。小夏暗恋男孩两年，因为自己害羞及内敛的性格，迟迟没有表明心意，在发现男孩有了女友后而情绪失控，出现了寝食难安、失眠、自卑等轻度抑郁症状。

在大学及中学阶段，暗恋这种朦胧而又无法言明的爱情十分常见。我曾做过一个针对大学生的校园调查，结果表明，多数男孩和女孩都曾有过一个喜欢而又不敢表白的对象，只能默默关注，不忍打扰。随着年龄的增长及周围社交环境的变化，这样的感情在大多数人心中都会渐渐褪色，只有极少部分人会越陷越深，毫无疑问，小夏属于后者。针对她的情况，我向她推荐了《一个陌生女人的来信》《情书》及失恋疗愈读本《失恋33天》，还有电影《初恋这件小事》《假如爱有天意》等佳作，期望能让小夏早日走出暗恋不得的痛苦。

疗效追踪

我与小夏约定每周见一次面，交流读书心得。

她说鲍鲸鲸的《失恋33天》她反反复复读了半个月，书中主人公失恋后的煎熬心情她都有，更让人难过的是，暗恋心思无法说出口，无法与对方有交集，所以感觉暗恋比失恋还痛。《情书》中主角藤井树细腻隐晦的暗恋也让她感同身受。《一个陌生女人的来信》则仿佛是为她量身打造的一样。她反反复复地翻阅此书，书中的每一字、每一句简单朴实的话，都透着女主人公的快乐与忧愁。每读一遍，她都会潸然泪下，好像在读自己。她从女主人公的经历中学到了太多，"放手"是她对这段暗恋时光最好的终点。此外，电影《初恋这件小事》也给她的生活注入了正能量——为了喜欢的人，去成为更好的人。两个月后，小夏完全调整好，原来那个笑靥如花的女孩又回来了。

阅疗感悟

学会放手

——读《一封陌生女人的来信》有感　小夏

当我深埋在自己一个人的爱情里无法自拔时，《一个陌生女人的来信》被放到了我手中。刚开始我只是抱着半信半疑的态度去读，却在不知不觉中被陌生女人的故事所吸引。

书中写道："只是为了那个永远也不属于我的你，我干了多少傻事呀！我亲吻你的手摸过的门把，我偷了一个你进门之前扔掉的雪茄烟头，这个烟头我视若圣物，因为你的嘴唇接触过它。晚上我百次借故跑下楼去，到胡同里去看看你哪间屋里还亮着灯光，用这样的办法来感觉你那看不见的存在，在想象中亲近你。"读到这里，我的委屈涌上了心头，鼻子顿时酸酸的。我打开手机，翻着相册里他的各种照片。我想起在自习室，他吃饭回来看到杯子里的热水时满是疑惑望向四周，而我却悄悄低下头，只能偷偷地用余光注视他。夏天桌上的冷饮，冬天提神醒脑的热咖啡，以及纸条上的笑脸，我却一直也没有勇气告诉他那都是我做的。每天想起他我就写一张纸条，存满一整罐，倒掉，再写，周而复始。

陌生女人说："倘若我的死会使你痛苦，那我无法咽下最后一口气。"她直到自己死去才把一切告诉男人，她不想给男人带来任何麻烦，即使是怀了男人的孩子，也选择独自一人把他抚养大。暗恋是卑微者的墓志铭，我亦如是。我也从没想过给男孩带来一点点的烦忧，想更接近他，却又怕打扰到他，所以小心翼翼，像一只谨慎的兔子，做过唯一大胆的事，就是喜欢他。

爱情大概就是一个人为了另一个人心甘情愿的付出和改变吧。他在人群里闪闪发光的时候，我把自己藏在一个小角落里，拼命努力。他学了七年的吉他，画画、摄影、书法也样样在行，我也开始默默努力，学习漫画和素描，学习拉丁舞，练习口语……我所做的一切，就是为了能够离他近一点，再近一点，让他一侧头一转身就能看见我，一直站在他身边的我。

我多么希望我站在舞台的中央独舞时他能恰巧路过，我的画在展览厅里展出时他会驻足观看，我流利的英语能让他大吃一惊。与暗恋的自歌自舞、自喜自卑、自导自演相比，奥斯卡简直不值一提。

陌生女人用一辈子去爱的男人自始至终没有爱过她，甚至不知道她的存在，而她始终以愉悦的心情爱恋着他。而当我喜欢的男孩牵手别的女生时，我却几乎崩溃。我做不到像陌生女人那样，看着他与别的女孩在一起，那感觉就像是心爱之物落到了旁人手中，我难以忍受。

但陌生女人却说："爱是一个人的事，而爱情是两个人的事情，所以，我爱你，与你无关。"在漫漫的黑夜里，她一遍遍这样安慰着自己，也宽慰着我。我渐渐发现，他所有特别的意义，其实是我自己赋予的，从始至终，他都与我保持着普通朋友的距离，一切的美好都是我大脑加工后的产物。

我逐渐领悟到我能做的就是先学会爱自己，这也是唯一方法。于是我在老师的指导下，开始每天写日记，主题不再是他，尽管开始这样做很难，但是我学着去感受身边一点一滴的变化，记录下自己身边的温暖和小确幸，也更加珍惜友情、亲情。我不再把爱情当做生命里的全部，而是把生活中、学习中的小目标当做自己前行的动力。爱来得很容易，放下这份爱却很难，我没有刻意去遗忘，因为这些爱都是真实存在过的，而那段因为喜欢一个人更变得更加努力的日子也是我大学里最美好的时光。

慢慢地我发现，他并不是我想象中的那个人，他的身上其实存在许多我不喜欢的地方，只不过被爱蒙蔽了的我将那些"不好"通通无限缩小。现在，我能够拂去眼前的迷雾，正视他的所有，让时间淡化心中炙热的爱恋。我知道自己通过陌生女人的故事里得到治愈，放下了爱他的执念，从他的影子里走到了明亮的阳光下。

共鸣文献分析

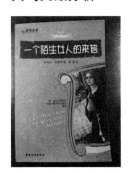

书名：《一个陌生女人的来信》

作者：（奥地利）斯蒂芬·茨威格

译者：张玉书

出版社：中国和平出版社

ISBN：8802101434

●作者·内容·主题

斯蒂芬·茨威格，奥地利小说家、诗人、剧作家和传记作家。代表作有短篇小说《象棋的故事》《一个陌生女人的来信》，长篇小说《心灵的焦灼》，回忆录《昨日的世界》，传记《三大师》和《一个政治性人物的肖像》。

《一个陌生女人的来信》是她杰出的代表作，讲的是一个著名作家 41 岁生日时突然收到一封陌生女人的长信，没有署名、没有地址，这封信来自一个临死的女人，信中讲述了一个刻骨铭心的、与作家有关的故事。故事始自十八年前，陌生女人初遇作家的一刹那。陌生女人还是一个亭亭玉立的少女时就爱上了作家，在历经生活的艰辛与时间的磨砺后，已饱经沧桑的陌生女人依旧爱着作家。她偷偷地生下了作家的孩子，养育着他，即使看着孩子在她眼前死去，也从未动摇过对作家的那份真情。直至临死前，陌生女人才决定告白，她躺在凄凉的命运的甲板上，把全部的爱注于笔尖，向她爱了一生却还不认识她的男人讲述了一个关于"爱"的故事。

●阅读疗法原理

认同：暗恋和失恋一样会给人带来的巨大心理创伤，甚至导致抑郁，严重的还会丢了性命，陌生女人就是典型案例。小夏暗恋男孩两年，得知对方有了心爱的女孩时精神彻底崩溃。读了《一个陌生女人的来信》后，她看着陌生女人如何一点点爱上作家，如何为作家做每一件傻事，她一遍又一遍读着那些戳中她心灵的句子，突然觉得自己就是陌生女人，陌生女人的所有痛苦都让她感同身受，引起强烈的共鸣。伤痕累累的心被那些字句悄悄滋润，她明白了原来世界上不只有自己那么傻傻地爱着一个不知道自己存在的人，内心一下子找到了平衡点。

净化：当小夏流着眼泪读完陌生女人用生命书写的告白信，体验了主人公暗恋的悲凉、痛苦、失落、委屈、怨恨和无助时，自己两年间为男孩默默付出的痛苦与压抑被置换了出去，内心得到了净化。

领悟：掩卷深思，小夏认为陌生女人为一个不爱自己的人堵上青春，丢了性命不值。她觉得陌生女人把全部的爱都用来去爱了别人，却忘了自己，这样的爱太过极端。因而她渐渐明白，既然自己得不到对方的爱，也就不必苦苦追求，让自己满心疲惫。于是她开始尝试着放下这一切，给别人自由，也解放自己。至此，小夏不再沉浸于一个人的苦恋中无法自拔，她开始转移注意力到其他方面。慢慢地，男孩也淡出了小夏的生活。陌生女人的爱情经历让小夏懂得了不要去为了一个永远不爱你的人伤心落泪，学会了放手，也让她领悟到了"若要爱人，先要好好爱自己"。

●适应症

本书适合被暗恋、失恋痛苦所困的年轻人阅读，尤其对失恋者的抑郁情绪有着良好的疗愈效果。

事实并没有你想象的那么糟

求 助 者：小敏，女，19岁。

病症病史：抑郁症，2个月。

问题成因：父母离异，高考失利，失恋。

症　　状：无价值感、无快乐感，社交障碍，厌学，失眠，有自杀意念。

阅疗处方：【书籍】阿尔伯特·艾利斯：《合理情绪疗法》；圣弗朗西斯科·加莉：《快乐女人》。

共鸣文献：圣弗朗西斯科·加莉：《快乐女人》。

案例故事

2009年临近暑假的一天，我接到一个同事的电话，说有个患抑郁症的学生的家长想见我。见面后我了解到，患病的学生叫小敏，大一学生。一个月前被医院诊断为抑郁症，服药治疗效果并不理想，晚上依然睡眠不好，白天无法集中精力听课，同学关系紧张、厌学、有自杀意念。因怕女儿出事，小敏的母亲已经来校陪住一个月了。一旁的小敏不耐烦地听着母亲唠叨，缄默无语。我请小敏的母亲离开后，小敏才松了一口气。一阵沉默后，她便愤愤地说："都是我妈的出轨，才导致我现在这样。"接着她向我诉说了令她崩溃的故事。

家破情断梦碎

我至今仍无法相信尹帅对我的残忍，他毫无征兆地就说不爱了，再也不接电话、不回短信了，我几乎要疯掉了。那些曾经的幸福，仿佛还在眼前……

我与尹帅同在实验中学的冲刺班，一开始我们是对手，学习上你追我赶，为班里第一的位子竞争。渐渐地我们由暗暗较劲到相互欣赏，爱的种子不知不觉在心里悄悄萌发。我们共同的理想是北大。每天早上全班都会宣誓共勉，他和我一起喊出："愿艰辛燕园路，我们风雨同舟！"在那美好而又纯真的岁月里，我们两人相互扶持、彼此照顾，感情也慢慢升温，默契到一个眼神就能读懂对方的意思。两人之间只隔了层薄纱，但谁也没有主动揭开。

我平时住校，半个月回一次家，每次回家父母总是准备一大桌美味，一家人有说有笑，让人觉得温暖又幸福。高二以后我隐隐觉得父母之间好像比以前客气了许多，但并没有多想。高三上学期的一个周三，由于学习太拼命导致劳累过度，我得了重感冒，头痛欲裂，老师准假让我回家休养几天。为了不让父母担心，我没提前告知他们。谁知到家后家里锁着门，父母竟然都不在。邻居大妈是个长舌妇，她凑过来神神秘秘地告诉我说："你爸妈早就离婚了，你妈傍上了一个大款，还嘱咐我们都不要告诉你。"我根本不相信，认为邻居故意捉弄我，但心中还是有不安和恐慌。我迅速拨通了爸爸的电话，劈头盖脸就一通质问："你们真离婚了？"爸爸沉默了好久，说回家解释。接着我又拨通了妈妈的电话，歇斯底里喊道："你给我回家来！为什么抛弃我和爸爸！"我根本无法接受自己眼中恩爱的父母却早已离婚的事实，爸妈惶恐地赶回来后，我冲着他们愤怒地大吼"为什么！为什么！"，眼泪像开了阀的水龙头，哗哗地流。我把自己关在房间里，趴在床上拼命地哭，直到哭累了沉沉睡去。我无法原谅妈妈的背叛！

父母离婚对本来就处于高三高压状态的我来说是沉重的打击，我开始上课走神，心烦意乱，学习直线下降。在我意志消沉的时候，尹帅捧着一大束鲜花送我，鲜花里夹着一张小卡片："我爱你！我们一起上北大，我要照顾你一辈子！"在我情绪低落、抑郁混乱的时候，尹帅别样的爱情表白给我打了一针强心剂，让我又燃起了对生活的希望。

爱情总是很美好，我们两个人都小心翼翼地维系着这份来之不易的爱情。尹帅对我很照顾，尽管学习很累他还是会逗我开心，在我情绪低落的时候，他会给我朗读《假如生活欺骗了你》。父母离异的忧伤在尹帅爱的呵护下，暂时被淡化了。虽然高中严禁谈恋爱，但我们依然爱在当下，不顾将来是否会开花结果。长时间的相处让我越来越依赖尹帅，我开始觉得尹帅是我的氧气，没有他我就无法呼吸。同时我也觉得不安，因为我太害怕失去这份浓烈的爱了。

高考结束，等待分数的每一天对我来说都那么难熬。盼望已久的时刻到了！我小心翼翼地输入了自己的考号，可在成绩出现的那一刹那，我的梦想碎了，心也碎了，我只感觉大脑一片空白——与北大的分数相差90分。我不停念叨："完了，完了，一切都完了。"想到妈妈决绝地离去，想到自己不争气的分数，想到我与尹帅不确定的前景，我趴在桌子上号啕大哭起来。接连的打击让我几近崩溃，根本听不进任何安慰。爸爸低声说："没事孩子，上不了北大，咱去普通大学，争取考北大的研究生。"爸爸的提醒让我止住了哭声，内心又升起了一线希望。不管多痛苦，我知道自己终究要去面对现实。尹帅以680分的好成绩，顺利考入了北大，我560分，被调剂到了泰山医学院。临别时，我俩约定北大一起读研。

来到这样一所大学的我并不甘心，我恨自己不争气却也看不起身边的人。我觉得自己是虎落平阳，不屑与身边的人相处。唯一开心事的就是跟尹帅聊天，看看北大的世界。开学两个月了，尹帅从天天给我发在学校的生活到不主动打电话、不回我短信，对我越来越冷淡。为挽回感情，我发去了他曾对我说的海誓山盟，但他无动于衷。直到有一天，我看到他的QQ头像变成了另一个漂亮女生，我才意识到尹帅变心了。他不接我电话，我就通过短信质问他，他没有解释太多，只说了句"我们不合适，分手吧"。我再打电话就变成了关机、空号。尹帅的离去比父母离婚更让我绝望！失魂落魄，天塌地陷，我失去了温馨的家，失去了心爱的男友，我觉得自己是世上最倒霉的人！我想骂尹帅背信弃义、见异思迁，但没人可骂。我只能几近疯狂地抓起电话对妈妈大吼大叫："都是你整得这个家支离破碎，都是你导致了我今天的惨状，我恨你！"但我更多的是对自己的谴责，我固执地认为自己不争气、不讨人喜欢，认为自己一无是处，觉得活在世上毫无意义！

白天我如同行尸走肉，人在听课，大脑却走神，记忆力减退，什么也记不下，开始厌学、逃课。渐渐地我开始用小刀划胳膊，看着血流出，感觉到身体的痛，我内心的痛才能稍微减轻。晚上我会做噩梦，一个接一个，一次次惊醒，难以入睡。我想过自杀，可没有足够的勇气。去医院心理科，诊断结果是抑郁症，但吃药一个月了也不管用。辅导员电话通知我母亲接我回家疗养，可我恨她，死也不愿回到那个支离破碎的家。虽然我知道她很后悔在我高考前与爸爸离婚，觉得对不起我，但我根本不想理会她的忏悔，我觉得都是她出轨才造成我没考上北大。

对症下书

　　小敏是典型的应激性抑郁障碍，而导致她抑郁的根源是：家庭的破碎，北大梦的破灭，还有男友的抛弃。这三个重大负性事件的打击，完全超出了一个19岁女孩所能承受的极限，加之没有进行专业疏导，负性情绪没能及时宣泄，致使其精神濒临崩溃边缘。而她把种种的不如意、不顺利全归因于"我不优秀""我不争气""我一无是处""我一无所有"，这种消极思维模式让小敏陷入了自卑自责的恶性循环当中，出现了厌学、厌食、失眠、自残、有自杀意念的严重抑郁症状。针对小敏的情况，我在对她进行疏导安抚后，开出了改变负性想法、战胜情感困惑、获得自信快乐的生活的良方：《合理情绪疗法》和《快乐女人》。《合理情绪疗法》主要引导她明白她痛苦抑郁的原因并非失恋、家破及北大梦断，而是她自己对这几件事的看法，改变了看法就会从抑郁中走出来。《快乐女人》是专门针对因情感困扰陷入抑郁的女士写的书，书中用大量生动的案例来验证"合理情绪疗法"的实用性和科学性。

疗效追踪

　　暑假后，小敏再次站到我面前时，我几乎没有认出她来。眼前的她面色红润、阳光时尚。"老师，我可以抱抱您吗？"她说，"非常感谢老师推荐给我

《快乐女人》这本书拯救我的心灵。加莉用朴实的语言讲出了《合理情绪疗法》的核心内涵，句句入心。它抚平了我心灵的创伤，让我坦然释放了自己心中的重负，虔诚地归皈了自己的信仰——做个积极快乐生活的人！"

阅疗感悟

点亮心中的那盏灯

——读《快乐女人》有感　小敏

以前我是一个不知愁是啥滋味的女孩，学习成绩优异，有温馨的家和爱我的男友，我似乎没有烦恼的理由。但是，突然间，母亲的离开、燕园梦的破灭、男友的决绝，这一切的一切令我窒息。孤独无助的我感觉自己被全世界抛弃了，绝望地向那无底的深渊坠落、坠落……眼前漆黑一团。梦的忧伤，爱的迷惘，情的彷徨，我的心降到了冰点。家破了，挚爱走了，我的生活已毫无意义，只剩浑浑噩噩，度日如年。

当我打开老师推荐的《快乐女人》时，书的开头有一句话深深地吸引了我："造成一个女人情感反应的并非事件本身，而是个人的想法。"这句话与埃利斯的"合理情绪疗法"如出一辙。难道我的痛苦、我的抑郁真的是我自己造成的？我开始思索。紧接着她又指出："事实并没有你想象的那么糟。这真是千古名言。事情之所以乍看起来很糟，是因为你的心智能够重新创造过去的事件，并预告未来的事件，使这些过去和未来的事情在一瞬间全发生在你眼前——尽管事实并非如此。尤有甚者，你的心智还能在任何事件上加上额外的戏剧性，使得这事件的状况似乎比原来的事实更恶劣。更重要的是，你可以在数秒钟内，于脑海中重现这种想象的事件数十次。"茄利仿佛看透了我的心思，这不正是对我几个月来自我折磨的概括吗？刹那间我有种轻松感。回想过去的几个月，我好像陷进一个无底的黑洞，周围全是无助与凄凉。我不知道什么在控制着我的思想，每天总是一遍一遍地回忆那段黑暗的日子，越回忆越痛苦，越痛苦越回忆。我以为所有一切都是上天安排的，我无法左右，只能被动地一遍遍接受痛苦的洗礼，就像个重症吸毒患者那般戒不掉记忆的毒。我知道我应该停止，但我无法控制自己。

对于这种记忆的毒素，加莉指出："想法是由自己制造的，也是自己要让令你恼怒的想法存在的，一旦明白这个重点，便知道继续为自己的想法而生气、困扰、害怕或沮丧是很可笑的。如果女人持着否定、悲观、怀疑或气恼的想法不自知，生活自然会感到抑郁不乐，每当你忘了是自己的想法使自己消沉时，就会有这样的感觉了。"加莉一下就点出了我陷于抑郁不能自拔的根本原因，并进一步阐明："我们只是以为自己无法控制自己，事实上所有的一切都是在我们的控制下发展的，只有自己才能让自己痛苦，同样的，只有我自己才能让自己快乐。"这段话点醒了我！让我明白了控制这一切的是我自己！拼命踩油门并不能使深陷泥潭的车驶出，而放松油门，往后倒车，就能冲出泥潭。我开始试着慢慢放松自己，多做些别的事情引开我的注意力，主动与别人交流，渐渐发现生活真的没有我想象的那么糟糕。

如果说书的前面部分让我渐渐减缓痛苦，后面一部分则真正帮我走出了精神的深渊。加莉说："艰难困苦是人生难免的，失去与分离是人生必需的，原谅别人也原谅自己，原谅源于以现在为重的思想。当你拒绝原谅某人某事时，便不是活在此时，你紧抓着一个已不存在的过去，以自己的想法折磨自己。重视现在的思想是你可以原谅任何人，也使你能永远解脱，去享受应该享受的人生；不管曾经有过什么遭遇，不管那有多可怕，如果你现在想要快乐起来，就要以更加注重的态度来原谅任何人，包括自己。"我被这段话深深地打动了，我一直不肯原谅抛弃我的妈妈、甩掉我的男友，还有我自己，我活在自己给自己编织的网中，越挣扎网收得越紧，最后勒得我几乎窒息。我想明白了，我选择原谅所有伤害过我的人，我试着理智地看待父母离异，不再心心念念想着弃我而去的男友。

后来我又读到，在女人的生命中有一个与生俱来的东西，就是"快乐心理"。快乐心理是人体内一种无形却可知的力量，虽然摸不到它，也无法加以证实，但它却不是空想。上天不会蓄意让人不快乐，在女人的意识、内心和手中，都有快乐与转变世界的力量，我要用与生俱来的快乐心理让自己快乐。

"好书犹药，药到病除"，此话的内涵我在此时此刻才算是真正理解，书与人的交流，书与人的依依恋情，此时此刻才算真正意义上的达到。我如此坦然地释放了自己心灵上的重荷，虔诚地归皈了自己的信仰——做个积极快乐生活的人！

《快乐女人》是盏心灯，原谅便是点燃心灵之灯的火种。我选择原谅别人，也懂得了宽恕自己，我将把握生命的每一刻，做一个快乐女人，让心灯永明，让微笑永远在阳光下绽放。我又可以再次快乐地活在阳光下了，感谢这本书带我走出抑郁牢笼。

共鸣文献分析

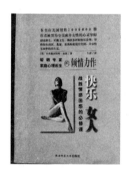

书名：《快乐女人》

作者：（美）圣弗朗西斯科·加莉

译者：左蕾

出版社：陕西师范大学出版社

出版年：2000

ISBN：7561321651

●作者·内容·主题

圣弗朗西斯科·加莉是美国著名婚姻专家和心理医生，被誉为全美成年女性的心灵导师。加莉在《快乐女人》中借助她做过的大量女性咨询案例，用事实说话，告诉所有因情感困扰而深陷抑郁的女人：痛苦的真相并非诱发事件本身，而是个人对事件消极的想法和看法，这些想法和看法都像梦一样是不真实的，只要停止消极想法，启动内在快乐的力量，情绪会马上好转。

本书由"用美丽想法去实现快乐""快乐女人的智慧""情感的痛快故

事""快乐即魅力"等十章组成。书的内容及语言创意横生、乐趣无穷、幽默多样。它告诉女人人生的法则，教女人如何掌控自己思想，学会放下否定与消极，让女人在逆境中突破重围，开始快乐而积极的生活。她指出：上天不会蓄意让人不快乐，在女人的意识、内心和手中，都有快乐与转变世界的力量，女人用与生俱来的快乐心理让自己快乐……若用高昂的代价修复日渐逝去的青春，失去的快乐将是最大的损失。其实人生的每一刻都是一个选择点，从现在开始吧，向生命、向爱、也向自己说一声：我想要活得快乐！

●阅读疗法原理

认同：当小敏看到加莉所列举的大量因情感困扰而陷入抑郁的求助者时，产生了强烈共鸣，人生不如意者十之八九，原来世上有很多女人和自己一样，经历着各种各样的痛苦事件。而当她看到求助者在加莉的分析引导下，改变了负性想法，战胜了抑郁，开心快乐的生活后，受到了极大的鼓舞！原来自己的痛苦抑郁并非父母离异、男友分手、没考上北大造成的，而是自己对这三件事的消极看法所带来的自卑、自责及无休止的埋怨。当她尝试改变消极想法，刹那间就获得了轻松之感，这让她对加莉的观点非常认同。

净化：小敏在仔细阅读该书的十个章节，并把自己代入其中，跟随作者学习"用美丽想法去实现快乐""快乐女人的智慧""情感的痛快故事""快乐即魅力"后，不断反思和做出改变，找回了从前的快乐，内心得到了净化。

领悟：合上书，小敏领悟出：在这个世界上，能够伤害我们的只有自己。人无法不与其他人发生联系，也无法阻止负性事件的发生，关键是人对负性事件的看法和评价。消极评价，人就自寻烦恼，痛苦抑郁；积极评价，人就开心愉悦。我们要有意识地控制自己的思想，不让那些已经发生的伤害深入骨髓，积极地看待每一件事，便可以轻松快乐地生活，让生命在痛苦中开出绚烂的花。

●适应症

该书适用于所有因情感创伤而痛苦抑郁的女性。

我已失去了爱的勇气

求 助 者：婷婷，女，21岁。

病症病史：抑郁性神经症，4年。

问题成因：失恋。

症 状：极度自卑，无激情与斗志，不快乐，害怕陌生人，害怕黑夜。

阅疗处方：【书籍】饶雪漫：《那些女生该懂的事》；鲍鲸鲸：《失恋33天》；

　　　　　【电影】《失恋33天》。

音乐处方：张韶涵：《亲爱的那不是爱情》。

共鸣文献：饶雪漫：《那些女生该懂的事》。

案例故事

婷婷是大二女生，因高中被男友背叛而一直无法走出失恋阴影，整日郁郁寡欢。她缺乏自信，不相信任何人，自我封闭，不参加任何活动，也不敢见咨询师。她的咨询信件《我已失去了爱的勇气》，道出了她内心的苦衷。

我已失去了爱的勇气

我从小就是一个很乖巧的女生，成绩一直很好，很受老师的"宠爱"，父母基本上不用为我的事操心。如老师和父母期望的，我以优异的成绩顺利考上了县一中。报道当天，我满怀热情独自一人踏进了一中的校门，希望能在这里创造属于我的传奇。

开学第二天便开始了军训。炎热的太阳、混乱的哨子声，或许正是这样枯燥的生活，才使他的出现显得清凉无比。在一次中间休息的时候，我感觉后边突然有一个男生碰了我一下，我回过头看到他很害羞地说：同学你的鞋带开了。我赶紧蹲下系好鞋带。就在这时教官过来了，很严厉地训斥我说：原地休息的时候不能蹲下。我解释说我的鞋带开了，他说：鞋带开了为什么不打报告！只听后面那个男生大喊了一声：报告教官，她喊报告了，只是声音太小，您没有听见！教官给了他一个恶狠狠的眼神，便没再追究什么。因为他为我打抱不平，公然顶撞教官，之后教官总是格外的"照顾"他。每当我看到他被教官叫去抬水、做俯卧撑、青蛙跳罚、站军姿，我就很内疚，可他脸上总是带着笑容。他那么阳光、充满朝气，让我非常着迷，我喜欢上他了。从此，我开始默默地关注他。

时间飞逝，高一很快结束了，我们也面临着分科、分班的命运。我很害怕和他分到不同的班级。就在高一的暑假，也不知道什么原因，我们突然聊起天来，忘了是从什么话题开始，也忘了是谁先找的谁，就是很自然地变得亲密无间，无话不谈。突然有一天他向我表白了，那是一种水到渠成、完全不显得唐突的表白，我很开心，这正是我一直期待的。于是，我们恋爱了！

可惜的是，分科我们没分到一个班，虽然还是在一个楼层里，但我总觉得相隔千里。因为不在一个班，加上老师对早恋管得很严，我们平常很少见面，也没有一起吃过饭，更没有牵过手。但对于我们的感情，我还是满怀信心和憧憬的。可是这"异地恋"持续不到半年，我就发现他换了网名"静"，也换了个性签名"执子之手，与子偕老"。发小告诉我：你的那位可能另结新欢了。我很大声地告诉了她三个字：不可能！她问我：你们多长时间不聊天了？我说：我们都在学习，哪有时间，而且他不会骗我的，他一定不会的！

不过听到发小的推测，我心里还是七上八下的，赶紧给他发了消息，但他一直没回。我忍不住去了他的QQ空间，发现有一个人几乎每天都会去他的QQ空间，当我点进去那个人的空间时，我震惊了，里面几乎全是他的留言，其中还有一首藏头诗是：静，我爱你。我彻底崩溃了，恨不得拿把刀杀了我自己，我竟然那么笨，那么后知后觉。如果不是发小提醒我，或许我现在还被蒙在鼓里！晚饭的时候他回复了我，可能是感觉到我发现了什么，就很自觉地给我发了三个字：对不起。我在手机旁冷笑了一声，问他什么时候开始的、她是谁，他没有回答。后来他发了一系列道歉的话，大概就是他违背了他要保护我的诺言等等，我完全看不下去，告诉他永远别再给我发消息。从那以后我几乎每天晚上都会失眠、做噩梦，醒来的时候眼睛一睁开，眼泪就会流下来。我记不起我做了什么梦，但是我知道梦里一定有他，午夜梦回，我抱着双腿在黑夜里哭，内心里无数次呼唤他的名字。

从那以后他再也没有联系我，或许是他觉得对不起我，没有什么理由再打扰我吧，也或许是他觉得根本没有必要理我。在校园里看到他们俩在一起时，我只能躲在角落里一个人默默哭。我无法冲到他面前甩他一巴掌，因为我没有勇气，我不想让他难堪，也没办法面对他。在爱情里我就是一个懦夫。

这件事之后，我不再像高一时那么开朗，变得封闭、自卑，总是躲着人走。我也不再拥有令人羡慕的成绩，总是给班里垫底。在宿舍里我和舍友吵架，尽管是我不对，我也不去道歉，慢慢的我被舍友孤立，她们说我是面瘫脸，好像全世界都欠我似的。其间老师多次找我谈话，我不说话，告诉他我听不懂，几次之后，老师也任我发展，不再管我。我变得越来越沉默。我向老师申请去最后一排，我放弃了自己。我在最后面不是睡觉就是发呆，作业不交，考试交白卷。对于未来我也没了规划，看着他们都埋头学习，我就如行尸走肉一般，我变成了同学里的另类。放假回家我也是一头钻进我的房间，谁也不理，我的心事也从不向父母透漏。正是因为我一贯的省事，父母也没有发现我的异常，家长会我也根本不跟他们说，我一度想退学，却没有勇气。

有一次我在洗手间里看到了他的静，她正在看情书，看完后就随意地丢在了厕所里。我顿时气得发抖，她不珍惜的却是我求而不得的。我发现自己同她比真的是邋遢至极，头发长了不去剪，衣服脏了也不换，这样的自己连我自己都觉得恶心。终于到了高三下学期，马上就要高考了，我无意中看到了邻班的成绩单，他在前五。我好恨自己，我这样自暴自弃，根本就是感动了自己，恶心了别人。我也终于开始恢复了一些斗志，懂得认真学习了，可是我落下的课程实在是太多了，听不懂了，我很急，开始拼命补习。

高考如约而至，通过我的补习，我的成绩可以去二本学校。我已经很知足了。我真心想去改变，可是因为久存于心的心结，导致两年多的自我封闭后，我已经不太擅长和别人交流，也不会找话题和别人聊天。各种因素让我无法走出心理阴影。在大学里，我这种女生没有发展的空间，于是我又陷入了无尽的自卑和孤独中。我该怎么办？

对症下书

婷婷的抑郁性神经症是因高中时被男友抛弃而引发，病情迁延长达四年，其心理的主要障碍是自卑、自责，认为是自己相貌丑、不优秀才被抛弃，由此变得郁郁寡欢、自我封闭，不能正常进行人际交往，也不再相信爱情。解决婷婷的抑郁障碍主要是改变她的扭曲认知。为此，我首先推荐她读失恋作家鲍鲸鲸的《失恋33天》，学习如何宣泄失恋的痛苦，再看恋爱婚姻问题研究作家饶雪漫的《那些女生该懂的事》，补上正确恋爱观课，结合听张韶涵的《亲爱的那不是爱情》歌曲，抚慰受伤心灵。

疗效追踪

三个月的阅读疗法结束后，婷婷的精神面貌焕然一新，人变得开朗活泼了。她喜欢上了书疗吧，喜欢与其他经历相似的同学一起倾诉烦恼、交流读书心得，很快便交到了很多无话不谈的好朋友。

她坦言以前自己很傻，为了不值得的人耽误了自己的美好年华。她说：读《失恋33天》，陪着黄小仙又失恋了一次，压抑的痛苦都释放出来了；读《那些女生该懂的事》，明白了只要自己还有爱的能力，就拥有一万种幸福的可能。过去的已经过去了，还有许多要去追求的东西。她说：《失恋33天》是打开她心门的钥匙，《那些女生该懂的事》是指引她方向的罗盘。她从书中学会了感恩和忘记。

阅疗感悟

我该懂事了

——读《那些女生该懂的事》有感　婷婷

因为被所爱的人抛弃，我开始怀疑自己，怀疑身边的人。我认为自己没有一点价值，被父母和老师忽视就是理所应当的。我因此非常自卑，开始逃离人群、封闭自己，甚至认为自己活着就是浪费生命。有一段时间我真的感觉除了那个人我不会去爱别人了，我也不可能被爱了。

读《那些女生该懂的事》，雪漫阿姨的"爱情是一种学习，是一个过程，那些伤害和挫折，就是帮助你成长的。那些跟你擦肩而过并给你上过一堂'伤心课'的人，你真的要感谢他们，是他们的伤害，是他们的离开，才让你明白了爱情的真相"让我耳目一新。对啊，我虽然被抛弃了，但这对我来说也是一种历练，正是他的背叛，我才明白他不值得我爱，我才有机会去爱更优秀的人。人生不是谈一场恋爱就能一帆风顺、白头偕老的，更多的是在爱情里摔跤、历练，然后慢慢成为一个懂爱、会爱的人。爱错了人，很正常，分开或许是对我们两人的解脱。

被人抛弃就认为自己丑的扭曲认知，让我在相貌上非常不自信。雪漫阿姨说："我们都不是童话里的人物，我们是现实世界里的人，我们有优点也有缺点。我们不完美，但我们真实。""不管长成什么样，把自己弄得干净、清爽、舒服，懂点美容知识，还是很有必要的。""只有当你变得更加强大，你才有更多的勇气和力量去爱你所爱的人，赋予他们更多正面的能量。"我因为被爱人抛弃而自暴自弃，不愿打扮，无心学习，变得冷漠、不近人情，人生也没有方向。雪漫阿姨的这些话，让我恍然大悟：我竟然为了那样一个人嫌弃自己、放弃自己、怀疑自己的相貌？我的相貌是天生的，我为什么不接受自己？我成绩以前很好的，我为什么要放弃学习？我也是一个真实的人，我也有优点有缺点，这都是正常的。既然他不喜欢我，我为什么要勉强呢？我相信在不久的将来，一定会有一个全心全意爱我的人，他会接受我的一切。为了迎接他，我要趁自己年轻多读点书，多走点路，多认识几个朋友，努力提高自己、充实自己，好好生活。

四年来，我一直将自己裹在抑郁的茧里不想出来，《那些女生该懂的事》帮我走出了失恋的阴影，让我懂得我曾经的失去未尝不是一种得到，让我变得坚强，让我相信我依然拥有爱人的能力，让我以后更加理智地对待爱情，而不是一头栽进去，一味盲从，一点理智也没有。这正如张韶涵《亲爱的那不是爱情》歌中所唱："你说过牵了手就算约定，但亲爱的那并不是爱情，就像来不及许愿的流星，再怎么美丽也只能是曾经。太美的承诺因为太年轻，但亲爱的那并不是爱情……"

回头看，我成长了许多。我不再随便就去相信一个男生的花言巧语，也明白了所有未兑现的承诺都不值得念念不忘。谢谢这场不期而遇的相遇，年轻的我与年轻的他，谢谢他让我成长，真心地说一句谢谢。与此同时，我也感谢这本书能帮我这么快正视这段感情，驱赶心魔，打开心结。

雪漫阿姨说："只要你还有爱的能力，你就拥有一万种幸福的可能。"现在的我已经准备好重新开始恋情了，虽然那个他还没出现，不过我有一种预感，他就在不远处。是的，我还有爱的能力，我一定会拥有幸福。

共鸣文献分析

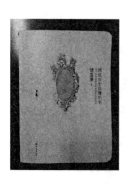

书名：《那些女生该懂的事》
作者：饶雪漫
出版社：译林出版社
ISBN：978-7-5447-3323-6

●作者·内容·主题

饶雪漫 14 岁开始写作，1994 年毕业于四川理工学院人文学院中文系，早年担任江苏《少年文艺》编辑及镇江人民广播电台节目部主持人。饶雪漫作品语言风格多变，被广大的男生女生亲切地称为"文字女巫"，其作品多次登上全国各类畅销书排行榜。曾获新时期儿童文学奖、台湾九歌少儿文学评审大奖、首届儿童文字中青年小说作家擂台赛唯一金奖。

文字女巫饶雪漫永远有着年轻的心境、流畅的故事叙说、抒情的文字表达、灵动的 E 时代思维和斑斓的少年情怀。她的文字细腻、体贴、纯情、扣人心弦，神采飞扬，字字句句都是年轻宣言，非常契合正蓬勃成长，对世界、爱情、善恶充满好奇与萌动怀想的少年们。

本书中录入了五十个有效缓解青春疼痛的私家秘方，那是五十封女孩写给饶雪漫的信。五十封信是从数以万计雪片一样的来信中挑选出来的，代表具有典型意义的五十个问题。每一封信后面都有饶雪漫的详细回答。饶漫雪循循善诱的引导，教会了那些在成长中摇摆的女孩子如何认识自己、学会爱自己、懂得与周围的世界打交道，并在受伤之后能不断地自我修复和自我重建，从而获得更为轻松快乐的人生。

●阅读疗法原理

认同：婷婷失恋只是抑郁的诱因，真正让她情绪抑郁的是她对失恋这件事的扭曲认知：我丑、我不优秀、我不可爱、我再也没有爱人的勇气了等等负性思维。这是缺乏恋爱指导导致的错误的恋爱观。《那些女生该懂的事》就是为女孩补上正确恋爱观的课堂。书中针对感情受伤带来的痛苦、自我摧残、空虚、自我评价低下等问题提出的五十个解决秘方，专门点醒执迷不悟的女孩。因此，婷婷读后如醍醐灌顶，找到了自己的问题的症结，脱离了惯性悲伤，跳出了原来狭隘的视野。

净化：《那些女生该懂得事》就像一个巨大的怀抱，将婷婷深拥入怀，每个故事和问题解答，都如耳语般的在轻声诉说："不要因为有人伤害过你就再也不相信任何人，因为人跟人是不一样的。""人生不如意的事总会有，不如意的事总会遇上。不愉快的回忆如果实在抹不掉，那就学会与它和平共处，坦然面对。""没关系，我们都是这样长大的，不要怕。"……读着读着，婷婷的心灵就得到抚慰和净化。

领悟：掩卷深思，婷婷明白了爱情是不能勉强的，既然事情已经发生就应该试着去面对和接受，不应该为一段不成功的爱情而自暴自弃。也悟出这次失败的爱情对她来说是一次磨炼，明白了要爱自己，即使全世界都抛弃了她，她也可以蹲下来抱抱自己。她开始相信有更好的男生在等着自己。抑郁阴霾终于被驱散，以前那个快乐自信的她又回来了。

●适应症

本书适用于在爱情里受伤，导致自卑、不敢去爱的女孩，能够帮助她们明白：生活不仅只有爱情，还有更多丰富绚丽的东西值得去追求。

她为什么离开我

求 助 者：梦翔，男，22岁。

病症病史：应激性抑郁障碍，1个月。

问题成因：付出所有去爱一个女生却被抛弃，陷入失恋痛苦不能自拔。

症　　状：情绪低落，不快乐，对生活绝望，无价值感，有自杀意念，失眠，食欲减退。

阅疗处方：【书籍】亚伯·艾里斯：《别跟情绪过不去》；

　　　　　【电影】《和莎莫的500天》（美）。

音乐处方：齐秦：《不让我的眼泪陪我过夜》；吴雨霏：《生命树》。

共鸣文献：亚伯·艾里斯：《别跟情绪过不去》。

案例故事

　　梦翔是2009级阅读疗法协会的会员，没课的时候他总是带着女友一起在书聊吧读书。他对女友的关心呵护，让许多女生羡慕，她们经常调侃说："找男友就应该找梦翔这样的。"2012年的一天，还有三个月就要毕业的梦翔突然从实习地赶回来，神情沮丧地找到我说："老师，我失恋了，静和我分手了。三年的感情啊，她说分就分了。失去静，我痛不欲生，心被掏空，几近崩溃。跑回来向老师求助，希望老师能给我本忘情的书。"接着他把自己对静恋爱时的无私付出及分手后的痛苦、不甘、愤怒、委屈倾泻了出来。

她为什么要离开我

　　我和静一个班，她是学习委员，我是团支书。见到她的第一眼，我便对这个美丽又大方的姑娘产生了好感。同为班委，生活学习交际的机会特别多，这让我对她的了解又加深了一步。我发现她是一个勤奋好学、性格热情开朗的女孩子，刻苦学习之余，还做多份兼职。后来我了解到，她出身贫寒，兼职是为了补贴生活费。于是，我对这个坚强、美丽的姑娘产生了怜爱，非常想用自己的力量去保护她。

为了不冒犯到她，我开始通过网络和她多多聊天。聊天中她表现得非常幽默、非常亲切，这让我对她更动心了。随后的日子里，我会时不时地给她准备一些小礼物让她开心，她也会欣然接受。两个月后，我鼓起勇气对她表白了。她并没有直接给我答案，而是考虑了几天后才同意做我女朋友的。这让初次恋爱的我既激动又紧张。激动在于喜欢的"女神"居然成了我的女朋友，受宠若惊；紧张在于不知该如何让"女神"一直留在我身边。于是我暗下决心，一定要全心全意地去爱她呵护她。

很快我便全身心地坠入情网。我经常带她去看新上映的电影，去吃各种新奇美味的小吃，去各种有意思的地方——当然，每次我都会包揽所有费用，即使我的生活费也并不富裕，但为了能让她开心，我心甘情愿地为她消费。为了不让她再为生活费而外出辛苦兼职，我总是主动承担她的三餐，她从没有拒绝过，我也为能让她轻松的生活而感到快乐。一个人的生活费一分为二两人来用当然是不够的。起初的我编出各种理由来和父母要钱，父母也会痛快地打过来，但时间久了，我也不再好意思向父母开口了，毕竟我的家庭也不富裕，父母给我的钱也都是血汗钱。但我也不舍得让她为金钱犯愁，于是我开始在课余时间去校外做兼职来支撑她的生活费。

就这样，我们甜蜜又平淡地过了半年。一次即将参加部门聚会的时候，她对我说："翔哥，我想买几件衣服，马上要参加聚会了，你看我的衣服还都是高三时候的旧衣服……"我突然意识到，我确实一直没见她穿过什么新衣服。我怎么没有关心到她这一点呢？我一边自责地想着，一边欣然答应给她买漂亮的衣服。她开心地笑着，犹如那日灿烂的阳光，我的心里也暖洋洋的。

为了能让她和别的女生一样打扮得光鲜亮丽，我不仅开始常常为她置办新衣服，还常常为她买各种护肤品和化妆品。她每次都会非常开心地接受，我也非常欣慰。为了能有足够的钱去满足她的快乐，我开始逃一些不点名的课外出做兼职赚钱，然后晚上回到宿舍再熬夜补习落下的功课。这使我每天都非常疲惫，但每次看到她幸福的笑容和充满感激和爱的眼神，我的疲惫就会一扫而光，我感觉这一切都是值得的。

因为她的家庭贫困，她从来没有外出旅行过，为了能让她去看她渴望的大海，我将暑假打工赚来的工资拿出来为我们计划了一场青岛之旅。在海边，她幸福地拉着我的手奔跑在沙滩上，边跑边喊："翔哥，我爱你！有你的疼爱，我感觉我是全世界最幸福的女孩！"那一刻，我的眼睛定格在她的身上，感觉自己也是世界上最幸福的男孩。我爱她，她也如此爱我，我做的一切都是值得的。我暗下决心要用一生去疼爱眼前这个女孩。

假期里，父母为了能让我学习更方便，为我买了一台笔记本电脑，那时的笔记本电脑并不普及，没有几个同学拥有。为了讨静的欢心，我大方地让她保管电脑，她欣然同意，并给了我一个深深的吻。我沉醉其中，觉得自己又为心爱的女友做了一件增进感情的好事。就这样，电脑在她手中一直放到考完研，因为在我心里她已然是我的爱人和亲人，我对她完全地爱与信任。

时光飞逝，转眼我们就在一起三年半了。考研的成绩下来后，她如愿考上了理想学校的研究生，我却以落榜告终。在我无比沮丧之时，静约我见面，没了往日的亲密，归还了电脑，并说了一大堆感谢的话。我感觉有些不对劲，心中很忐忑。一周后担心的事终于发生了。静约我吃饭，并平静地提出分手，理由是"我们不合适"，态度很决绝，没有缓和的余地。我大脑短路，没有任何心理准备，愤怒地站起来质问她："什么叫不合适？我不懂你什么意思，我们三年半的感情，我对你的所有付出，你一句不合适就要结束了吗？"

我记不得自己怎么回的宿舍，怎么痛苦地睁着眼挨到天亮。我真希望昨天是一场梦。第二天，我早早地在她宿舍楼下等着她，想着能像往常一样牵着她的手去吃早餐，看到她下楼，我笑着迎上去，她却冷漠地绕过我独自走向了餐厅。我跑上去问她为什么突然提出分手，她依旧是那句冷冷的"我们不合适"。就这样我每天电话、短信围追堵截，她还是那句话"我们不合适"，然后默默走开。坚持了一个月，我心就冷了。

考研的失败、失恋的痛苦让我一蹶不振，寝食难安。我整日躺在床上回忆我们的幸福时光，觉得没有她就没法活，没有她活着毫无意义。同时内心也对她也充满了怨恨，有被欺骗的感觉，既然觉得不合适，为什么不早早告诉我？让我为她付出金钱，付出了真情！我那么掏心掏肺地对她，她为什么不爱我？凭什么不爱我？为什么要离开我？挫败感不断增强，愤怒没了宣泄对象，矛头只能对准自己。我觉得自己一无是处，糟糕至极，痛恨自己的愚蠢和无能！有时我真想跳楼，一了百了！我陷入失恋的痛苦中无法自拔！

对症下书

梦翔是典型的因恋爱失败而产生的应激性抑郁障碍。事实上80%以上的大学生恋人毕业时，都会因为工作因素、家庭等因素而分手，这就是现实，虽然有点残酷，但又无可奈何。其实分手并不可怕，多数学生能够接受现实、调整心态、从痛苦中走出来。可怕的是像梦翔这样的少部分缺乏婚恋方面有效引导的学生，一直沉浸在痛苦纠缠的情绪中无法走出来，甚至因情自杀。

由于梦翔在三年多的恋爱过程中用情太深，错误地认为爱对方就应该多为她花钱、满足她的虚荣心，完全失去了自我。而对方的恋爱动机显然不纯，她更多地是为了享受梦翔给她提供的物质条件，一旦目的达到后，她则不管梦翔没考上研究生有多么的痛苦和纠结，决绝地在他伤口上再撒把盐，以一句"我们不合适"，轻易地结束了他苦苦经营了三年多的感情。这是梦翔从未想过也无法接受的结果。

梦翔在考研失败、女友离去的双重打击下，陷入自卑、自责、委屈、怨恨的抑郁泥潭中不能自拔。他无法放下与对方的感情，整天活在回忆里，恨自己一无是处，怨女友的无情，没了生活的动力和快乐，觉得活着没有意义，因而产生了结束自己的生命的想法。

针对梦翔的情况，我首先推荐他听齐秦的《不让我的眼泪陪我过夜》和吴雨霏《生命树》歌曲，这两首歌均表达了对失去恋人的深深地思念之情，与梦翔当下的心境相契合，能宣泄他失恋的压抑与痛苦。其次，推荐他看美国影片《和莎莫的500天》，该影片中男主角汤姆被所信赖的爱人莎莫抛弃的痛苦经历，与梦翔有相似之处，可以让梦翔再次释放压抑在内的失恋痛苦和挫败感，清扫内心的"垃圾"。最后推荐他看《别跟情绪过不去》一书，彻底改变其痛苦的根源——错误的认知模式。《别跟情绪过不去》的核心是"合理情绪疗法"，即"ABC理论"，我建议他认真阅读该书，找出诱发事件A的错误认知模式B及由此产生的负性情绪C，进行分析体悟，再尝试拉正错误认知的牛鼻子B，体验一下正向思维带来的情绪变化，记录下自己的想法和感受，并按照书中所给的方法努力练习自己处理情绪的能力，从而改善心态、改变心情，达到对生活重拾希望的效果。

疗效追踪

毕业前夕，梦翔过来和我告别，他的精神状态明显好多了。

他说："我特别爱听齐秦的《不让我的眼泪陪我过夜》，我戴耳机连续循环听了一周。第一天，当我听到齐秦用沙哑的嗓音唱道：'你的柔情似水，几度让我爱得沉醉，毫无保留不知道后悔，你能不能体会真情可贵……'时，我号啕大哭。第二天、第三天我边听边流泪，一周后终于不再流泪了，心中的痛苦压抑减轻。之后我又看了美国大片《和莎莫的500天》，看完后我觉得自己就是男主角汤姆。汤姆失恋后的痛不欲生，以及不断回忆与女友相处500天的点点滴滴的生活状况，与我如出一辙，让我产生了感同身受的共鸣。这部电影是一堂从相遇到相恋再到分手的恋爱解剖课，当我看到男主汤姆因失去爱人，而变得像一只迷失了方向的羊羔，自暴自弃，无法走出失恋痛苦，一直沉浸在过往两个人幸福甜蜜岁月中难以自拔时，我感觉自己就是他。在跟随他一起感受失去女友撕心裂肺的痛后，我彻底地明白了：一切都结束了。我陪着汤姆一起哭、一起痛、一起成长，感觉自己憋在心底许久的痛苦得到了释放，无法窒息地压迫感也随之散去。"

痛苦虽然得到了宣泄，但是他仍无法从牛角尖中钻出来，总觉得自己一切为了女友，对女友倾注了全部感情和爱，女友理应和他一样爱他才对，根本不该离开他。但他阅读完《别跟情绪过不去》后，突然豁然开朗，心结被打开，明白了自己所有痛苦并不是女友离开这件事本身，而是自己对女友离开这件事的看法让他痛苦不堪。《别跟情绪过不去》让他学会了如何审视自己的情绪，找到自己观念的不合理之处。其中"合理情绪疗法"的"ABC 理论"让他真正地明白了，人对负性事件的看法是困扰自己的关键，如果改变观念和看法，自己就会有不一样的体会了。他开始试着去"无条件接纳他人""无条件接纳自己""无条件接纳人生"，随之而来的结果是开心快乐了，对生活燃起希望了，有自信和活力了。

阅疗感悟

让自己快乐起来

——读《别跟情绪过不去》有感　梦翔

失恋的感觉就像喝苦瓜水，从头苦到尾。从来没有谈过恋爱的我曾对爱情充满憧憬，当所谓的"爱情"悄悄地发芽，我也深深地体会到了恋爱的甜蜜。可当我完全投入之后，她却离我而去，我很伤心也很无奈，对她也产生了深深的怨恨。在我心里只有一个信念：我那么爱她，付出我的所有，可她却不再爱我，这样对我不公平。我变得郁郁寡欢，学习心不在焉，对生活失去了希望，甚至想结束自己的生命。

当我读完《别跟情绪过不去》时，混沌的大脑突然开窍了。本书的核心思想"合理情绪疗法"是美国著名心理学家埃利斯于 20 世纪 50 年代首创的一种心理治疗理论和方法，它的核心理论是"ABC 理论"：A 代表诱发事件，

B代表个体对这个事件的看法、解释及评价即信念，C代表继这一事件后个体的情绪反应和行为结果。

我跟随着书中一个用"ABC理论"分析的案例，分析了自己失恋后的思想状态，从中收获了很多。案例中的女主角乔伊斯是一位和丈夫、孩子过着幸福生活的女性，但是突然有一天她的丈夫却要离开她和孩子，去和怀有身孕的年轻秘书双宿双飞，她为此非常痛苦，闹着要自杀，甚至住院疗养。案例和我的故事有着相似之处，我便对它更加感兴趣了。书中有这样一段："乔伊斯在A阶段，承受'引发事件'：丈夫有外遇，离自己而去。在C阶段感受到这个事件带来的'结果'：她很沮丧，而且想自杀。很多人认为是A导致C，其实并不完全是，因为B也是一个很重要的部分，即她看待这件事的观点。虽然她对于A（引发事件）的发生无能为力，但她可以选择自己的对应方式来构建B（信念），最终导致C（结果）。"这段让我明白，失恋这件事我是无从改变的，但是我可以通过我对失恋的态度来决定自己的心境。导致我沮丧和失去希望的原因不仅是因为失恋，还有我消极的态度。

书中分析出了各种情况："若乔伊斯想'他真是个混账，他不该这样做，太过分了，我没有办法忍受这一切，我再也无法快乐起来了，我真想去死'，这种自我打击的信念-情绪-行为，会令她感到毁灭、失控、甚至企图自杀。若她想'我知道他做了什么，真希望他没那么做，但事实已经这样了，我和我孩子也不会怎么样，我们母子还是可以快乐的生活'，她便会拥有一些健康情绪，这些情绪可以帮助她面对不幸，使生活正常运作。"读完后我恍然大悟，一直令我痛苦的除了失恋本身，不就是我不合理的信念吗？我完全可以这样想："事情已经发生了，我虽然很痛苦，但是我生活还是要继续，我还有父母，还有朋友，我还要努力考研，我还有很多理想没有实现。没有她反而过得更轻松了，我不用再为她的生活费发愁，我有机会去接触更优秀的女生了。"经过自我信念的转换，我心里特别的轻松，感觉自己放下了一个包袱，对生活又充满了希望。

当我读到"人们用'一定'去创造自己的痛苦：'我一定要做得很好'、

'别人一定要公平地对待我'、'生活中一定不能有挫折，我完全无法忍受挫折'"这句时，我反思自己，发现这三个"一定"都住在我心里。想想我失恋的痛苦，我反问自己：我有理由要求她一定要爱我吗？难道仅仅是因为我曾爱过她？我爱她是自愿的，她并没有强迫我这样做，那我有什么理由强迫她一定要公平待我？难道这样对她公平吗？如果我爱过谁，就一定要她也爱我，那简直是不可能的事，这种绝对化的要求荒谬之极。每个人都有选择爱的权利，她可以去选择别人，我也可以有新的选择。虽然互相爱慕、相守一生是件好事，但并非每个人都适合对方，这也要靠缘分，在恋爱之前必须"练"爱。世间的事变故太多，理解对方，自己也就不会再那么痛苦了。

通过多次阅读这本书，我跟随着情节对自己进行了深入的分析。我终于解开了自己的心结，不再沉浸在失恋的痛苦中，开始追寻自己新的生活。

好多时候，人就是这样，只关注自己想的，却不去分析自己想的是对还是错，合理还是不合理？"世上本无事，庸人自扰之"，改变你的想法，自己就会开心快乐起来。所以，我不再忧伤，觉得分手其实没有想象中的痛，今后的岁月我会更懂爱情，现在的纠结与悲伤已化成岁月中一缕青烟，挥散于空中。我也不再遗憾，这次错过获得的远比失去的要多。我们一起学习，一起分享生活点滴，一起牵手走过校园的日子，依旧是我记忆中的瑰宝，永远珍藏在心底，在今后的岁月中再回忆起来，仍然会因为大学里有她的陪伴而显得充实和美好。

共鸣文献分析

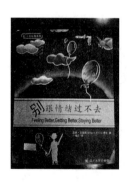

书名：《别跟情绪过不去》

作者：（美）艾里斯 著，

译者：广梅芳

出版社：四川大学出版社

出版日期：2007-7-1

●作者·内容·主题

艾尔伯特·艾里斯是美国临床心理学家，他创立了合理情绪治疗学派（认知疗法的雏形）。

艾里斯童年遭遇疾病和父母离异，可以说创伤累累。他曾因肾炎九次住院；11岁时父母离异；弟妹水火不相容；19岁时又并发肾性高血压，40岁时患糖尿病。为了解决和处理自己的问题和帮助弟妹解决的心理问题，他很早便开始摸索和发展他的治疗方法了。因此，尽管他疾病缠身，但是他努力照顾自己，不使自己因疾病而陷入悲伤，反而可以精力充沛地生活。他还借用自己领悟到的认知行为疗法的应用，逐渐克服了自己的一些心理障碍。艾里斯所发现和发展的合理情绪疗法可谓他一生自救的法宝，他不但帮助了自己而且帮助了许多人，也养成了他乐观开朗的个性。

《别跟情绪过不去》一书是埃利斯的代表作，其主要思想是"合理情绪疗法"，即：ABC理论。A代表诱发事件，B代表人对A的信念、认知、评价或看法，C代表结果（即症状）。艾利斯认为并非诱发事件A直接引起症状C，A与C之间还有中介因素在起作用，这个中介因素就是人对A的信念、认知、评价或看法，即是信念B。艾利斯认为人极少能够纯粹客观地知觉经验A，总是带着或根据大量的已有信念、期待、价值观、意愿、欲求、动机、偏好等来经验A。因此，对A的经验总是主观的，因人而异。同样的A在不同的人会引起不同的C，主要是因为他们的信念有差别即B不同。事件本身的刺激情境并非引起情绪反应的直接原因，个人对刺激情境的认知解释和评价才是引起情绪反应的直接原因。也就是说，使我们难过和痛苦的不是事件本身，而是对事情的不正确解释和评价。事情本身无所谓好坏，但当人们赋予他自己的偏好、欲望和评价时，便会产生各种无所谓的烦恼和困扰。

书中，艾利斯用大量真实案例深入浅出地证明他的观点：人的情绪来自人对所遭遇的事情的信念、评价、解释或哲学观点，而非来自事情本身。情绪和行为受制于认知，认知是人心理活动的"牛鼻子"，把认知这个"牛鼻子"拉正了，情绪和行为的困扰就会在很大程度上得到改善。合理情绪疗法易学好用，是自己当自己心理医生的法宝。

●阅读疗法原理

认同：失恋、离婚对于被抛弃的一方来说，因为情感反应环突然断裂，所以心理伤害最大，很多人深陷其中不能自拔，进而引发抑郁障碍，甚至自杀。《别和情绪过不去》一书巧用案例诠释"合理情绪疗法"，可以帮助这部分人尽快走出阴霾。书中乔伊斯被丈夫抛弃的案例非常典型，与梦翔的失恋故事如出一辙。乔伊斯被丈夫抛弃后，因非理性信念而自暴自弃、一度想要结束生命的悲惨经历，让沉浸在失恋痛苦中的梦翔感同身受，产生强烈的共鸣：原来世上经历失恋痛苦的人很多，痛不欲生的情绪反应也极为相似。这让梦翔找到了心理的平衡和平静。

净化：梦翔在体验乔伊斯被丈夫抛弃后的痛苦时，自己的痛苦被导向外部，心灵得到净化。当他读到绝望中的乔伊斯通过"ABC理论"治疗，改变不合理信念，建立了合理信念，从原来的怨声载道、自暴自弃，变得接受现实，进而开启了快乐的新生活后，梦翔豁然开朗，感慨万千："原来一直令我痛苦不堪的并不是失恋本身，而是我的不合理的信念在作祟。"

领悟：用ABC理论转变了对失恋这件事的看法后，梦翔进一步把消极变为积极："这次错过获得的远比失去的要多，那些爱过、笑过、也通过的曾经都已成为我记忆中的瑰宝，值得我永远珍藏。我们一起学习，一起分享生活点滴，一起牵手走过校园的日子，依旧是我记忆中的瑰宝，永远珍藏在心底。在今后的岁月中再回忆起来仍然会为大学里有她的陪伴而显得充实和美好。"积极思考后，他发现分手其实没有想象中的痛，今后的岁月他会更懂爱情。梦翔一扫过去的阴霾，不再忧伤。该书让他悟出：合理情绪疗法是让人终生受益的好方法。

●适应症

本书是自己为自己做心理辅导的好书，适用于所有被不合理情绪困扰的人。

单人难成舞

求　助　者：小夏，女，26 岁。

病症病史：患抑郁症，1 年。

问题成因：失恋。

症　　　状：睡眠障碍，食欲减退，无价值感、无安全感，自闭，自卑，有自杀倾向。

阅读处方：【书籍】李中莹：《爱上双人舞》；

　　　　　【电影】《失恋 33 天》。

音乐处方：齐秦：《不让我的眼泪陪我过夜》；丁当：《有一种勇气叫放弃》；张杰：《他不懂》。

共鸣文献：李中莹：《爱上双人舞》。

案例故事

小夏曾是我阅读疗法研究协会的一名骨干成员，学习成绩优异，2013 年顺利考上了北京一所名牌大学的研究生。一年后，她在其母亲的陪同下再次来到了我的阅读疗法咨询室。一脸憔悴的小夏目光游离，情绪低落的样子与毕业前那个阳光灿烂的学习尖子生相比判若两人。原来，小夏是因失恋而患上了抑郁症，不得不休学在家。久别重逢，小夏像个孩子一样扑到我怀了泣不成声，哽咽着说："老师，他违背了誓言，要跟别的女孩结婚了。"接着，她便把他们从恋爱到分手发生的故事原原本本哭诉了一遍。

失去他我的生命毫无意义

大学四年，我的成绩一直名列前茅，更令同伴美慕的是，我还有一个阳光帅气的男友。我的床边张贴着他扮鬼脸的照片，桌子上摆放着我和他的合影，甚至手机的屏幕都是我偷拍下的他打篮球的身影。室友说我的男朋友长得有点像韩国明星宋仲基，但我觉得他比宋仲基更有气质、更具魅力。在我的心中，他是个完美的男人，不仅长得帅，对人还体贴，又有能力。我们在一起时，他骑车带着我走遍了泰安的好多地方，还一直将我捧在手心，生怕我受半点委屈，在他身边真的很有安全感。我们曾手拉着手相约毕业后就结婚。大学里的爱情是纯粹又美好的，不掺一丝杂质，认定便是一生。

大三的时候，我和男友说好一起考研，暑假便一起留在学校复习功课。为了我们的梦想起早贪黑、奋力拼搏，共同度过了一段艰苦而快乐的生活。研究生分数下来后，我成功考上北京一所名牌大学的研究生，而男友意外落榜。看着他沮丧的面容，我也高兴不起来，我为我们不确定的未来担心。

毕业后，他垂头丧气地回了东北老家。从那以后，他仿佛一下从地球上消失了，给他打电话不接，发短信也不回，我再也联系不到他。四年的感情岂能说放就放？我不甘心，也不能接受男友离去的事实，决定亲自去东北找回男友。而当我只身来到男友的老家时，人没见到，只得到他的一个短信："我们不合适，分手吧，你快回去吧，我不会见你。"那一刻我的心都碎了，说不出的疼。我不相信，我们可是相爱了四年，说好白头到老、不离不弃的呀。我找了一万个理由说服自己，说他不会狠心离开我，只要耐心等几天，他一定能出现。然而，我住在旅馆里等了几天，每天短信、电话呼叫，就是不见他的身影。无奈，我只能悻悻的离去。

回家后，思念他的潮水汹涌澎湃，我坐卧不宁、茶饭不思、无法入睡。一个月后，我第二次登上去东北的列车，发誓见不到他绝不死心。我告诉他我的车次，下了火车后却看见他挽着一个漂亮的女孩，并向我介绍："这是我的未婚妻，我们要结婚了，以后你别来找我了。"为什么？我凄厉地叫了一声："你好狠心！"一阵眩晕，跌倒在地，心在滴血。绝望的我不知道自己是怎么从东北回的家。从那以后，我觉得外面的世界对我没有一点吸引力，我懒得去想任何事，整天把自己关在屋子里，窗帘也一直拉着，不见一丝阳光。

有一次父母强拉我去逛街，没想到我看见一个背影像前男友的人带着一个女孩，就跑过去追喊人家，被人骂作是疯子。我知道父母很担心我，他们多次带我去医院看精神科医生，医生也给我开了抗抑郁药。但是我厌倦吃药，只有父母监督的时候我才服药，父母不看管时我就把药扔到下水道里。或许因为这个原因，我的病情反反复复，一直没有好转。抑郁症实在太折磨人，我曾经企图自杀，实施时被父母发现，在他们的苦苦哀求下我才放弃。可是，我就是没有办法重新生活，像失去灵魂似的。我无法思考，脑海里全是与男友在一起的日子。我觉得全世界对我来说都已经失去了意义，更谈不上继续学习了，只得休学在家。

对症下书

失恋是当代大学生常见的情感危机，也是诱发大学生抑郁障碍的重要因素。小夏就是典型的由失恋引发的应激性抑郁障碍。被男友抛弃后的小夏，因为突然丧失深爱的人，造成情感反应环突然断裂，无助、内疚、自卑、自责等恶劣心境产生。为帮助她宣泄情绪、疏通郁结，从心理上放弃对已失去的恋人的紧密情感，修复因丧失而产生的情感断裂，根据多年的阅疗咨询经验，我首先推荐她听齐秦《不让我的眼泪陪我过夜》、丁当的《有一种勇气叫放弃》和张杰的《他不懂》等失恋疗伤歌曲，放空自己。然后再观看《失恋33天》的电影，进一步清理失恋创伤，宣泄压抑与痛苦。最后，根据小夏的"没有了他我的生命毫无意义，没有他我就没法活的"的扭曲认知，我选择了我国资深恋爱婚姻咨询大师李中莹的《爱上双人舞》对症书籍，对其进行潜移默化地心理疏导，以达到移情易性之目的，并要求她认真做好读书笔记，写下阅疗感悟。《爱上双人舞》是一本有关爱情、婚姻的问题书，相信书中所讲的爱情的五大误区对她会有所启迪。

疗效追踪

小夏返回家后，始终与我她保持微信联系，反馈阅疗信息。两个月后她来信说："老师，非常感谢，我又恢复了生机与活力。三首失恋疗伤歌曲我最喜欢听齐秦唱的《不让我的眼泪陪我过夜》。当听到齐秦用唱到'没有余力伤悲，爱情像难收的覆水，长长来路走得太憔悴，你只留下我收拾这一切'时，我再也控制不住感情，放声大哭！反复听了很多遍后，泪水渐渐流干，失恋后内心的压抑与痛苦得以宣泄。《失恋33天》这部电影我看了几遍，当看到黄小仙追赶汽车，想放低身段把男友追回留住时，我失声痛哭。这个镜头让我想起自己两次去东北追男友的傻劲与黄小仙简直如出一辙。哭过之后，我心里好受多了，能静下心来读李中莹的《爱上双人舞》了。"

她对李中莹的《爱上双人舞》极尽赞美之词，觉得该书是专门为她量身打造的。读后，她对前男友有了更加客观的认识。信中说："以前我们恋爱时，他更多的是因我的家庭条件好和我的学习出类拔萃而喜欢我。我们两人外出，一般是花我的钱，我舍得为他花钱，他也乐在其中。我长得不漂亮，他有时也表现出不满。其实毕业前的一段时间，他已经有离开我的念头了，不再主动联系我，我虽感觉出他跟往常有些不同，但还是让自己不停地逃避现实。《爱上双人舞》对我启发较大，让我思考了很多问题，也明白了许多道理。我不知道自己到底爱他什么？是他的帅，还是他的体贴？四年的时光，跟他在一起，自己是幸福的，没有进入婚姻的殿堂，是很可惜，之前恨他离开自己，现在倒是感谢他了，正如《爱上双人舞》里的一句话：感情关系是两个人的事，只有一个人在，如何'探戈'？"

克服了抑郁症的小夏，终止休学，提前返校，以全新的精神面貌开始了她的研究生学业。

阅疗感悟

单人难成舞

——读《爱上双人舞》有感 小夏

爱情原本是多么美好浪漫的事，可好像永远都经不起时间的洗礼，读完这本书，我才真正懂得如何把握好一个好的爱情，也让我相信属于我的幸福就在不远处。

首先，书中第一部分《恋爱婚姻关系中的相关概念与技巧》是帮我树立成熟的爱情观，面对现实战胜抑郁的关键。这一部分以几个问题开头。其中"什么是'爱情'？"掷地有声："爱"只给你为某人做一些事的动力，并没有给你控制那个人的权力，"爱一个人"并不给你要求他爱你的权利……它促使我重新审视自己的爱情。"我那么爱他，为什么他却不爱我了呢？"这个苦苦纠缠着我的疑问终于在书中找到答案，使我恍然大悟。书中有我的影子，我无法走出失恋的痛苦，一部分原因就是与我的托付心态有关，一味依赖别人，意识不到自己的价值。"心随意动，大多时候，是我们自己使自己成为了'受害者'"。李中莹如是说，他引导我从理性的角度上思考失恋问题，并从中找到了共同价值的重要性，粉碎了我心中一直以为自己是"因为长得不好看而失去爱情"的扭曲观念。

其次，书中点出了结婚对象的三大致命缺点：不肯改变，托付心态，不愿分享内心感受。"托付心态"是我的致命伤。李中莹在文中将其解释为"我把我人生成功快乐的责任交给你承担"，这不断冲击着我麻痹的大脑。好在书中肯定了恋爱的积极意义，进而给出成熟的恋爱方式帮助我更新。我极度赞成李中莹讲述的"'我'加'你'不一定构成'我们'"，这带领我重新思考自己渴望的能走进婚姻殿堂的恋爱，以及拥有爱情的资格。"感到丰盛和满足这才是使人幸福的爱情，因为彼此在滋润着彼此"，读罢我不禁感慨：爱情这门功课，自己还没修好，不适合结婚。

最后，是《分手的创痛》彻底抚慰了我的心灵创伤，我十分认同书中说的"我们现在不好，未来也不见得好"。书的第186页写到"因缘而聚，缘尽便分"仿佛一剂良药，让我在看透的情况下，有勇气放下。我按照书中的方法"找一个安静的地方，让自己坐下来。现在我们的关系已经结束，我让你完全返回你自己的人生，因此我也可以完全返回我自己的人生，建立更好的未来。我祝福你，也请你祝福我"去做，至此，我已由心释怀，将过去缓缓放下。

　　总而言之：快乐在自己手中，幸福由自己掌控，不要依赖某人，也不要向别人索取。相信我们会让自己成为身心健康的人，并找到自己的幸福。

共鸣文献分析

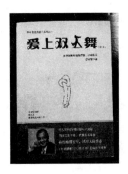

书名：《爱上双人舞》
作者：李中莹
出版社：世界图书出版公司
ISBN：9787506266772

●作者·内容·主题

　　李中莹，美国职业催眠治疗师，NLP 培训师，香港专业效能管理学院的创办人，专门研究处理情绪和态度、思考模式及对外沟通等问题，曾在清华大学、南京大学、上海华东师范大学等学府讲授心理辅导技巧。他于 1998 年开始把"身心语法程序学" NLP 课程带入中国，专注于修正和重新设计思想模式，以求更大的灵活和能力。他不但研究 NLP、传播 NLP，更发展 NLP、创新 NLP，使 NLP 更适应中国文化。NLP 中的一些重要理论和技巧，如："自我价值""三赢""自我整合法""反败为胜法""接受自己法"等都是由他发展出来，是华人中 NLP 功力最高的导师之一，被誉为"华人世界国际级 NLP 大师"。李中莹已出版的著作包括：《爱上双人舞》《亲子关系全面技巧》《NLP——帮助人生变得更成功快乐的学问》《NLP 简快心理疗法》。

《爱上双人舞》一书旨在帮助那些思想未曾充分成长的男女在恋爱和婚姻里都能够更成熟、成功地处理事情，帮助人们懂得为自己做点事，从而在感情生活中获得更大的成功和快乐。

该书以基本概念为切入点，对感情中出现问题的原因做了详细说明。全书分为七个部分：恋爱婚姻关系中的相关概念与技巧、必需的成长、结婚前的问题、婚姻关系的八大问题、如何能维持恩爱和谐、当婚姻已经破裂、情绪与压力的管理。每个部分又分为许多不同的小部分。其中《恋爱婚姻关系中的相关概念与技巧》引导感情受伤者思考自己的问题从而改变的不合理信念；《必需的成长》中提出构成健康心理定义的 36 项心理素质，为感情受伤者指引完善自己的方向；《结婚前的问题》中结婚对象的三大致命缺点，引导读者思考自己的缺点；《婚姻关系的八大问题》提出实际情况中解决问题的方法；《当婚姻已经破裂》中的《分手的创痛》中的方法，帮助感情受伤者放下受害者的角色，平静地告别过去。书中每一个观点和建议，作者都在他的教学和个案辅导中反复实践，证明是有效的。

●阅读疗法原理

认同：错误的恋爱观是小夏失恋后引发抑郁障碍的主要原因。她固执地认为：男友承诺给自己一生幸福快乐的誓言一定能兑现，认定了就是一辈子，把自己的幸福快乐完全交付给男方。一旦分手，便无法接受现实，情绪失控，陷入抑郁深渊。《爱上双人舞》中"一个人真的可以给予另一个人一生的幸福或快乐吗？""世界上有多少人能够做到自己的人生有足够的幸福快乐？""连自己的都做不到，如何给予别人'一生的幸福'？"让小夏如梦初醒，非常认同。原来自己一直都活在幼稚的恋爱观念里，只懂恋爱，却不懂爱情。

净化：小夏在读李中莹"恋爱过程中的错误做法"时，产生了强烈共鸣。她一边哭，一边后悔。李中莹说的就是她自己呀："恋爱中，他有求，我必应，我一切为他着想，舍得为他花钱，两个人外出的花销，全部由我承担。四年中，除了有帅哥陪伴极大地满足了我的虚荣心外，我失去的是自我、自尊和自爱。"李中莹老师的分析，让她看到了很多人恋爱过程中都会犯这样或那样的错误，她的痛苦悲伤在对照反思中置换了出去，内心得到了净化。她终于明白，分手有大部分原因也是自己造成的。虽然四年恋爱中两个人很少吵架，但是"苹果皮"式的和谐，内部早就腐烂了，分手也只不过是长期遇到问题，双方都逃避，不肯解决的必然结果。

　　领悟：掩卷深思，小夏终于明白，爱情不是一个人的事，爱一个人，没有要求对方也爱自己的权利，只给一个人为另一个人做一些事的权利。最终她看透了，便放下了，即使不舍，也不那么痴迷了。"因缘而聚，缘尽便分"，给别人自由，同时也解放自己。

●适应症

　　本书是一本恋爱婚姻问题指导书，适合于所有有情感创伤的人阅读。

爱情不是等价交换

求　助　者：薇薇，女，21岁。

病症病史：应激性抑郁障碍，两个月。

问题成因：失恋，与深爱的男生若即若离5年，最终被无情抛弃。

症　　　状：极度自卑，无法放下过去，不爱自己，精力不集中，哭泣，失眠，食欲不振，体重下降。

阅读处方：【书籍】吴桐：《幸好，没有在一起》；斯蒂芬·茨威格：《一个陌生女人的来信》；鲍鲸鲸：《失恋三十三天》；俞敏洪：《在绝望中寻找希望》。

音乐处方：邓丽君：《我只在乎你》；张惠妹：《趁早》；林俊杰：《可惜没有如果》。

共鸣文献：吴桐：《幸好，没有在一起》

案例故事

那是一个阴雨连绵的下午，薇薇预约而至，她的状态如同外面的天气，阴郁沉闷。她低声对我说："老师，我失恋有一段时间了，可是我一直无法释怀。我的生活现在一团糟糕，厌学、厌食、睡不好、心里七上八下，难受极了！"泪水在她的脸上静静流淌，她一边抹泪，一边把她与W恋爱中的遭遇、委屈以及失恋后的痛苦缓缓倒了出来。

我是他的备胎

16岁时我便无可救药地喜欢上了W，喜欢到欺骗家人跑出去跟他见面，喜欢到上课只想他，喜欢到身边发生的一切都想跟他分享，喜欢到爱他超过爱自己。

那是初二的暑假，我在QQ上遇到了W。毕竟不是面对面，在虚拟世界中我们很快向对方打开了心扉，无话不说。慢慢的，我对他动心了，我觉得他对我也有好感。聊了一段时间，W问我："你喜欢我吗?"我没有隐藏自己的感情，说："喜欢啊!"他沉默了一会说："那我们在一起吧!"看到他的回复，我心里乐开了花，连忙说："好啊!"就这样，未曾谋面、情窦初开的我们匆匆忙忙在一起了。

我们沉浸在热恋的甜蜜中。当时我刚升初三，他高三，紧张的学习没有阻隔我们的联系，白天的时候我们各自学习，晚上就躲在被窝里聊天。他有自己的手机，但我没有，我就偷偷拿妈妈的手机跟他聊天，有时候聊着聊着就到了一两点。我偷拿手机的事不久就被妈妈发现了，为了不辜负妈妈对我的期望，我跟他提出了分手。在打电话说分手时，他哭得泣不成声，那一刻，我笃定他对待我们之间的感情是认真的，他很喜欢我。就是因为这，之后的我对他始终深信不疑，我坚信他不会欺骗我的感情!

分手以后，我们还是经常联系，关系同以前一样好。暑假里，我们见面了。W比我想象中更帅、更阳光，相比自己的平凡，我有点自卑了，我害怕他会对相貌平平的我失望，我惴惴不安。但他对我一如既往的好，这让我十分感动，原来他不是只看重外表的人。我对他的感情更深了，我甚至都开始幻想以后我们在一起的甜蜜场景。一想到有他在我身边，我就觉得整个世界都是明亮的!

我愈发喜欢他，也傻傻地觉得他也热烈地喜欢着我，直到有一天，他告诉我他喜欢上了另一个女孩，他要去追那个女孩，我才幡然醒悟：原来他已经不喜欢我了，一切都是我的自作多情、痴心妄想，羞辱、悔恨、难过之情全都涌上心头，我痛下决心要忘记他!

很快，高一寒假来临了，W联系我说他复读了，说他还是喜欢我，因为我的单纯和温柔。我动摇了，往事泛上心头，我怀念当初的温馨浪漫，最终我妥协了，对他说我也仍然喜欢他。他听后，并没有很开心的样子，只是说他会对我好的，如果以后有机会，我们重新开始。我还是很高兴，又开始觉得他是一个值得珍惜的人，以前付出的感情没有白费。

时光匆匆，我们这种暧昧的关系持续到了他上大学。他第二次高考很成功，考入了一所985大学，但他的大学生活却并不顺利。由于性格问题，他跟舍友矛盾不断；大学里人才济济，他显得平凡了许多，失去了往日优秀学生的光环……种种的不适应让他十分沮丧，开始自暴自弃。他把这些情况告诉我以后，我非常担心，为了鼓励他，我每天都给他打电话劝导他，告诉他我高考完就可以去陪他照顾他了。因为一直想着如何安慰他，我的成绩直线下滑，但我觉得为了他，一切付出和牺牲都值得。

傻傻的我就这么一直默默付出。有一天，他很不耐烦地挂断了我的电话。我很委屈，我做的一切都是为了他，我哪里做错了吗？我不断地给他发短信，问他为什么这样对我，W回了一条短信说："我女朋友不乐意我们俩联系！"看到这条短信，我感觉心都被掏空了，脸上就像被别人扇了几个耳光一样火辣辣的。这时我才明白，他对我的冷淡都是因为有了新欢。而真正让我气愤的是，我一直坚信他是个对待感情很认真的人，没想到他居然一直在欺骗我，有女朋友也不告诉我，让我白白付出、痴痴等待。伤心欲绝的我决心再也不联系他了，我删除了他所有的联系方式，整整一个暑假我们都没有联系过。在高三开学之前，他给我打了一个电话，或许是出于愧疚，那天的他脾气格外的好，无论我对他态度如何冷淡，他都赔着笑脸，在电话那边没话找话，逗我开心。挂了电话以后，我又开始动摇，我没有忘记过去的教训，但又想既然他主动打电话过来，说明他还是关心我的，暂且继续联系吧。

高三充满了压力与竞争。忙碌的学习生活中，我仍然会时常想起他。由于高一高二时没有好好学习，我的基础很差，尽管很努力地学了，成绩依然没有什么大的提高。接下来的高考失利、家人的不理解、与朋友的离别，这些都让我心里万分煎熬。为了不打扰他和他女朋友，我忍住没有给他打电话诉苦，顶住所有压力选择了复读。

复读的生活原本很平稳，但他的一个电话，又让我平静的生活掀起波浪！

那天晚上他跟我聊了很久，他跟女朋友分手了，也休学了，但我只记住了他说很想我！不知道为什么，听到他现在单身的消息，我心中骚动起来，又萌生了要和他在一起的念想。或许我们缘分未尽，这是我多年付出换来的一个机会呢？于是在我进入大学的第一天，我鼓足勇气，甚至带着决绝地问他是否愿意和我在一起，他说"愿意"。这么多年，我终于如愿以偿和他在一起了！我喜极而泣，暗自发誓一定好好珍惜这来之不易的感情！

我们是异地恋，两人平时都是通过QQ来联系，我给他设置了特别关心，对他的消息总是收到即回。他说忙，没空跟我联系，我就老老实实不去打扰他；他说寒假想去旅游，我就骗父母说自己去同学家玩两天，包揽所有的费用和他一起去青岛；他喜欢身材好长得漂亮的女生，我就开始减肥、学习化妆、穿高跟鞋。尽管我如此小心翼翼地守护着这份爱情，它还是没有持续太长时间。在一起刚刚半年，他便跟我提出了分手，分手理由是：你太胖了！

这么多年，在我心中他早已成为了我的一切！我所有的青春懵懂都透支给了他。失去他，我感觉整个人都要崩塌了，我不知道自己接下来该怎么活下去。我苦苦哀求他不要离开，给他打了无数个电话，一遍又一遍地发短信，每天晚上都会梦到他。我也每天都在懊悔，后悔当初为什么不减肥？为什么不会化妆？为什么不懂打扮？……我开始厌恶自己，开始怀疑自己不配拥有美好的爱情！我那么认真付出了五年的感情就这样如烟飘散，那么认真爱了五年的男人就这样弃我而去！我无法理解为什么我那么诚挚，为他付出所有，他却不爱我？我的生活充斥着绝望，再也没有了方向。

对症下书

薇薇的贝克抑郁自评得分是 36 分，属重度抑郁。

从薇薇的自述中可以了解到，在她 16 岁还是个懵懂少女的时候，便通过网络聊天的形式，喜欢上了男孩 W，直到 21 岁。在这五年的成长过程中，没有人引导她该如何正确地处理恋人间的关系，单纯的她，完完全全被对方掌控。她一味地付出自己所有，完全失去自我，一切按照对方的要求去活。她以为爱情是等价的，是可以被感动的，即使对方犯了错也没有原则地去原谅他。是错误的恋爱观遮蔽了她的双眼，以至于她被无情地抛弃，遍体鳞伤却仍深爱对方。她把分手的原因归结为自己的不完美、不漂亮，越发自卑、自责。五年来，围绕着男友而活已经成了薇薇的习惯，失恋后的薇薇无法适应没有男友的生活，被伤心、孤单、无助、彷徨、绝望一层一层地包裹，陷入抑郁的泥潭无法自拔。

针对薇薇的情况，我首先推荐了二十首失恋疗伤歌曲供她每天选听，以宣泄痛苦，其次推荐了三部失恋疗伤书籍和一部励志书籍。要求她先读《失恋33天》和《一个陌生女人的来信》，模仿黄小仙写失恋疗伤日记，希望通过阅读黄小仙和陌生女人的失恋痛苦，将她的失恋悲伤置换出来；等到痛苦与压抑情绪大面积清理后，再静下心来精读《幸好，没有在一起》，记录每个故事打动她的段落和句子，写出自己的感悟，这个过程中她可以学习恋爱中的简单规律，弄明白是什么导致她的爱情没有结果，不再沉浸于自己困惑不解的痛苦之中，更坦然地理解和接受失恋；最后读《在绝望中寻找希望》一书，通过俞洪敏的励志故事，来激励她重拾生活的希望，勇敢面对没有男友的生活。

疗效追踪

在两个月的交互式阅读治疗中，我与薇薇通过微信、电子邮件紧密联系，指导她按我设计的阅读顺序，循序渐进地一点点外倾倒痛苦，走出失恋的阴影。

交流中她说：邓丽君的《我只在乎你》、张惠妹的《趁早》、林俊杰的《可惜没有如果》三首歌她最喜欢，每天都听，每次都听得泪流满面，眼泪冲淡了她的痛苦，心里感觉舒服很多。

她对我推荐的三本书都反复读过，评价也很中肯。她说："读完《一个陌生女人的来信》，我的第一感受就是：我与书中的女子竟是这么的相像，相似的经历，相似的执著！不过她倾其一生去暗恋一个并不记得她的男人，孤独而终，这需要多么顽强的意志才行啊！感叹的同时我也意识到，是我们都太执著了，执著地以为只要自己不断地付出、不停地爱，就会得到同等的回报，这真是一种愚蠢的偏执，我庆幸自己只是荒废了五年，如今痛定思痛，下定决心结束这场偏执的恋爱，还不算晚。"

读了《失恋33天》，她学着鲍鲸鲸写了一个月的失恋日记。她说："每天通过日记的形式与自己对话，发现我很久没有真正地去了解自己了，这么久以来一直是以他为中心来活，自我已经相当模糊。我用日记记录痛苦挣扎的点点滴滴，我以为我挺不过来，但一天天写着、哭着，竟也就一天天挺过来了。写出来、发泄出来，我便好了许多。"

交谈中她对三本书的不同作用进行了比较："如果说读《一个陌生女人的来信》和《失恋33天》宣泄了我的失恋痛苦，那么《幸好，没有在一起》则是引发我强烈共鸣、让我找到了失恋痛苦的根源、学会和释怀放下的最佳书籍。这本书让我懂得了什么是真正的爱情，让我意识到自己在过去的那段感情中所想的、所做的很多都是错的。我不应该只顾着爱他而忘了爱自己，我不应该为了他无底线地去改变自己，更不应该没有原则地去原谅和挽留。爱情不可能是等价的，我不应该要求他像我爱他一样爱我。人都是自由的，我该放下他，也该放过自己。"

阅疗感悟

谢谢你离开我

——读《幸好，没有在一起》有感　薇薇

刚失恋的那两个月，我感觉每天的生活对我来说都是痛苦的，我每天晚上都会在宿舍里痛哭。我也非常讨厌这样的自己。可是除了哭，我不知道该用什么方法来释放我的痛苦。老师给我的失恋配方我认真地读了，多亏它们，我挺过来了。

第一本是《失恋33天》，书中讲了女主角黄小仙失恋后33天中每天的生活状况以及她的感受。我仿照这本书开始写日记，把我每天的心情都记录在里面。通过模仿写失恋日记，我找到了发泄的方法。

那段日子里我总是会梦到他，梦到我们讨论要去哪里玩，梦到五年里来来回回发过的信息……醒来睁开眼睛的第一件事就是看手机，是不是有他来的短信或未接电话，但是每次都没有，手机屏幕上空空如也，就像我的心一样，空空如也。有一天傍晚的校园广播是林俊杰的《可惜没有如果》，听后我的回忆如潮水般涌出脑海：如果不是那么执著，或许我现在就不会这么痛了；如果没有……那一刻我发现我亏欠自己好多，有太多的遗憾、太多追悔莫及，心痛到无法呼吸。回到宿舍我大哭了一场，哭到自己全身的力气都被抽光，在无力中睡去。悲伤好像有周期，每周五我都会加倍的煎熬和难过。

刚失去他时，我感觉自己失去了一个男朋友、一个知己、一个懂我的人，现在想想，男朋友、知己、懂我，这些都不过是我对他美好的愿望，他从来没有爱过我，只是把我备胎，何谈懂得！那段时间我每天都单曲循环张惠妹的《趁早》，我对他的爱已经成为了一种习惯，我竭尽全力地去满足他想要的幸福，我那么想和他白头到老，他却一直和我游戏。后来我知道他只是玩弄我，却没有勇气去一刀两断，正如歌词中的"若有情太难了，想别恋要趁早，就算迷恋你的拥抱，忘了就好"，我一拖再拖，最后受苦的是自己。

读《一个陌生女人的来信》，女主角的痛苦让我的内心也得到了一些释放。但我依然还对我们的感情犹疑不决，我想不明白为什么我那么爱他却换不回他的爱？直到看完了《幸好，没有在一起》，我才真正明白什么是爱情！

《幸好，没有在一起》书中有这样一段话："总是让你游离不定的感情，最后往往难修正果；而你越是拼了命想要抓住的，往往流失得越是迅疾。有些时候，可能正是因为预感到了结局的不美好，我们才会患得患失，爱得太过用力。好的感情一定不会让你那么累，让你累的，让你时刻紧绷、时刻担忧的，那一定是错的人。"对于这段恋情，我常常感到难以启齿，因为我并没有感受到恋爱的甜蜜，反而很疲累。我时刻警惕着，对他的言行揣摩好久，生怕他会和别的女生搞暧昧，甚至在他提出分手时，我都觉得是因为自己太神经质，他才会离开。但现在我明白了，所谓的担心、纠结、不确定，都源于他不爱我，我感受不到他的爱，所以我才会累，才会矛盾，才会抑郁不堪！

分手的时候，他给我的理由是："你太胖了，我喜欢瘦的。"我为了他学化妆、学减肥、学穿高跟鞋，他却视而不见，最终还是狠心地找借口离开我。现在想想那是多么蹩脚的分手理由，但这却使当时的我更加自卑，让我痛恨自己为什么不能再瘦一点、漂亮一点？以为如果自己更加漂亮、苗条他就不会走了。我把我们分手的原因全部归结到自己头上，我甚至越发拼地减肥，想着等我瘦下来再去把他找回来！我每天都沉浸在自卑和自责中无法自拔，现在想想，当时的自己简直是个傻瓜，傻到把一个不爱自己的人犯的错误都归结到自己身上。书中引用了张爱玲的一句话："当一个男人不再爱一个女人，她哭闹是错，静默是错，活着呼吸是错，连死了都是错。"是啊，他不爱我，就算我真的瘦成一道闪电，他仍然不会爱我。以我的不足为借口分手，不过他是为自己找的一个脱身的理由。爱情的维持依靠的是两个人的感情，而不是相貌和外物。

我一直不明白为什么我倾尽所有去爱他，他却不领情。直到我看到书中的"那个你那么爱的人，宁肯选择去忍受另一个人的张狂、跋扈、无理、轻视，也不愿来珍惜你。不为了什么特别的理由，只因为爱情有时候就是这样，对你再好的人，不爱也仍是不爱，勉强不来，宁愿给别人犯贱也不爱你"我才恍然大悟。爱情这个东西真的很奇妙，它的付出和回报完全不对等。因为爱他，我收起我的脾气，为他改变自己，但他并不满足，他爱的依旧是那个整天对他大呼小叫、任性、脾气超坏，甚至根本不爱他的学妹。我止不住问自己：他是贱吗？人家明明不爱他，为什么不来爱我啊？同样我也在反问自己：你是贱吗？人家明明不爱你，你为什么总是热脸贴冷屁股呢？这两个问题让我明白过来，这就是爱情，它不等价，爱上是一个人的事，爱而不得，也是一个人来承担的后果。

"能弃你而去的恋人不管是为着怎样五花八门的理由，本质都不外乎：你俩根本不合适，或者你已经不是他想要一起走下去的人。错过的，必然有哪些地方不对，不然为什么叫错过？我相信，每一场相遇都自有它的道理，所以也不必去懊悔浪费了时间，浪费了青春。"对啊，他离开我，一定是不爱我，我不要找理由安慰自己说他还爱着自己。如果爱一样东西爱到骨子里，他会放手吗？他会这么屡次折磨我吗？所以，我不必再去纠结他为什么离开我，原因很简单，他不爱我！我何必因为一个得不到的人再耽误自己的生活，何必因为他而抑郁不堪，何必因为他而不接纳自己！

从分手到现在已经过去一年了，在这段时间我哭过、痛过、后悔过，但最终还是想明白了，放下了！就像书中说的："很多人的青春，就是在一次又一次的清醒和领悟中走了过来。那些辗转不能眠的夜晚，那些长夜当哭的记忆，成就了今天坚强的我们。"暑假期间，他又回头来找我，这一次我拒绝了，我对他说了不。我知道，经历了这一切，我已经有勇气来面对我内心的真实感受，有勇气对他说再见，有勇气去寻找一份更好的感情。

我要像《在绝望中寻找希望》中的俞洪敏老师一样，即使内心正处于绝望中，也绝不放弃自己。俞洪敏老师的经历给了我克服困难的勇气，让我知道自己必须要有个新的开始，哪怕刚开始跑得慢一点，也要一直坚持跑下去。

到最后，我依然感谢他，出现在我懵懂的青春里，让我明白了爱是什么，并从中成长。我更庆幸我们结束了，我有更多的时间去努力地让自己变得更美好，去勇敢面对自己的不足，去迎接更美好的未来。

共鸣文献分析

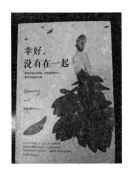

书名：《幸好，没有在一起》
作者：吴桐
出版社：中国华侨出版社
出版年：2014-9-1
ISBN：9787511345004

●作者·内容·主题

吴桐是个阅历丰富的女人，曾任电视台主持人、模特，现为国家二级婚姻家庭咨询师、新加坡 ACC 心理协会会员，著有《那些荒谬的往事叫青春》《幸好，没有在一起》等书。她说，人生比故事狗血，为了拯救在爱情中无知又痛苦的女子，她在书中时而煲心灵鸡汤，时而大耳光奉上，她陪你做更好的自己。她说要把青春和爱情留给最值得付出的人，愿这个世上所有对爱情深信不疑的姑娘，最后都能幸福沉稳地生活。

《幸好，没有在一起》的第一辑收录的是没有美好结局的爱情故事，这些故事中有的是作者亲身经历的，有的是发生在朋友身上的，有的是陌生人向她倾诉的，生动且真实。该书向读者展现了一个又一个心酸却又令人成长的经历，使读者获得情感的宣泄。

第二辑中通过举例子的方式来告诉读者，看似爱情却又不是爱情的那些感情，是人向外界寻求的一种自私的自我满足。真正的爱情是不存在勉强的，看似如痴如醉的追求，其实只是一种迷恋，是一种迷恋者投射到自己身上的一个幻象。他们追逐的是完成自我的幻象，而不是真实地感受对方的存在和了解对方的想法，他们其实根本不关心对方在想什么或者需要什么，只是在对方身上完成自己对爱情的需要。这样偏离爱情的根本的感情应该早些结束。

第三辑中的主题是"你是谁，便会遇见谁"。文中"你的弱点往往会投射到自己的生活中，并反映出来；你所经历的每一段感情，都有着你自己深深的痕迹。你在哪个人身上跌倒，那个人就是一面镜子，照出你性格中不成熟的一面。"这一部分告诉读者有些失败的感情并不只是对方的错，而是因为自己有着己所不知的弱点才会败。物以类聚、人以群分，你是谁，便会遇见谁。

第四辑"刻意追求不如勇敢向前"中提到了张爱玲的一句话："当一个男人不再爱一个女人，她哭闹是错，静默是错，活着呼吸是错，连死了都是错。"爱你时，你的缺点都可爱，不爱时，你便一无是处。本节用多个故事来证实了这个虽然残酷却又真实的道理。感情结束了，就不要再勉强了，人活着，就是要有面对各种情况和适应各种环境的能力。

第五辑"原谅那些不配拥有你的人"和第六辑"你要有一颗柔软又无畏的心"，同样是用多个小故事垒出了一段段治愈人心的话。"随着时光的流逝，爱也会成长。那些深深浅浅的伤害，不过是为了帮你的人生开出一张清单，清算所有人的排名和价值。于是，一切都仿佛历历在目，一切又都释然。""精彩的女人试图让自己活出自己的风采。人生中配偶、孩子，他人的艳羡和赞美，都不过是锦上添花的东西。只有自我，才是最重要的那个主体。你快乐，自然会吸引来快乐的人、事、物，你广博有趣、风情万种，自会有人慕名而来。你若盛开，清风自来。"

整本书都充满着治愈气息，作者的文字有如一记响亮的耳光，揭穿男人那些欲盖弥彰的谎言，打醒那些不断因为爱情伤害自己的女人，替读者宣泄潜藏的感情。当读者读完这些故事真正醒来时，一定会带着微笑，给自己一个变得更好的理由，给自己一个重新开始的机会。

●阅读疗法原理

认同：在《幸好没有在一起》的开篇《爱情创可贴》中，吴桐讲了 Daisy 和 Tina 的故事，她们两人都遇到了把自己当备胎、当情感创可贴的男人，薇薇觉得她们的经历与自己的十分相似。特别是吴桐对"爱情创可贴"的定义："在爱情中，有时候我们会遇到一些只愿意跟你暧昧，却不会给你实际名分的男人或女人，这种情况，你的身份叫做备胎。但是还有一种情况，就是在一个特殊的时期去填别人感情受挫之后的空，这样的人，叫做情感创可贴……在男人失恋后的失意之时，很及时地被贴在伤口上消炎、止痛。但是一旦伤口开始愈合，创可贴就可以被撕开丢掉，就没有了功用。"这让她感同身受，共鸣强烈。她在日记中深有感触地写道："现在仔细想想，我真的是做了很多年的备胎。他可以一边和我暧昧着，一边和别人好着。他信誓旦旦地说我是他的唯一，却背着我换着多个女朋友；他失恋了，我就又成了他的创可贴了，弄脏了自己来给他止血。他只是想和我玩玩，而我却投入了全部的感情，现在恨的不是他，而是自己，自己太傻、太糊涂！"她觉得《幸好，没有在一起》好像专门为她写的，字字句句撞击心灵，让她从抑郁中苏醒。

净化：薇薇在书中读了不同类型的失恋故事，看到很多像她一样在失恋绝望中苦苦挣扎的人，渐渐地，她的失恋痛苦被置换了出去，慢慢接受对方不爱自己的事实。尽管很痛苦，但她能随着作者的"劝导"开始对自己的爱情进行反思，对自己的恋爱方式进行反思。她不再认为男友是自己完美的伴侣，也开始发现对方也有很多缺点，内心达到了平衡和平静。

领悟：通过这本书，薇薇终于找到了这段爱情的错误所在，决心舍弃这个把她当做创可贴的男人。她不再想着如何去挽回这段爱情，而是学着从中吸取教训。她知道了她无法让一个不爱自己的人爱自己，爱情不是等价交换；她知道了恋爱中一定要保持自己的个性，不能为了讨好别人而改变自己；她知道了爱别人之前要懂得爱自己，没有人会珍惜一个不爱自己的人……薇薇说："这段爱情最后以失败结尾不仅仅是 W 的错，自己也有错。这么多年，如果 W 真的喜欢自己就不会去喜欢别的女生，如果当初自己果断点，拒绝跟W 纠缠，也不会受那么大的伤害。"庆幸的是，她走出来了，变回了那个开朗、阳光的女孩！

●适应症

本书适合所有经历情感创伤的女生阅读。它可以使读者从故事中找到自己的影子，找到自己感情失败的原因和解决的办法，从而走出失恋的阴影，学会爱自己，开始新的生活。

爱情真有保质期吗

求 助 者：小雨，女，21岁。

病症病史：应激性抑郁障碍，1个月。

问题成因：失恋。

症　　状：失眠，心情抑郁，郁郁寡欢。

阅疗处方：【书籍】吴桐：《幸好，没有在一起》；张小娴的《谢谢你离开我》；肆一：《那些再与你无关的幸福》；

　　　　　【电影】《触不到的恋人》（韩）；《和莎莫的500天》（美）；《分手说爱你》。

音乐处方：张敬轩：《断点》；陈奕迅：《十年》；梁静茹：《分手快乐》。

共鸣文献：吴桐：《幸好没有在一起》。

案例故事

看着小雨迈着轻快的步伐向我走来，那双藏满笑意的双眸，让我不禁想起第一次见她时那张因失恋而憔悴的脸，那一刻，无助的神情和毫无神采的眼睛都在替她倾诉痛苦。

童话里都是骗人的

对于出身农村的我来说，进入县城最好的高中简直是全家人梦寐以求的荣耀。可这份荣耀并没有维持多久，课程难度的增加以及与日俱增的竞争压力，我的成绩直线下滑，自尊心也受到严重打击。无论我怎么努力，在别人看来都像一只被扔上沙滩的小鱼在垂死挣扎。

我快要绝望了，就在这时，我遇到了小北——我命中注定的王子。我们一见钟情，一起玩闹、一起学习，甚至只是安静地一起坐在操场上看天边火红的晚霞，但每一分每一秒都充满了棉花糖般香甜的味道，原本枯燥沉重的高中生活顿时变得五彩斑斓、轻松愉快。

快乐的时光总是过得很快，一眨眼的工夫，我们已经在一起两年多了，即将面临高考和分别。高考成绩公布后，我的心跌入了谷底，我的成绩差了小北一大截。为了和我在一起，小北默默修改了志愿，放弃了更好的大学。小北的牺牲令我感动，阳光下，我们笑得特别明媚，好像染上了太阳的温度。

但世事无常，谁也料不到下一秒会发生什么。我从没想过，自己全心全意经营的感情，有一天会土崩瓦解。

上了大学后，两个人在一起并没有我期待的日日相随，有的只是接连不断的争吵。小北对我不再耐心，我们总是因为一些鸡毛蒜皮的小事争吵，每次都以我的妥协告终。每每吵完架，我总是低着头不说话，心却像扎了一根根刺，一抽一抽地疼。随着时间的流逝，小小的刺痛就好像不经包扎的伤口，一点点感染、恶化。

都说每个女孩恋爱了会变傻，可一旦感情变质又都会化身福尔摩斯。

我不是傻子，女生的直觉让我感觉到了一些事儿，可因为害怕真相，一直装作什么都不知道。纸包不住火，真相很快就赤裸裸地被摆在了我面前，我积压的所有委屈和痛苦统统爆发了，哭得撕心裂肺，但也换不回那个单纯的爱人。小北和别的女孩在一起了，头也不回地离开了。

我无法接受这突如其来的分手。五年的恋情，我已经习惯小北的存在，甚至无数次幻想过两人穿着礼服站在教堂里交换戒指的画面，我早已认定小北就是自己的真命天子，我觉得无论怎么吵架都不该变成现在这样。

分手后，我开始失眠，吃不下睡不着，心里乱成一团麻，躺在床上眼直勾勾地盯着天花板，眼泪哗哗地流，不知不觉就浸湿了枕巾。我满脑子想的都是小北，不停回放和小北在一起的画面：下雨了给我撑伞，生病了嘘寒问暖，不擅长幽默却总是讲笑话逗我开心，每天陪我散步，去做我喜欢做的事……每想起一次，我的心上就多了一道伤痕。我不明白小北怎能说走就走，就这么无情地抛下我。

短短几天，我就消瘦了很多，脸上也毫无光彩，看起来十分憔悴。朋友们苦口婆心劝我看开点，可我根本听不进去，只是呆呆地想："你们体会不到我的痛苦，说那么多有什么用呢？小北是我唯一在乎的人，没有了他，我眼中的光就灭了。"我很想念小北，不停地翻着小北的照片，听着以前发过的语音，看着以前的聊天记录，试图去填补因为小北离开而缺失的空白，假装他还在自己身边。

终于，我受不了思念的折磨，开始忍不住给小北打电话，可小北不接，我就像着了魔一样不停地打、不停地打，直到手机打到没电，充满电后接着打。也许是因为想把话说清楚，小北最终还是接了电话。

听到电话"滴"一声通了的瞬间，我泪如雨下，如同溺水的人终于抓住救命稻草般苦苦哀求着："小北，求求你别这样对我，别用这么冷漠的语气和我说话！你别挂电话，我有话和你说。我很想你，真的很想你，想你想的发疯！你告诉我，我哪里做得不好，我改，我一定改！我不想分手，我们还像以前一样在一起好不好……"

话还没说完，小北就把电话挂了，我不甘心地又打了一遍，而手机里传来的只有人工机器冰冷的问候。我看着占满手机屏幕的一条条"通话未接通"，不禁悲从心来，感觉自己仿佛死掉了。手机刺眼的光打在我的眼睛上，我却感觉不到一丝苦痛，屏幕的光一点点变得暗淡，没开灯的房间在失去手机这唯一光源之后彻底陷入黑暗，就像我失去小北后永远不会亮起的世界。

失去小北的痛苦让我迷失了前进的方向，每天都活得浑浑噩噩，整日以泪洗面，我实在无法承受这份痛苦。给好朋友打电话，哭着说着自己多么后悔，多么痛苦……可又有谁能真正理解我的苦痛呢？别人也不过是看客罢了。原来自己拥有的一些东西，在真正失去的时候才会懂得去珍惜。

我无法忍受宿舍的狭小逼仄，整日在校园里游荡，不知何去何从，好像这个世界就只剩下我一个人。我好想忘记小北，忘记我们之间的一切，可我无能为力。

对症下书

小雨的"贝克抑郁自评"测得46分，属极端抑郁。

小雨是典型的因失恋引发的应激性抑郁障碍。五年的恋情，她已经习惯了小北无微不至的关心和照顾。到了大学后，由于两人不在一个学校就读，她害怕失去男友，所以不分时间场合，不停地给男友发短信、打电话，男友上课或有事不接电话、不回短信，她就认为男友不爱她，而又哭又闹，这让男友对她从厌烦到彻底失望，所以提出分手。分手后她无法正视两人感情的巨变，天天试图挽回男友，一直沉浸在痛苦中不能自拔。

我推荐配方是：《幸好，没有在一起》，鼓励她勇敢地面对自己的感情，不要总是沉浸在爱情的童话里；《谢谢你离开我》和肆一的《那些与你无关的幸福》，里面的爱情故可以让小雨在阅读中体悟人生，淡化心中因爱人离开而产生的痛苦，并认清自身存在的问题，以最好的状态迎接新的恋情。

疗效追踪

三个月中我和小雨的交流从未间断。她对电影、歌曲及书籍都有点评和感悟：

她说："《断点》的歌词'想起我们有过的从前，泪水就一点一点开始蔓延……我吻过你的脸，你的双手曾在我的双肩，感觉有那么甜我那么依恋……'唱的就是我和小北的现在，我满脑子都是他，那些甜蜜的回忆一直折磨着我，让我一点也不快乐，可有谁会因为分手快乐呢？梁静茹在《分手快乐》歌中则告诉了我答案——勇敢挥别过去。'分手快乐的歌中，请你快乐，挥别错的才能和对的相逢'。即便勉强留住他，我也不会快乐，何况他不会再回来。而《幸好，没有在一起》让我彻底认清了自己，我觉得自己挺自私的，为了获得男友所有的爱，做出了许多令人厌恶的事情，还把过错推给他，我爱他，但把这份爱捧得太高，抓得太紧，是我逼走了他，既然我们之间的感情已经变了质，不如让一切都随风飘走吧！"

阅疗感悟

爱情没有保质期

——读《幸好，没有在一起》有感　小雨

如果以前有人告诉我，说爱情有保质期，我肯定不会相信，因为我坚信我的爱人会永远爱我。但那个我爱的人，却中途跳下了我们的爱情列车，留我一人在列车上游荡。

我捧起吴桐的《幸好，没有在一起》时，没指望它能带我离开困住我的列车，但第一眼看到书中的自序，我就知道，打开车门的钥匙就藏在书里。

《亲爱的，那并不是爱情》里面说："这种一切以'我以为这样最好'为出发点的男女，他们以'爱你'的名义干涉你的生活，限制你的自由，不尊重你的意愿，凡是自作主张，又觉得自己爱的深刻伟大，不懂得感谢的人都是不知好歹，这种人一直以来其实只爱一个人，那个人就是他自己。"这段话让我想到以前和小北在一起时，我总是阻止小北和其他女生交往，对他的爱太过自私，束缚了他的自由。女人天生没有安全感，所以才要找一个有安全感的男人。安全感一部分是可以自己给自己的，那叫做自信，但是另一部分是伴侣间的信任。回味着自己和小北之间的一件件事，为了安全感我和小北吵了很多次，一味地强求他给予我所希望的安全感，殊不知自己不仅逼得小北不胜其烦，还丢掉了自己的自信。

我和小北都不再是以前的我们了，只是长时间以来我对他太过依赖，早已成了习惯。因为舍不得，选择不放手，因为舍不得，选择彼此折磨。我们经常吵架，每次吵架时的那种心碎、那种无奈，都在慢慢消磨着两个人的感情，彼此都很痛苦。分手后，等我的心真正平静下来之后细细回想，才懂得虽然分手是痛苦的，但却是最好的结果。

"亦舒说过：当一个男人不再爱一个女人，她哭闹是错，默默是错，活着呼吸是错，连死了都是错。所以，你还在思索那些所谓的'理由'的时候，却不知道，那些'理由'也许只是借口而已。爱你时，你身上的一切都是可爱之处，不爱你时，你便一无是处。"读到这几句话，我和作者产生了深深的共鸣。是的，两个人相爱的时候，对方做什么都是对的、都是好的，若不爱了，不爱的那个人就各种鸡蛋里挑骨头地找碴。

其实我和小北相处的过程中也学会了很多，学会了如何去关心去照顾一个人。小北有一句话说得对：自尊是自己给的！女生无论到什么时候都要自尊自爱、思想独立、有自我。你可以对生活有要求、有梦想，但是不能把这个要求和希望寄托在别人身上，而要寄托在自己身上。你希望得到的东西、希望过上的生活，首先要能够自己给自己，而不是伸手向他人索要。一旦女人变成了一个依附于他人的人，就会变得被动、没有地位、不被尊重，如果有一天这个男人想要离开你，你便会一无所有。爱别人之前首先学会爱自己尊重自己，两个人在一起自己应该独立一些，有自己的朋友圈，有自己的兴趣爱好，那么恋爱时彼此才能有自己的空间，才会相处得比较轻松、舒服，自己一个人时，也会很愉快。等待着别人给幸福往往是不会幸福的，幸福是自己给予自己的。

如何才能找到那个更好的人呢？如何才能找到那个靠谱的伴侣呢？答案很简单：成为更好的你自己，提升你人生的境界和层次，你就会辨识什么是更好的人。物以类聚、人以群分，你是谁，便会遇见谁。是的，我和小北的恋爱是失败的，但也展现了自己性格不成熟的一面。只有自己的层次提高了，才会辨识更好的人，自己提高了，遇到的人自然而然也跟着好了。

每个女孩都会遇见那个让自己心动的人，你们的爱情也不会有保质期，但是不管怎么样我们都应该努力经营自己，要多读书丰富自己的内心世界，为自己的爱情保持新鲜感，延长保质期，努力让对方离不开你，而不是自己越来越依赖对方。女孩应该如柳絮般柔软，又如钢铁般坚强，如果自己的爱情变质了，随时准备离开，不要彼此折磨。

小雨是个优秀漂亮的女孩，她已经找到了新男友。她写信告诉我，她现在很快乐，每天都很开心。我很欣慰。

共鸣文献分析

书名：《幸好，没有在一起》　　　见第 215 页

● 作者·内容·主题

见第 216 页

● 阅读疗法原理

认同：小雨刚开始读《幸好，没有在一起》自序时，吴桐的"你越是拼了命想要抓住的，往往流失得越是迅疾。有些时候，可能正是因为预感到了结局的不美好，我们才会患得患失，爱得太过用力。好的感情一定不会让你那么累，让你累的，让你时刻紧绷、时刻担忧的，那一定是错的人"这段话让她产生了强烈的共鸣，觉得吴桐就是点中她失恋问题的要害。当她阅读了与自己经历相仿的多个不同故事后，便认真反思与小北相处时自己的所作所为，发现了自身存在的问题。原来分手不只是小北移情别恋所致，自己也该负一部分责任。虽然心中依旧放不下、舍不得，但她已经认同作者观点，知道只有走出去才能看见世界，再回头时会发现一切都没什么大不了的。

净化：《幸好，没有在一起》写的是真实的故事，讲的是朴素的道理。小雨在品读一个个相似主人公情感创伤故事，体验到她们的痛苦与纠结，自己的痛苦在不知不觉中导了出去。渐渐地，她能平静地放下对男友痴迷的爱。

领悟：《幸好，没有在一起》宣泄了小雨压抑的情感，让她的心渐渐平静了下来，虽然没有完全放下对男友的爱，但小雨已经能够用笑容面对生活了。她发现失恋不可怕，可怕的是她因为离开的爱人而失去了自我，差点毁掉自己的人生。让过去变成美好的记忆，珍惜自己现今拥有的一切，因为人短暂的一生在宇宙的洪荒中显得十分渺小，而失去的恋人就像是璀璨人生中陨落的一颗小小的星星，怎抵得过整片星空？当爱已成往事，放手即可，因为在说爱人之前，要先学会爱自己，适时的放手，是对自己最好的尊重！

●适应症

见第 218 页

走出无爱的恐慌

求 助 者：小静，女，20 岁。

病症病史：情绪抑郁，5 年。

问题成因：童年创伤，遭亲生父母抛弃，暗恋痛苦。

症　　状：失眠，食欲减退，生活觉得毫无意义，无价值感，交际困难。

阅疗处方：【书籍】张悦然：《水仙已成鲤鱼去》。

共鸣文献：张悦然：《水仙已成鲤鱼去》。

案例故事

2014 年，在"我只想抱抱小时候的自己"的征文中，有一篇《我被亲爹娘抛弃》的文章，读后令人唏嘘不已。作者小静，人与名字一样安静温顺得令人心疼。她酷爱读书，自愿加入童年创伤阅读疗法实验小组。来咨询室交流时，她说："小时候的事情我记得清清楚楚，这么多年我一直瞒着身边所有人，好像别人不提起，那些痛苦就不曾存在。可我唯独骗不了自己，所以我一直受其折磨，为之痛苦。"

我被亲爹娘抛弃

看完朱德庸的《我只想抱抱小时候的自己》，我流泪了，朱德庸因亚德伯格被亲人、朋友及老师歧视的遭遇，让我感同身受。儿时的痛苦记忆如潮水般涌来。我没有亚德伯格，是一个正常的孩子，只因农村的重男轻女思想，被亲爹娘嫌弃和抛弃。

从我出生起，爸爸就不曾对我露出过笑容。小时候我很委屈，不明白为什么爸爸天天喝酒，却从来不抱抱我？为什么妈妈从来不像其他小朋友的妈妈一样给我扎漂亮的小辫子，接送我上下学？为什么爸爸妈妈从不给我买新衣服，总让我穿着别人不要的衣服？为什么……太多疑问堆积在我小小的脑袋里，始终没有人回答我。

四岁那一年里发生了很多令我记忆犹新的事情，因为那些记忆太过痛苦，我根本忘不掉。

一天早上我发烧了，很难受，没去上幼儿园。喝得醉醺醺的爸爸看到我躺在床上后，立刻伸出一只手，用力地钳住我的胳膊，把我从被窝里拖了出来，狠狠扔在地上，一脚踹在我的肩膀上。我身子受不住，陡然一偏，磕在了床沿上。我被这突如其来的暴力吓蒙了，"哇"的一声哭了出来。可哭声刚落，"啪"地一个巴掌就甩在了我的脸上。爸爸吼道："哭什么哭，你还敢哭，一条贱命，信不信老子打死你，给我滚！"我吓得立马噤了声，忍痛从地上爬起来，默默拿起书包，一瘸一拐地走出家门。邻居们听到吵声纷纷围过来看热闹，我擦擦眼泪，一声不吭，蜷着身子穿过人群。我厌恶那些人的目光。

那年冬天，我贪玩不小心尿了裤子，我不敢告诉妈妈，冰冷的冬天里湿着的裤子冻得我直打寒战。晚上我早早就睡着了，妈妈发现湿着的裤子后，二话不问便揪着我的头发把我从卧室拽到客厅，让只着薄衣的我光着脚丫在冰凉的地面上站着，我不明所以地搓着冰冷的小手，恐惧地看着妈妈毫无表情的脸庞。我不敢出声，只得强忍眼泪在客厅里一直站了很久。

年幼的我很多东西都不是很明白，但那种恐惧和痛苦的感受却十分强烈且持久地伴随着我长大，一直深深地影响着我。

还有我永远不会忘掉的那一天，我被亲爱的爸爸妈妈送走的那一天！爸爸妈妈那天实在太反常了，妈妈拿出了一身新衣服让我换上，还亲热地抱了抱我，而平时从不正眼看我的爸爸朝我笑了笑。那时我天真地以为，爸爸妈妈终于喜欢我了，满心欢喜地期待着未来和爸爸妈妈在一起的日子。呵，多么可笑，现在回想起来，他们的举动就像是为了让顾客满意而替即将出售的商品擦去灰尘。

在我沉浸在巨大的喜悦中时，很快，爸爸笑着引了一对年轻的夫妻走进家门，我第一次见到爸爸那么高兴的笑容，然后妈妈推着我走到他们面前，让我喊他们爸爸妈妈。我惊呆了，心里一阵慌乱，为什么妈妈要我喊这两个陌生人爸爸妈妈？我一言不发，看着爸爸的脸逐渐阴沉下来，我吓得一瑟缩，妈妈也掐着我的手心催促我说："叫你喊就快喊啊，死丫头！"我喏喏地张了张嘴，却发不出声音，小脸憋得通红，眼泪也忍不住要掉了下来。爸爸抬起手要打我，被那个陌生的叔叔制止了。他说不着急不着急，孩子还小，并温和地对我说，叫叔叔就好。于是我怯生生地喊了声"叔叔"，他笑着应了一声。他们四个大人坐下来聊了一会，很快天就黑了，叔叔阿姨说要走，爸爸妈妈笑呵呵地拽着我把我推到门外，让我跟叔叔阿姨回家。我看着爸爸妈妈陌生的表情，心里很伤心，但也不敢反抗，一言不发地跟着叔叔阿姨回家了。那个时候我还是以为是自己不乖，做错了事情，爸爸妈妈才不要我的，长大以后才明白，只因为我是女孩，而我亲爱的爸爸妈妈想要个男孩罢了。

大人们都以为我不会记得这些，他们不知道，所有痛苦都烙在了我的脑海里。那些记忆如影随形，时不时就会冒出来，仿佛一颗巨石，压得我喘不过气。

唯一幸福的回忆，是我养父母对我的疼爱。他们从来不打骂我，为我准备了干净漂亮的房间，还给我买新衣服、买好吃的，带我出去玩。他们都是大学毕业生，有正式的工作、稳定的收入，唯独结婚几年没有孩子，所以才多方打听，收养了我。我感受得到他们的爱，但我的心被亲生父母剜了一个大洞，依旧汩汩流血。每天晚上，我都会在他们睡着后悄悄爬下床，打开窗户，一个人对着星星自言自语，又或者什么都不说，只是看着黑漆漆的天空，任委屈的泪水肆意流淌。天上的星星那么多，每一颗闪闪的小星星分担我一点点不开心，我心里的难过也会少一点点。

我慢慢长大，改名字，搬家，上小学、中学，没有人知道我的过去。我穿得干净又漂亮，我成绩很好，我乖乖听父母的话，别人看到的永远是我漂亮的一面。我好像离那个被虐待的 4 岁孩子很远了，但只有自己知道内心的痛苦与惊惶。我常常失眠，常常做噩梦，总是梦到养父母要把我送回到原来的家，然后哭着从梦中醒来，嘴里不停地喊着"我不要，不要，不要把我送走，我会乖乖听话。"我总是沉默着，以掩饰木讷与笨拙，也从不拒绝别人的要求，因为渴望赢得所有人的喜欢，但我非常讨厌这样的自己。

日子一天天过去，我以最好的成绩考上了重点高中，然后遇见了我的太阳——沈君。他是班长，坐在我前面的位子，是班里公认的阳光男孩。我喜欢上课铃响起时他大汗淋漓抱着篮球跑进教室后冲着年轻的女老师嬉皮一笑的样子，喜欢课间他回头问我数学作业时漫不经心的眼神，喜欢他不经意间扬起的充满活力与快乐的笑容。我默默注视了他整整三年，自卑而沉默的我从来没主动和他说过话。

爸爸妈妈从来不要求我要名列前茅，可在高中那样一个只以成绩论英雄的环境里，敏感的我总觉得自己不受重视，觉得身边的同学都在似有若无的嘲笑我。而且，我喜欢的沈君样样出众，深得大家欢心。于是我下决心努力学习，只把他藏在日记本里，每天都在日记本里写下想对他说的话。我比以往更沉默了，但成绩却逐渐好了起来，偶尔几次，还和他在成绩单上擦肩而过。就连他也常常回头开玩笑说我前途不可限量，而我只是笑笑，高考越来越近，我只是单纯地和他考入同一个大学，想离他更近一点。

四月份一个周末，我返校时想起日记本忘拿，便坐车折回家。推开卧室门时，眼前的那一幕让我至今难以释怀。爸爸妈妈正坐在我的床边，翻着我熟悉的黑色软皮本，没错，那是我的日记！他们抬起头来，看到我后眼神里满是躲闪，慌乱合上手中的本子，背到身后。我在心里嘲讽地笑了一声，看着妈妈那个徒劳的掩饰动作，凉爽的春天里我却如同坠入冰窖，浑身冷得彻骨。世界崩塌只需要一处破裂，父母的欺骗迅速瓦解了不甚坚固的城墙，他们用爱砌起的城墙，被他们亲手毁掉了。爸爸妈妈试图对我说些什么，可我一句也听不进去，苍白的语言只会徒增我心中的悲哀，我颓然坐在地上，摆摆手让他们离开。日记本静静躺在床角，我再不敢看一眼，从抽屉里找出打火机，"啪"，点燃了它，火苗一下子就窜了上来，在我眼前将过往的所有秘密吞噬。我觉得自己的生命也像这火苗一样，一点点熄灭。三年的心情只剩下地板上一堆黑色的灰烬，我的身子突然软了下来，趴在地上痛哭起来。我曾小心翼翼地把心交给他们，把那少得可怜但全部的爱给予他们，但是现在，我觉得身边的一切都是虚伪，从今往后，我的心再无处安放。

我不记得那天是如何回到学校的，就像做了一场很久很久的梦，醒来便忘记了一切，但我再也没和他们说过话。两个月很快就过去了，从考场出来的时候，我就预料到考砸了。但是我却没有任何愧疚感，甚至心中还升起了奇异的快感，仿佛考不好是对他们的一种报复。我平静地接受了垃圾一般的成绩，故意填报了一所千里之外的三流学校，而养父为了把我留在重点大学到处托关系，我只是冷冷地看着他，一言不发，无声抗拒着他的所有安排。

我去了一个很远的地方念书，但我依旧牵挂着我的太阳。我从为数不多的朋友那里打听到沈君考上了那所我们谈论过的名校，我像从前一样悄悄关注着他的消息，依旧没勇气主动联系他。等啊等，就等到了朋友圈里沈君女朋友甜蜜依偎着他的照片，那一刻，空气仿佛凝固了，时间也不再流逝，我死死盯着那个女孩灿烂的笑容，手心被指甲掐出了血印也丝毫感觉不到疼痛，整个人都麻木了，我的心死掉了。

我一心想逃离这里，却在这个陌生的城市里无处藏身，身心俱疲的我如行尸走肉游荡在大街上。往日里爸爸妈妈温柔的关心突然就涌现在眼前，后悔瞬间填满我满目疮痍的心，我后悔了，后悔丢下日渐年老的他们，后悔一个人不远千里跑到了陌生的城市，我想立刻回家，依偎在他们怀里，把所有的委屈一股脑儿告诉他们。

我跑到火车站，买了车票连夜赶回家，开门时看见爸妈坐在客厅沙发上，添了白霜的两鬓使他们看上去老了好多岁。他们见到我后诧异地起了身，不过转瞬便高兴地冲我笑着，嘴里不停念叨着"累不累""要不要喝水""要不要妈给你削个苹果吃"之类的话，我眼眶一红，哭着说"爸爸妈妈，我对不起你们"，边说边扑向他们的怀里。爸爸妈妈安慰了我一会，待平静下来，我才发现他们笑容里藏着的愁绪。一番追问之下，我得知原来亲生父母来过，说要把我要回去，因为他们如愿生下的儿子由于过于宠溺变得蛮横，早早就辍了学，天天在家无所事事，如今见我上了大学有了出息便开始眼红，钻着法律的空隙，逼着养父母把我还回去。他们为了把我留在身边和我亲生父母打了官司，但因为当时收养手续并没有按照法律程序来办，法官便判决由我决定。

听完父母的叙述，我顿时呆了。接二连三的打击让我不堪重负，我不知该如何做出抉择，一方是我牵肠挂肚的亲生父母，一方是养我育我疼我的养父母。我心乱如麻，我不明白，为什么命运总爱捉弄我，为什么幸福总与我擦肩而过，为什么我要承受这么多痛苦！

对症下书

小静的"贝克抑郁自评"测试得 26 分，属中度抑郁。

她的抑郁情绪主因是童年创伤。童年时期，亲生父母的遗弃把她变得自卑又敏感，使得长大的她极度缺乏安全感，而养父母偷看日记的行为将她内心压抑的愤怒推到了极致，敏感的她失去了对所有人的信任。高考落榜以及喜欢的人有恋人的多重打击加重了她的抑郁情绪。我看着她苍白的脸上没有一丝血色，眉头紧皱，一副病怏怏的样子，便知她的心结之深。一番思量，我决定把《水仙已乘鲤鱼去》推荐给她，因为书中主人公的人生遭遇比起小静来有过之而无不及，故而对抚慰小静内心深处被抛弃的创伤应有奇效。

疗效追踪

小静一个月后归还此书，这一次见她，我注意到她的眼神不再空洞茫然，精神劲头也比上次好了很好。见到我时她再一次流泪了，哽咽道："老师，璟的经历比我还惨啊，我觉得自己的痛苦在她面前都算不上什么。"她多次在深夜翻阅此书，宣泄心中痛苦情绪。她把璟当做她惺惺相惜的知心朋友，她沉浸在书中与璟一同经历磨难，体会璟的痛苦与成长，抚慰了自己受伤的心。

阅疗感悟

那些璟告诉我的事
——读《水仙已乘鲤鱼去》有感　小静

当老师把这本书推荐给我时，我瞬间就被书名吸引了。"水仙已乘鲤鱼去，一夜芙蕖红泪多"，新奇又富有诗意。翻开书页后，我渐渐着迷。

据说，让一个人接受安慰的最好方式就是成为他，只有这样才能分享相似的经历，消除对方的孤独感，令对方对你的话信服。《水仙已乘鲤鱼去》中的璟，就是另一个我。璟从小得不到父母的爱，如她所说"身体就像一只被掏空的碗"。璟记得，她两岁的时候在大床上睡觉，曼丢开她去跳舞，她从床上滚下来后头上肿起大包，哇哇哭喊却没有人来，她一直躺在冰冷的地板上；璟记得，四岁生病，曼任凭她高烧，在璟奶奶的督促才心不甘的给她喂药，却把脚气水当做止咳糖浆灌进她嘴里，嘴上瞬间长满了烧灼的大泡……而我呢？爸爸喝酒后醉醺醺的样子，结实的皮带落在身上时沉闷的响声，巴掌落在脸上火辣辣的痛感，永远乱糟糟的头发和脏兮兮的衣服，小伙伴远远躲在远处时看着我的眼神，坏孩子们混杂着泥土的口水和放肆的嘲笑与谩骂声……很多很多。童年的记忆，就像是身上的一块疤，可能会渐渐变淡，却永远不会消失。那时候的我只是不懂，为何没有人喜欢我？

我和璟有着惊人的相似经历。曼带着璟搬到了桃李街3号，而我也被送到养父母家。后来，璟拥有了疼爱她的陆叔叔和小卓，而我得到了养父母无微不至的关心与爱护。桃李街3号才是她的家，永远都是，璟相信。而我也慢慢接受了养父母的爱不再带着抵触心理。我喊他们爸爸妈妈，穿他们买的新衣服，和他们周末一起手牵手出去玩。璟的日记被曼偷看了，而记录着我所有秘密的日记本也被信任的养父母偷看了，亲生父母的一切、生活里值得纪念的大事小事、关于沈君的点滴，都赤裸裸地暴露在他们面前。璟恨曼，而那一瞬间，我感觉到整个世界都在崩塌，他们毁了我唯一的信任。"'不，不，不是，小卓，是我自己撕的。我害死它的。因为我得走了，都结束了。我得走了，小卓。'璟刚刚止住的眼泪又落下来。"璟亲手把她的日记本撕碎了，连同她对桃李街3号的爱一起，撕得支离破碎，而我将日记本一把火烧掉了，我对养父母好不容易建立起来的爱与信任也在火中陨灭。

璟为了能骄傲地回到爱人身边而拼命努力着，"她在两年多里没有吃过一顿饱饭，夜晚常常因为饥饿不能入睡；每个夜晚不管多么疲倦，她都会准时去操场跑步，每次都要跑到汗流浃背，无论酷暑严寒；她一个人趴在桌子上做功课，一遍遍告诫自己，不可以走神，要专注。她给自己设立这样或那样的惩罚，逼迫自己做到……"。我也为了能和沈君考入同一所大学而逼迫自己更努力地学习。璟成功了，她出落成一个美丽的女孩，而我也成功地与沈君比肩而立。我们都看得到象征着幸福的美丽蝴蝶悄悄落在手心。

然而，璟的回归只是让一切变得更坏，她最爱的陆叔叔为了赶回家而出了车祸，最好的朋友因为她的任性替她坐了大牢，唯一的小卓也因意外离开了，剩她一人在这残酷的世界。璟以为身体早已干涸，自己再不会流泪，可泪水依旧争先恐后地涌出她肿如核桃的眼眶。看着这样的璟，我只想用力抱抱她，就像有人在抱着我。所有的努力都随着高考的失常发挥而功亏一篑，沈君去了我们曾约好的大学，而一心逃离的我拒绝了养父母的安排，去了一所离家千里的学校。当我终于鼓起勇气想要表达爱恋时，却发现沈君已有了女朋友；当我终于谅解养父母，想要重回他们身边时，亲生父母却想要重新要回我。一次又一次，命运似乎乐此不疲地作弄着我。

璟安慰着我，让我知道自己不是孤身一人，也告诉我故事从没有结局，要我一直坚强走下去。

后来，璟遇到了沉和，沉和说："有一样东西比火车还厉害，就是时间。时间刷的一下过去，所有的东西都会变得很平，很光滑。心口的每一道伤都是一枚纪念的徽章。当颁发给你一枚纪念徽章的时候，你就比原来更了不起。你应该也为自己感到骄傲。"

沉和不仅给璟带来了安慰，也给了我莫大的鼓励。逃避伤疤总是徒劳的，甚至，会带来更多的伤痛，我应该做的就是像璟一样，把每一块伤疤都作为纪念徽章。慎重考虑后，我决定选择养父母，向他们承诺永远不会离开，因为他们把全部的爱都给了我。我也鼓起勇气向亲生父母言明自己曾经的痛苦，打开心结，答应会常常看望他们。对于沈君，我学会了祝福与放手，相信自己总会找到一个恰好的爱人。

璟告诉我，当你无法逃避时，就要学会与疼痛同眠共枕，接受无法改变的不幸，在可以在改变的领域里做出努力。因为只有自救，才能好好地告别过去，以及好好拥抱现在和明天。

沉和抚着璟的头小声地告诉她说："你是了不起的璟！"，而我仿佛听到璟浅笑着对我说："你是非常了不起的小静！"

共鸣文献分析

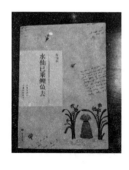

书名：《水仙已乘鲤鱼去》
作者：张悦然
出版社：上海文艺出版社
ISBN：7532139840

●作者·内容·主题

张悦然，1982年出生于山东济南，是中国作家协会第九届全国委员会委员。代表作有：《葵花走失在 1890》《樱桃之远》《水仙已乘鲤鱼去》《誓鸟》等。

她最满意的一部作品《水仙已乘鲤鱼去》，是一部半自传体的长篇小说。书中的主人公"璟"的原型正是作者本人，可以说这部小说真实再现了张悦然等一代人的成长历程。诺贝尔文学奖获得者莫言曾评价张悦然的小说称："它的价值在于记录了敏感而忧伤的少年们的心理成长轨迹，透射出与这个年龄的心理极为相称的真实。"她用细致入微的描写、丰富新奇的意象以及凄婉动人的文笔，将一个个人物的形象丰满起来，让故事自己讲下去。璟在追寻爱的路上精疲力竭，母亲的爱、继父的爱、小卓的爱、优弥的爱，还有沉和的爱，她都深深渴望着。从小生活在母亲仇视中的她患上了暴食症，因为只有当胃被食物填满时，她才感觉不到心里的缺口。当被爱包围时，她努力让自己变得更加健康和美丽，可命运之手却一次次夺走她爱着的人，将她逼向悬崖。她如同凤凰，在那场将她珍视的一切化为灰烬的大火里，涅槃重生。

●阅读疗法原理

认同："我常常陷于无爱的恐慌中。"这是张悦然借璟的嘴说出的第一句心里话，也是引发小静共鸣和认同的第一句话。主人公璟的成长过程与小静的成长过程有很多相似的地方，都是挣扎在无爱的恐慌中，痛苦无助。亲生父母爱的缺失是她们的共同经历。璟一出生便遭母亲嫌弃，把她像包袱一样抛给奶奶不管不问，静也因父母想要男孩而把她送人。相同的感受让静读得热泪盈眶。璟在继父家中写在日记本里的秘密被偷看、差点被母亲溺死、赶出家门送寄宿学校的尴尬与痛苦的经历，静也有过；璟深爱的小卓爱上别人，而静暗恋的男生心属他人。太多相似的经历与内心独白，让静对这本书感同身受，爱不释手。她觉得璟就是另一个自己，而她心疼璟，也心疼自己。

净化：当静跟随璟体验着家中唯一疼爱她的奶奶突然去世、父亲不务正业心脏病离世、第一个爱上的人——她的继父因车祸去世、唯一的亲人小卓也因保护别人去世了、最好的朋友优弥替她坐了牢、深爱的沉和葬身火海的悲伤恐惧时，小静的心脏一阵阵抽痛，自己的痛苦被置换了出去，小静突然觉得，自己的痛苦与璟相比简直是微不足道，内心得到了净化。

领悟：掩卷深思，小静悟出：璟虽然每次都在幸福的生活即将来临之时，被一次又一次打入地狱，承受了如此多的劫难，但是她却不曾退缩过，坚强地挺了过来。璟对生活的信心和战胜挫折的勇气，感染和鼓舞了小静，让她不再对过去的事情耿耿于怀，逐渐接受了曾经令她痛苦的事情，也放下了对亲生父母的怨恨。她选择了原谅，原谅亲生父母的遗弃，原谅养父母的伤害，原谅过去那个胆小懦弱的自己，而原谅让她成为了更好的自己！她开始坚强面对当下的生活，勇敢做出自己的选择。

●适应症

本书适合因童年创伤引发的抑郁、焦虑及强迫等症状的人阅读，尤其对那些生活在无爱的恐慌中的人是一个验方。

甩了男友　我自己却抑郁了

求 助 者：小睿，女，22岁。

病症病史：患抑郁症，1年。

问题成因：失恋。

症　　状：无法集中精力学习，失眠，胸闷，头晕，有自杀意念。

阅疗处方：【书籍】亚伯·艾里斯：《合理情绪疗法》；肆一：《那些再与你无关的幸福》；

　　　　　【电影】：《我脑中的橡皮擦》（韩）。

音乐处方：弦子：《差一步距离》《还舍不得离别》；朱雅：《前度》。

共鸣文献：肆一：《那些再与你无关的幸福》。

案例故事

小睿是一个非常漂亮的女生，家境也很好，父母都是教授，可以说是名副其实的名门闺秀。进大学后，她爱上一个家是农村的男生，热恋一年后，由于父母的坚决反对，她被迫提出与男友分手。分手后，前男友与同宿舍好友迅速热恋。她因失恋的巨大痛苦和无法接受心爱的人爱上别人，而患上抑郁症。痛苦、失眠，她根本无法正常学习，不得不休学一年。返校后，当她看到前男友与舍友在她面前秀恩爱后，抑郁再次复发，于是前来寻求阅读治疗。她内心的纠结苦痛全写在了下面的文字里。

抛弃了男友我却抑郁了

记得以前曾看到过一句话：人一生中谈三次恋爱就够了，一次懵懂，一次铭记，一次一生。遇到小东后，我以为我幸运到不需要经历前两次刻骨铭心的恋情就找到了执手一生的人，可当我再回首时才发觉，原来爱情的誓言是世界上最美的谎话。

从小到大，我都是班里公认的班花，是大家眼里的小公主，被所有人捧着，自然像只骄傲的孔雀，眼高于顶，从来看不上那些追我的男孩。可当我走进大学，却将一颗芳心遗落在一个男孩身上，我以为自己找到了良人佳婿，却没想到，那匆匆的一眼，竟会变成禁锢我的枷锁。

我和他相遇在一个彩霞满天的傍晚，夕阳下，他的笑容迷醉了我情窦初开的心。我们的恋爱水到渠成，女神与班长的甜蜜爱情成为班里同学津津乐道的话题，每次听到别人羡慕的话语，我都装出一副高贵冷艳的模样，其实心里早就乐开了花，巴不得向全世界宣布我们是一对生死不渝的爱情鸟。我们的爱情一直顺风顺水过了两年，有幸福也有痛苦，而我对他的爱越来越深。

不久后，我向父母坦白了恋情，可当他们得知小东的家境后，阴沉的脸色几乎吓坏了我。爸爸妈妈坚决要求我和小东分手，不然就亲自帮我分手！我拗不过他们，痛苦地对小东提出分手，我以为他会懂得我的悲伤，可他却很快和我的舍友相恋了。

分手后，每一天我都在校园里四处张望，期望看得见他挺拔的身影，可当我看到他冷若冰霜的脸时，又痛苦万分，不敢上前搭话。我想，他一定只是在生我的气，等他气消了，一定还会回来找我的，他那么爱我，一定舍不得我。直到有一天他的身旁出现了另一个女生，我的梦破碎了，他们成双成对的身影令我几欲发狂。

可即便看到这令我心碎的一幕，我依旧不愿相信小东舍弃了我，只是天真地以为他在利用我的舍友气我，还满心期待着他回来求我复合。可人总得不到自己想要的，他俩的感情迅速升温，还常常在我的视线中拥抱接吻、互相喂饭，甚至在众人面前大秀恩爱。

我终于忍不住质问我舍友：为什么夺我男友？我舍友却斩钉截铁地说："你这个变态，明明是你抛弃了小东，怎么能说我夺你男友？你精神有问题，

去医院看看吧。希望你能平静地看待这件事，希望你能祝福我们。"舍友的话犹如晴天霹雳，我不敢相信自己的耳朵，顿时脑袋发热，

我狠推了她一下，夺门而去。我在冰冷的夜色中狂奔，像是要把所有的委屈与愤怒都发泄出来，我不停地、发狠地跑，直到腿一软，跌坐在地上，钻心的疼痛硬生生逼出了我从不轻易掉落的眼泪，我抱着磕破的膝盖号啕大哭，可再没人会抱着我哄我了。

就在我伤心绝望之时，一双干净的板鞋出现在我的眼前，我抬起头，看着昏黄的路灯下那个模糊的身影，我的心"扑通扑通"地剧烈跳动起来。我欣喜地暗想："小东果然还是爱我的，我就知道，他一定会来找我的，他还是爱我的。"可他冷冰冰的话一下子打碎了我的梦，他说："当初是你亲手扼杀了我们的爱情，而现在我已经有了更适合的女友，早就不再喜欢你了，你别再自作多情。我来找你是因为我的女朋友担心你，而我又是班长，不能就这样放着你不管，你赶紧回去吧，再闹就没意思了，给你自己留点尊严吧。"

当我确定小东真的不爱我后，每个夜晚我都是在失眠中度过，只要是看见舍友和他在一起，内心的痛就会疯长。然后呼吸急促、头晕、胸闷，根本没法正常学习。我甚至想过死，要是死了，就一了百了。我真的不明白，我处处比舍友优秀，他为什么会选择她？

后来事情闹大了，导员也知道了。导员看我情况越来越糟，便劝我跟他去医院看一看。我早已万念俱灰，什么都不在乎了，木木地答应了。精神科医生说我得了抑郁症，我觉得很可笑，但还是同意了导员休学一年的建议，因为我一点儿也不想看见他们。

这一年里，我的生活不好不坏。爸爸妈妈觉得我好了，把我送回了学校。可当我回到学校，看到前男友与我舍友出双入对，我的心再次被撕碎，抑郁再次复发。我根本忘不了他，他是我的呀！他为什么会不爱我了？他应该再来找我的！药物对我作用不大，我还是夜夜不能成眠，无法专心学习。

对症下书

小睿是因抛弃男友后自己深陷抑郁的特殊个案。作为亲手斩断情丝、违背誓言、抛弃对方的始作俑者，按常理不该陷入抑郁旋涡，抑郁的应是她的男友才对。但是由于她的决定是迫于父母的压力并非自愿，内心仍深深地爱着小东，所以当小东及时调整自己爱上别人后，小睿却跌进自我编织的"男友一定会再回来"的梦幻中，不自省。她固执地认为刚分手的男友不应该那么快的和自己的舍友恋爱，并坚信因为自己的漂亮，男友一定会再回来找他。说到底，这是一种执念，也是一种骄傲被挑战后的不甘心。她高傲地认为，属于自己的东西，即使她不要了，别人也不能拿走。这种"扭曲心理"让她痛苦不堪，以至于歇斯底里、打骂舍友，最终患上抑郁症。

小睿休学回家的一年，实际是逃避现实的一年。因"看不见心不烦"，抑郁症状自然会逐渐减轻。但是情感创伤病根无法除去，所以她一年后返校再次看到前男友与舍友亲密时，抑郁症再次复发就是必然的了。

小睿需要疗愈情感创伤及改变扭曲认知才能彻底战胜抑郁。因此，我给她开具了疗愈情感创伤的处方：电影：《我脑中的橡皮擦》；歌曲：《差一步距离》《还舍不得别离》《前度》；改变扭曲认知的书籍：《合理情绪疗法》《那些再与你无关的幸福》，进行立体化的阅读治疗。

疗效追踪

小睿经常过来反馈阅疗信息。

她说："起初我根本看不进书去，书放在桌子上，没有翻的欲望。电影《我脑中的橡皮擦》引起了我的兴趣。看完电影，我真想找块橡皮擦，将自己与小东的恋情擦掉。但我无法忘记小东，不能轻松告别过去，强迫自己忘记他实在是太痛苦了。"

"听失恋疗伤歌曲《还舍不得别离》，弦子凄凉的声音，与我烦躁痛苦的心境相契合，听得我泪流满面。'也许命运的剧本留给我们最远的距离，有谁舍得让爱别离就像丢掉了自己'和'也许我们离幸福仅仅只是差一步距离，可惜我们只能走到这里，还来不及道别离'，这歌唱的明明就是我呀。在单曲的循环中，我释放了压抑的情绪，得到了心灵的慰藉。"

"朱雅唱的《前度》是一首让我看到题目就爱上的歌曲，歌词'过去再幸福也是曾经，我一定不会再去想念，死去的爱情……我们的爱已覆水难收'这分明是对我的提醒，小东于我而言，不过是'前度'。"

"如果说音乐和电影稀释了我的痛苦，那么帮助我找回自己就是肆一的《那些再与你无关的幸福》。它告诉我一个道理：失去的不再回来，而我不能为了不会再回来的人失去自己。"

阅疗感悟

失去的爱再也追不回来

——读《那些再与你无关的幸福》有感　小睿

我与他的爱情是自己亲手断送的，却还妄想他会回到我的身边，一直骄傲地认为全天下的男生都会喜欢我，却忽略了最重要的一点：爱不分高矮胖瘦，不会因为你长得美就应该拥有爱情，外貌固然重要，但是最终爱情里讲的还是真心。

我是慢慢开始接受阅读疗法的。一开始进行的是放松疗法，因为老师说我给自己太大的负担，沉浸在自己的悲伤里，无法走出来。音乐疗法和运动出汗让我意识到了自己的存在感，心慢慢静下来。当我觉得心情平静到可以安静地看一本书的时候，我便试着读起了老师给我推荐的《那些再与你无关的幸福》。一看就陷入了其中，我觉得肆一写的就好像是我。

翻开书那一刻，我就找到了我内心一直想说却说不出的话："分手后最残忍的，不是你仍然爱着他，而是，你以为他会再回来。"这不就是我吗，我就是书中所写的失恋三部曲，先是埋怨然后否定最后接受，可是我却没有从接受的那一步走出来，一直困在里面。我就是每天幻想着他一定会回来的。可是事实真的不是这样的啊，有些伤害一旦造成就没有办法挽回了。我虽然有自己的苦衷，但我就是那个亲手扼杀我与小东爱情的刽子手，我竟然那么可笑，认为小东只是拿舍友来气我，却一直假装看不见小东在和我舍友交往后脸上常常挂着的开朗的笑，那是我没有办法带给他的。爱情和相貌、家庭无关，当初我听了父母的话抛弃出身农村的男友，却让自己深陷失恋的阴影，一切都是因果循环，不是吗？

我一直很天真地想，是不是只要我主动认错，给他一些时间他就会明白我的苦衷，会原谅我的，任何女生都不会代替我在他心里的位置。是我太自信了，现实哪会按照你想的剧本演呢？只不过徒留伤悲，庸人自扰罢了。

"那时候你才发现，分手最可怕的事情之一是，你们两个再没有关系，但他却还在影响着你。"小东影响着我的思维，他时时刻刻都在我的脑子里，他在班里的一举一动都是我的目光所及之处，可是如今我们就只能是陌生人了。虽然分手后的我还站在原地，可是小东早就已经转身离去，今天的他和我再没有关系了。我不否认他还在我的心里，但是我要放过自己，不能让自己还死守在痛苦的边缘。

书中有这样一句话："离开一个人就不要再往回看了，不为什么，只为自己好，光是这个理由就很足够。"在失去小东的一年里，我把自己折磨得不成样子，还让父母为我担心，我该清醒了。毕竟我们已经过去了，我又何必不放过自己。一段感情的结束，无论因为什么，只要我可以勇敢面对，时间就可以帮我，伴随着生活而来的磨炼与挫折，都会使我的心境有新的转换，慢慢释怀。我也相信，我拼命拉扯誓言不肯放手，最终，我也会放下。曾经我以为自己可以为爱情死，其实爱情死不了人，它只会在最疼的地方扎上一针，然后我们欲哭无泪，辗转反侧，久病成医，最后百炼成钢。

以后的路我就要自己走了，以后我的幸福和快乐只是我一个人的了，我终于看开了，可以心平气和地看待这段感情。他已经成为了别人的另一半，他于我而言就是我的前度，与我再没有关系。接下来的每一天我都要全心去追求幸福，去接受另一个人。我也谢谢他给我那么多难忘的回忆，到了今天，我欠他的，已经还清了我们之间的情债，从此以后喜悲自由，不再与他牵连，不是吗？我现在对待爱情有了更深的感悟，对一切事物充满了感激。

非常感谢老师推荐的这本书，也感谢作者肆一，他写出了我的心声，帮我分析了问题根源，让我宣泄了一直压抑在内心的痛苦，驱散抑郁阴霾。

共鸣文献分析

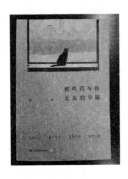

书名：《那些再与你无关的幸福》
作者：肆一
出版社：广西科学技术出版社
出版年：2014
ISBN：978—7—5551—0213—7

●作者·内容·主题

肆一，台湾著名情感疗愈作家，著有《那些与你无关的幸福》《想念，却不想见的人》《可不可以，你刚好也喜欢我》。他用温暖的文字陪伴 30 万人走出失恋阴霾。他没有什么动人的经历，也不是所谓爱情军师，他只是把自己看到的、领悟的写了出来，然后分享给大家。他的文字犀利而又温暖，就像一帖灵药，帮助无数读者减轻心里伤痛，在崩塌的感情中重建爱情的信仰。他鼓励女性去爱自己，为自己而活，而不要为了爱情而辜负自己。他告诉人们爱情并不是必需品，一个人可以过得很好，爱情，应该是让你过得更好的东西，否则，都只是伤痛，不是爱情，要趁早丢弃。

《那些再也与你无关的幸福》是他人气最高的的代表作。书中收录了四十篇极具治愈性的"故事"，作者均以男性的角度，通过男人对失恋最诚实的告白，来指出女性在爱情里常常犯的错，让更多失恋的女性看清爱情的残酷和现实。同时，书籍里温暖、细腻的笔触和充满正面力量的语言，又让人们深切地感受到残酷爱情里仍存在美好，激励人们在爱情的道路上即便遇到挫折也始终坚定爱的信念，勇敢地追寻属于自己的幸福。

全书分为四章，从失恋时的心碎到分手后的心情沉淀，从与过去的爱情告别再到启程追寻新的幸福，每一章节都讲述了一个典型的爱情故事。但肆一笔下的故事没有主角，也没有配角，没有很具体的情节，也没有浓烈的情感描写，有的只是轻描淡写的沉静，就像一个微醺的人酒后的絮语，平铺直叙却又富含道理，他看似毫无逻辑的话却能戳中每一个受伤的人的痛点，且同时还极具疗愈作用，为他们的伤口止痛。

第一章，关于失恋的故事。旨在点醒自以为自己是为爱心碎的女性，在她的所谓"恋人"的眼里，他们从未开始过。即使心碎，即便伤心，都不能白白浪费，要谨记教训，不可为爱冲昏了头脑。其次，针对失恋的女性，温暖的文字可抚慰她们分手的伤痛，滋养干涸的心田。然后，把男人的真心在她们的眼前剖析，让她们看清爱情的真相和现实的残酷，从失恋的迷雾中清醒过来，将陷入自我否定的女性及时拉出泥潭。

第二章，关于感情空窗期的故事。当一段感情结束后，很多人出现不同的却又都较为极端的行为。一些人会愈发寂寞，因为寂寞而不停地换恋人，认识新的人，谈新的恋爱，然后再换新的人，渐渐的，更换恋人的速度越来越快，甚至一个新的恋人比不上新的衣服陪伴她们更长久；而另一些人则开始惧怕爱情，她们害怕寂寞，更害怕打破寂寞，甚至欺骗自己一个人很好，不会再轻易开始一段恋情，这就像被蛇咬了一口的人，以后看见绳子都浑身发抖。肆一在这一章里通过几个故事对这两种失恋后的极端应激心理反应进行针对性疗愈，告诫人们不要错把寂寞当爱情，好的爱情要好的自己才能配得上，所以，要学着等待爱情，并在等待的过程中努力提升自己。同时肆一用真实的故事让读者去体会爱情里仍有的美好，劝慰患上爱情恐惧症的姑娘们放下戒心，勇敢去爱，因为认真去爱，永远都不会是一种浪费！

第三章，讲述如何告别爱情。失恋最痛苦的是与过去告别，因为记忆是一种人们无法掌控的东西，你无法像删除磁盘一样删掉你不想要的记忆。而只要记忆存在，那些记忆带来的情感就会存在，甚至会因为你无法自控的回忆而感受愈深。越想忘就越是忘不掉，越不愿去想越常常会想起，大禹治水，只疏不堵，因为越是去堵，堤坝越易崩塌，感情也是一样。好好的与过去告别，当难过的情绪汹涌而至，去排解它，而不要压抑它。告别是最难的一项动作，但当你勇敢去面对它之后，会发现遗忘也如同幼儿园的算术题一般简单，而只有告别过去，才能迎来未来！

第四章，关于新的启程。而这里新的启程，既指新的恋情，也指新的人生！肆一在最后一章节里融入自己的拳拳真情，帮助失恋女性重建爱情信仰，鼓励她们勇敢去爱，去追求幸福。当然，一定不要忘记好好爱自己！

爱情就像是一场必修课，让我们一步一步，进化成为更好的自己。

●阅读疗法原理

认同：小睿在阅读《那些再与你无关的幸福》时发现，书中多个和她经历类似的案例。主人公均与她一样陷入失恋后还渴望另一半再回来执念，突然心中一动：原来和我一样遭遇的人很多。于是有了一种被理解的感觉。肆一通过案例点中小睿问题的要害，打开小睿的心门，让她的痛苦有了宣泄口。

净化：书中大量篇幅在写与恋人分手后，不应该再留恋过去，不应该再让自己的前度，影响着自己的生活，而应该放下不再属于自己的东西。这一主题思想切中小瑞认知扭曲的核心，不仅让她找到了与自己"同病相怜"的人，更让她找到了自己的问题的症结。作者用温暖的文字告诫：幸福与前度无关，只与自己有关。既然已经分手了，就没有必要去奢望对方还会再回来，甚至苦苦哀求，因为强求来的，都不是爱。读着读着，小睿的心灵得到了净化，内心达到平衡和平静。

领悟：掩卷深思，小睿找到了自己痛苦抑郁的根源："分手后最残忍的，不是你仍然爱着他，而是，你以为他会再回来。"这一句话如当头棒喝，让她立马清醒过来，认识到既然自己选择分手，分手后前男友当然有选择新女友的权利。明白了男友再也回不来了，看清了是自己大脑制造出的痛苦的真相，改变了扭曲的认知，内心的痛苦纠结便化为乌有，抑郁症状也逐渐消失。

●适应症

本书是疗愈情感创伤的佳作，特别适合处于失恋阴霾中、还渴望回到从前的年轻男女阅读。

同性爱让我无路可走

求 助 者：小于，男，21 岁。

病症病史：抑郁症，5 年。

问题成因：童年父母离异，性别取向错乱，因同性倾向而备受歧视和虐待。

症　　状：自卑，失眠，孤独，厌恶世界，交际困难、仇视所有的不公平待遇。

阅疗处方：【书籍】金星：《半梦：金星自传》；

【电影】《快乐男声最强伪娘刘著海选视频》；《想爱就爱》（泰）；《断背山》
（美）。

音乐处方：亚当·兰伯特：《Outlaws Of Love》。

共鸣文献：《快乐男声最强伪娘刘著海选视频》。

案例故事

2016 年 6 月的一个上午，我推开办公室的门，地板上一封名为"老师亲
启"的信封映入我的眼帘。我捡起来走到书桌前，打开了这封充满了悲伤和
绝望的信。

"老师，您好，我叫小于，从小到大一直被一件事困扰着，痛苦不堪。我
身为一名男生，但我的内心却始终认为自己是个女生，对心仪的男生有感觉。
当您看到这儿的时候是不是觉着很恶心？我认识的每一个人都是如此看待我
的，那种厌恶的眼神我深深地刻在脑海里，就好像我是十恶不赦的罪人，与
我有关的一切都应该用强效消毒液使劲刷干净。无缘无故的我就会被别人辱
骂，一个眼神不合，我就会挨打。那样蔑视的眼神，一个个都在控诉我的不
一样——你这样的人就应该被打，你的存在就是个错误。"

"老师，男生喜欢男生真的就这样天理不容吗？不知这样的问题是否让您

感到为难。21 年以来，我孤独而痛苦的活着，靠读书和听音乐慰藉心灵，或许阅读疗法适合我，因此，写下难以启齿的悲伤故事，希望您能给我推荐本解除苦恼的好书。"

心和家变得支离破碎

在我 4 岁的时候，爸爸为了娶了一个年轻貌美的女子，逼着妈妈离了婚，我被判给了爸爸。打那以后，爸爸不许我再和妈妈联系，并吓唬我说："如果我知道了你和妈妈联系就揍死你。"幼小的我失去了妈妈的爱和呵护非常害怕，想妈妈也不敢去找，只能乖乖跟着爸爸和后妈生活。那时留在记忆里的事，就是每天看着后妈涂脂抹粉，梳妆打扮得美丽动人。也许是爱美之心小孩皆有吧，总之，我内心里渴望像后妈一样把自己打扮得漂漂亮亮。于是，趁后妈不在家时，我偷偷地使用了后妈的化妆品，看着镜中自己白白的脸颊、殷红的嘴唇，"真好看!"这句话充斥着我的内心，一股说不出的喜悦弥漫开来。这个场景深深镌刻在我的心底，现在想起当时的样子，真的像中了邪一般，可当初那股喜悦我始终忘不了。从那以后，我经常在家里没人时候偷偷化妆，我越来越觉着自己就是一个女孩子，举手投足间如女孩子一般，甚是开心。

可这样的快乐注定是不受待见的。因我缺乏男子气，缺乏外在表现的阳刚，我无时无刻不活在家人的蔑视之中，从爷爷奶奶到弟弟妹妹。爸爸动不动就打骂我"我怎么生了你这个丢人现眼的玩意""你要是还这样，就赶紧给我滚出这个家门""不男不女的东西，早知道在你出生时就把你掐死了"。

我喜欢像女孩一样留长发，但爸爸总强制我剪掉，我根本没有自由选择的权利。只要我的装束稍稍偏离爸爸的期望值，就会被一通乱骂，以致所有街坊邻居都视我为不听话的另类!在众多兄弟姐妹中，我成为了那个无人问无人管且不时被拉出来批斗的反面教材。对我而言，家是冰冷的，是我不愿走进的地方。我做梦都想逃离家庭，自由飞翔。

我在痛苦压抑中度过了小学、初中。高中后我开始住校。本以为离开父亲的管制，可以自由呼吸，不再被家人看不起，但是，因为一个男孩子浑身透着女孩子的气息，我被划分为不男不女的那一类，无论是男同学还是女同学都不愿意和我走在一起。同学们总是用一种异样而又厌恶的眼神看着我，我的世界永远是萧瑟而又孤独的。

　　一个人的出现点亮了我的世界。他叫越，是一个温文尔雅、成绩优异的男生，在班级里很受同学的欢迎。他和身边的人不一样，他会温柔地对我笑，会和我并肩一起走在路上、一起吃饭，会冒雨给我送伞。这样一个人让我看到了希望，感受到了温暖。渐渐心底的悸动占据了我的头脑，让我清晰地认识到我喜欢上了这个男孩。那是我第一次意识到我真的和其他男孩不一样。一个住在男孩身体里的女孩，喜欢上个了一个男孩，迷惘、不安与情感的挣扎，让我想要逃避。可越的笑容却让我不由自主的想要靠近，此时我明白了，这个人割舍不下、戒不掉了。越每天的关怀让我相信他也和我一样，也是喜欢我的。我的告白碾碎了那温柔的笑。"越，我喜欢你，恋人之间的那种喜欢……"当我羞涩地抬起头，看见的是越不可置信乃至愤怒的眼神，这是我第一次看到如此愤怒的他。"你的思想可真是龌龊！之前帮你只不过看到你被同学孤立，可怜你罢了，呵呵，真是眼瞎，好心喂了狗。同学们说的果然没错，你就是个不男不女的变态，真是让人恶心，我警告你以后和我保持距离，我嫌脏。"然后他决绝地甩手而去。

　　越不喜欢我了！不！不！我不能接受这个结局，我试图挽留，但越如同看垃圾一样厌恶到极点的眼神灼伤了我的心，让我寸步难行，转眼间，再见已是陌路。越成了嵌入我身体里带刺的箭羽，稍微一动，就会拉扯出血肉，我不敢去触碰，只能任由它腐烂在内心深处。

　　祸不单行，很快我喜欢男生的事情传遍了班级，我承受着每个人的指指点点："娘炮""真是够恶心，真脏""不要拿你那龌龊的眼神看着我们""污染空气""滚"……那些原本只是背后议论的同学，如今却指着我的鼻尖辱骂，尤其是男生，不经意的对视就会引来一顿拳脚相向，因为他们觉着恶心，所以那样的理所当然。所有这些对我而言，都是字字诛心、鲜血淋漓。无妄之灾突如其来，我不知如何去面对身边人或蔑视或厌恶的眼神及不公平的对待。我选择退让，避开针锋相对，但一次偶然的抗争，却让我堕入冰窟。

一次晨读，在我大声朗读时一个同学用书砸我的头。顿时全班人的目光投向了我们。我想捍卫自己那一份薄弱的尊严，奋起反抗，将所有的欺压告诉了老师，祈求他给我一个公正。万万没想到回应我的却是老师的不耐烦："你也不知道找找自己的原因，都是你自己造成的。"我不甘心，试图为自己辩解，话还未说出口，老师就大声呵斥我离开。那一刻，我感觉自己的世界观开始崩塌，什么"春蚕到死丝方尽，蜡炬成灰泪始干"，什么"随时依靠的希望"，到头来都是骗人的，骗人的！长久以来蓄积在我内心深处被欺侮的不满与对老师的失望情绪在这一瞬化作泪水连绵不绝地流着，伴随着破碎的倔强城防我号啕大哭起来。在场八个老师无一人安慰我，如同在看笑话一般看着我。泪水模糊了我的视线，缺氧与绝望的窒息感充斥着我的心扉，那一张张冷漠的脸变得面目可憎。

经历了重重打击之后，我觉得自己已无路可走，上课开始走神，晚上失眠，没有食欲，觉得自己活着毫无意义，死神在温柔地向我招手。一个月后人已瘦得脱相，体重由100斤迅速下降到80斤，学习成绩由全班第一名掉到30名。无奈之下老师叫来了我的母亲，母亲带我去医院精神科检查，医生说我得的是抑郁症，于是我开始服用抗抑郁的药。为此，母亲对我怀着深深的内疚感，觉得我现在这个样子都是她造成的，为了帮我调理情绪，母亲决定租房陪读一年，直到我考上大学。有了母亲的呵护和照顾，我的心灵一点点复苏，我拼命地学习，我想逃离这个地狱一般的地方。

走进大学，我内心有个声音：同学们如果知道我喜欢的人和正常男孩子不一样，他们会不会也像高中同学那样嫌弃、辱骂甚至欺负我？心存恐惧，我竭力地想改变自己、掩饰自己，却发现自己始终忘不掉越。不仅如此，即便两年已过，越那般厌恶的眼神依然如在眼前，每每都让我溃不成军。因为害怕别人知道我内心深处的秘密，我不敢和身边的人接触，尤其是男生，我本能地带着一股恐惧，甚至不敢看他们。大学依然没有给我有一个安稳的日子，由于根深蒂固的习惯，我的举止还是如女孩子一般，异样的眼光与歧视充斥着我的世界。开班会班里没人通知我，导致我多次错过，导员不管不顾地将错误归咎在我身上，当着全班人的面大声呵斥我；备考期间，因为我去打水房看书至很晚，宿舍的人将我关在宿舍外，不给我开门，明明平时别人外出打游戏回来的更晚，但都没人说什么，却唯独对我苛刻。不公平的对待让我想起过往，我觉得所有人都在议论我、嘲笑我，我开始变得神经兮兮，总是不由自主的偷听身边人的谈话内容，看他们是不是在辱骂自己。晚上经常睡不着，满脑子都是因为秘密外漏，自己面对全校人的唾弃、鄙视与打骂时情境。恐惧时时占据我的身体。忘记领书被骂，在别人看来也许连个小插曲都不算吧，却足以让我害怕一整天。我不知道是怎么回事，该怎么办？

每天我都想长发飘飘，想穿裙子，想和女孩一样化妆，甚至联系好了医院准备做双眼皮。但是，这些想法如果实施后，后果可想而知。

每天我都在真实的想法与伪装中痛苦纠结中度过，心和家变得支离破碎，脚下的路越走越窄，我的世界被无边无际的黑暗包围，绝望一点点蚕食我，一丝希望我也看不到。迷茫。我存在的意义是什么……

对症下书

小于患有严重的抑郁症，发病原因非常复杂：有童年时父母离异的心理创伤，有性别角色错位的无奈，有同性倾向而遭受家人、同学的歧视等多种因素。虽然这一切并不是小于的错，但痛苦却只能由他自己来承受。目前，同性爱倾向在大学生中并不少见，近几年在我的咨询中，因同性倾向前来求助的已经有十几个。他（她）们不被同学理解和接纳，整天痛苦不堪，无人诉说，常常有轻生念头。同性爱倾向不是道德问题，本不该受到谴责，思想教育的方法对此无济于事。要改变同性倾向也是非常困难或者是不可能的，特别是那些由基因决定的同性倾向根本无法改变，所以我们必须以正确的态度去认识理解他们、接纳他们，而不是讽刺挖苦、孤立打击他们。当然，要社会、家庭、校园接纳这个群体，尚待时日。在此背景下，我想首先让小于正确认识自己的性取向，接纳自己、爱自己，正视自己的特殊性。我向他推荐了亚当·亚伯特的经典歌曲《Outlaws Of Love》（《爱的囚徒》），让他每天业余时间多听，以宣泄自己的压抑与痛苦；推荐反映同性爱苦恼的电影《断背山》《想爱就爱》，希望同性恋体裁的电影能让他明白这世上还有与他一样的人存在，他不是孤独一人；同时重点推荐他看同龄人《快乐男声最强伪娘刘著海选视频》，通过刘著的故事让他找到共鸣，排解内心的痛苦，以刘著为榜样，勇于面对众人异样的眼光。

疗效追踪

三个月后，一位白白净净的男孩走进了我的办公室："老师，你好，我是那个给你写信的小于。你给我推荐的歌曲《爱的囚徒》我几乎每天都听，它对我来说有镇静止痛作用。歌词'走，已无路可走，我们得到的只有否定，黑夜渐渐变得寒冷，寒冷。滑落的泪水，一如往昔，我们感受到冰冷的雨，却无能为力。他们为我们烙上罪孽的烙印，我们便沦为爱的亡命之徒，心和家变得支离破碎！'写出了我的心声！加上同性恋歌手亚当·亚伯特华丽挥霍的嗓音，唱出了同性人的痛苦与无奈。我听一遍哭一遍，内心的压抑与痛苦，随着泪水一遍遍被冲刷稀释。"

"金星变性成为耀眼的明星，令人振奋，但他那肆意张扬的人生经历却与我大相径庭，让我感觉很遥远。电影《断背山》的主角恩尼斯与杰克两个纯爷们之间不被社会所接受的爱，凄美浓烈，但是杰克的惨死及恩尼斯的独自守护令人揪心和沮丧。电影《想爱就爱》中的两个青春期少女小佩与小芹女同性爱很唯美，看后我的内心深处没有任何不洁的念头，也没有罪恶的想法，有的只是一种对她们情感波折的一点小揪心、对她们未来前景的一点小纠结、对她们美好生活的一点小盼望，该电影的主题'真爱真的是不分性别的'给我很大的信心，原来同性之间的真爱，绝不亚于异性之恋！"

"但是，真正打动我、让我产生强烈共鸣和震撼的是刘著。看《快乐男声最强伪娘刘著海选视频》如同看到自己一般，刘著的一颦一笑、一举一动、所思所想与我如出一辙。当看到评委屡屡打断刘著的比赛，要求验明正身时，我血冲头顶，这是赤裸裸的歧视与羞辱啊，我想起了自己平日里被羞辱的一个个场景和直戳我的心肺秽言恶语，不禁暗暗骂评委没教养和不配当评委。"

"以前，我一直以为世上就自己一人这样倒霉，总是委屈压抑着自己，刘著的出现让我找到了归属感。他是那样勇敢地站在聚光灯之下，那样毫不掩饰地展示自己，面对全世界人的指指点点他都不曾胆怯，他的那份执著、勇敢深深震撼着我。我想刘著可以，我也可以，我也想真真实实地做自己。"

2017 年夏初，小于电话约我见面，说让我看看他现在的模样。当一个长发飘飘，一袭红裙的女大学生笑着向我走来时，我简直不敢相信自己的眼睛。小于真的变成了第二个刘著！他激动地给了我一个拥抱："老师，看我漂亮吧？我终于冲破世俗观念，挺胸抬头做自己了。"他不再唯唯诺诺，不再自卑自责，不再在意别人说什么，只想着让自己快乐。他还说，春节时与爸爸妈妈进行了长谈，他爸爸妈妈因不懂孩子心里很自责，觉得 20 多年来让他活得太痛苦。现在他们完全接受了他现在的样子，只要他开心快乐就行。返校后，老师、舍友现在对他也很友好。

或许基因决定小于一辈子都无法和平常男孩子一样恋爱、结婚，但如今他走出思维的怪圈，远离自卑与压抑，选择完整地展示自己。他已学会如何掌控自己的人生。相信，快乐会随之而来。人生是美妙的，它对每一个人而言都是。

荆棘下的花开

——观刘著视频有感　小于

点点针芒在背，我看到自己心上星星散落的血花，面对周围人的排挤、谩骂，我不知自己该去往何处。看着斑驳的光影在眼前掠过，留下的是痛苦不堪的回忆，破碎的世界。

此时，一个穿着女装勇于站在聚光灯下表达自己的男生出现在我的视野，他叫刘著，是快乐男声中的一员。面对数千网友的评头论足，他坦然地站在舞台上，那样孤独而又傲然而立的身影深深印刻在我的脑海里。

刘著在接受采访时说过："我也曾在别人的目光里难过过，在别人的嘲笑和议论中自卑过，更在被誉为圣洁的爱情面前绝望过，但我却从未放弃过对美好生活的向往与努力追求。因为生命是上天赐予的，而命运却是自己掌握的。"

短短几句，却诠释深刻。我感受到的是字里行间的艰辛，因为他所经历的事情，在我的身上全部都发生过，瞬间我看到了自己的缩影，满腹心酸。因为我们的特殊，身边人总是不明就里地谩骂与歧视，那一双双厌恶的眼神、一句句诛心的话语时时刻刻萦绕在我的心上。每每此时，我都想对着周围的人大喊："虽然我和常人不一样，但我也是一个有血有肉真实存在的人，因为你们的言行，我也会痛。我只是想做真实的自己，为什么就不能给我一点容身之地？"可胆怯主导了我的头脑，我选择向现实低头，竭力压抑自己的天性，任由辱骂落下，任由绝望与痛苦一点点侵占我的神经。在刘著的身上我看到了渴望而不敢成为的自己。他做到了，站在舞台上的他，是那样的无畏而又勇敢的发出自己的呐喊，将最真实的自己展示给全世界的人。他身上那势如破竹的执著深深地震撼着我，我知道，在做真实自己的这条路上，前路坎坷，但古语有云："天将降大任于斯人也，必先苦其心志，劳其筋骨，饿其体肤，空乏其身。"而我的征途上已经有了刘著为我引路，我不是孤单的一个人。

一页页翻阅着刘著的微博，我有些难以置信。如果说参加比赛时他带着无奈和憔悴，那么此时的他是明媚而自在的。他已成功地捍卫了自己的领土。看着网友们一条条的评论，有声讨的，但更多是表达对刘著的喜欢——支持他做自己。这让我看到了希望的曙光，原来这个世界上对我们的态度并不只是谩骂。过去我将自己局限在狭小的井底，我以为，只有心底的那一方天空是属于自己的，而外面是雪窖冰天。畏惧使我失去了看一眼外面世界的能力，其实，雪会溶，伸出手就可以感受温暖。无论你再怎么努力，世上总会有一些不喜欢你的存在，我们无法强迫每一个人都喜欢自己，但这并不代表就是我们做错了，我们只要把自己可以做到的做好就好了。

刘著身上有一股神奇的气息让我不由自主的想要靠近，那就是自信与对未来的希冀。他讲了这样一个故事：

一个王子遇到一个乞丐，觉着他很惨，王子说如果我是你，我一定没有活下去的勇气，然后有一天，王子真的成为了一个乞丐，然后遇到了之前的那个乞丐，那乞丐说，你之前那样说，现在你和我一样，怎么还活着，他说只要生命还在，就有希望。

是啊，生命永无止境，只要有希望就有未来。

共鸣文献分析

《快乐男声最强伪娘刘著海选视频》

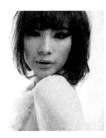

● **刘著个人介绍**

刘著，1991 年 1 月 9 日出生于四川，中国内地男歌手，毕业于四川音乐学院作曲系录音班。2010 年，参加湖南卫视选秀娱乐节目《快乐男声》的比赛，随后进入娱乐圈，辗转与各大选秀节目。同年，推出首张个人 EP

专辑《无双》。由于刘著不仅舞台上表现得很女人，舞台下从装扮到声音再到气质都依然是个100%的女子状态，因而备受瞩目与争议。2015年，刘著开始淡出娱乐圈，专心做一名网络主播。

3岁的时候，小小的刘著偏爱粉嫩的小裙子，因其年龄小，父母总会依其喜好。在逐渐长大的过程中，他发现自己对女孩的东西更加偏好，却不敢明目张胆的表现出来，只是在一些不被人注意的细节上改变，比如穿小脚裤、喜欢手工艺等等。一次事件的发生，让身边的人发现了他的不一样。初中时期，学校统一要求男生剪发，刘著的一拖再拖引起了老师的注意，专门找他谈话，态度强硬，却不曾想刘著竟因不舍剪发而号啕大哭。此事惊动了刘著的父母，他们突然意识到自己的儿子似乎和正常男孩不同。他们强制刘著减掉头发、改掉那些女性化的习惯，但见效甚浅，他们甚至怀疑自己的孩子是不是病了，带着刘著去看心理医生。一次次的检查证明刘著无论是身体还是心理都是健康的。刘著的父母意识到每一次的强迫迎来的都是刘著的剧烈抵制，最后双方都是疲惫而伤痕累累的，于是，看着整天无精打采的刘著，他们试着接受刘著的不一样。后来，刘著就读于成都川音附中，开放的艺术氛围中他放开了束缚，开始穿女装、化妆、留长发。因其装扮，他走在路上总会有一些人以一样的眼光看着他，"不男不女""著姐""伪娘"一系列称谓跟随着他，让他揪心，但他选择做自己，漠视那些闲言碎语。高中时期，刘著坠入了爱河，但感情却如昙花一现，转瞬即逝。他不畏旁人异样的眼光，只是不想自己喜欢的人无端地被人指指点点，最终选择了放手。爱情从此在他的心上留下了不可磨灭的印刻。

刘著无畏世人的指指点点，勇敢地做自己，给了那些生活在阴影下被同样问题困扰的人以鼓舞。

●**阅读疗法原理**

认同：世俗的眼光就像紧箍咒，紧紧地将小于锁在其中，从小到大因异于常人他备受歧视与孤立，触手而及的永远是痛苦和寂寞。可刘著的出现让他感受了一丝欣慰：原来全世界并不只有他一人。透过刘著，小于仿佛看到了自己"小时偷偷用化妆品、被家里人强制改变、被身边的人歧视以及丢失的爱情"，每桩桩、每件件，他都经历过，深深的共鸣感充斥着他的胸怀，让他的心情如久后逢甘露般，心潮澎湃。

净化： 当看到评委一次次打断刘著的比赛、要求验明正身时，小于怒火中烧。刘著无奈无助的表情灼伤了他的心，那样不被尊重的感觉让他想起了高中时期，老师和同学曾经的羞辱像放映机放出一幕幕往事，这让曾经触目惊心的伤口再一次撕裂，眼泪在不知不觉间夺眶而出。在过去的两年里，小于告诉自己不再哭泣，因为哭泣换来的只是蔑视和践踏。而此时，他再也控制不住自己的眼泪，任由它流淌，满腹的委屈与压抑如洪水般倾泻而出。小于的心灵得到了净化，感受到了从未有过的轻松感。

领悟： 刘著的经历就是一个鲜活的例子，他的勇敢与无畏深深震撼着小于，让他看到了对未来的希望。刘著就像一面镜子，折射出了小于自身的不足，让他认识到自己的懦弱、自卑以及对世界满满的抵触。刘著给了他力量，他要跨出自己的封闭圈，或许一些烙印一辈子都无法改变，那么就要学着去接受，放开自己，给自己自由，做最真实的自己。

● **适应症**

本视频适合那些因同性恋而备受歧视的年轻人观看。

阴霾的天空从此放晴了

求 助 者：阿杰，男，20 岁。

病症病史：情绪抑郁、焦虑，1 年。

问题成因：同性爱。

症 　　状：情绪低落，自卑，自我厌恶，失眠，内心焦躁，恐惧不安。

阅疗处方：张北川的博客；《朋友》杂志。

共鸣文献：《朋友》杂志。

案例故事

2002 年是我阅读疗法实证研究工作的开端之年。当时办公室还没有电脑，和学生联系的唯一渠道是阅览室门口的一个心理咨询信箱。第一封匿名求助信是一个化名阿杰的同性爱学生发来的："老师，其实有一件事情我一直埋藏在心底，不曾对任何人说过，我害怕这个秘密一说出口，那勉强维持的自尊会轰然倒塌，然后堕入无间地狱。如今，我被这个心底的秘密压得喘不过气。老师，救救我。"

同性爱让我几近崩溃

我，一米八六，品学兼优，相貌出众，在过去的二十年里收获称赞无数。我被同龄人仰视，是父母眼中的骄傲，一直以来我都为这样的自己而自豪。但不知不觉间命运却和我开了一个玩笑，让我从云端坠落，带着满目疮痍与惊恐，成了那卑微到极点的泥淖。因为我发现自己竟然喜欢同性。

走进大学，一股青春洋溢的气息迎面而来，夹杂着对爱情的憧憬。身边的男男女女都沉浸在这样的热烈氛围中，男生在打游戏之外有了新的话题："那个谁谁谁很漂亮""你觉着咱班的那谁怎么样，我喜欢她，我想追她"……这样的话题仿佛和我的世界格格不入，激不起我的半点兴趣。每天只要和好朋友小天一起踢球、打联盟，我就觉着很充实、快乐。看着身边的人成双成对，我想或许缘分没到，并且现今的状况我也很满意，却不曾想，现实打了我一个措手不及。

有一天，小天带着一个可爱的女孩来到我面前："兄弟，这是我女朋友，叫……"刹那间，我感觉这个消息就像晴天霹雳般重重打在我的心上，阵阵刺痛紧紧攥住我的心脉。"他有女朋友了，他不再是我一个人的了，怎么可以？怎么可以？他是我的！"一句句叫嚣瞬间爬上我的心头，那一刻我被自己的想法惊呆了。我不断地安慰自己说，可能平时我们孟不离焦焦不离孟的，此时多了一个人我有些不适应吧。我按捺住心底的不安，整顿情绪，和他们聊起天来。可看着他们亲密的举动，我却感到无比的愤怒，就好像是属于自己的东西被抢走了一般。看着他们脸上的笑脸，我却觉着十分刺眼。我仔细观察着这个女孩，眼睛小、个子矮、长得一点不好看还特矫情，真不知道小天怎么看上她的。

对女孩莫名的敌意和内心的郁结让我感到迷茫，一贯温文尔雅的自己怎么对一个初次见面的女孩有如此无礼的态度？我暗示自己：没事，给自己一段时间，这种怪异的想法很快就会消失了。可短短三个星期，我却度日如年一般，躁动与不安充斥在我的身体里。每每听到小天讲述女朋友时，好不容易平复的心情就像洪水一般倾泻而出。我想找一个发泄口，却怎么也找不到。

陌生的情绪让我感到极度的慌乱。我不知道谁能解答我的困境，就将自己的经历匿名写在网上，希望有个人可以帮帮自己。看着一条条回复，我突然意识到，我喜欢上了自己的男性朋友。我难以置信，极力地否认，可那喷薄而出的情感却以掩耳不及迅雷之势，猛烈地燃烧起来，再也无法控制。

在一次和小天的聊天中，我小心翼翼地试探："你说咱班女生怎么那么腐呢，整天抱着 BL 动漫在看，你怎么看 BL 呢？"小天厌恶地回答："这简直就是恶心人好不，两个大老爷们搞基，想想都难受。这幸亏是那些女生看的动漫而已，满足她们的幻想，现实中怎么可能存在？如果真有，那就是典型的变态，思想阴暗到了极点，早晚要被唾沫星子淹死。你想一想，万一哪一天冒出一个男生给你告白，啧啧，想想我都想吐。"小天的每一字都回荡在我的脑海里，那厌恶的眼神深深刺痛着我。这一刻，我感觉自己浑身的血液都被冻结了，刺骨的寒冷一点点侵入内脏，凌剐掉我的片片血肉。我强作镇定，借口离开，在小天看不到的地方颓然倒地。他的话抽走了我全身的力气，破灭了我最后的一丝幻想。

从小我都认为自己是个优秀的人，而此时，前所未有的自我厌恶充斥在脑海之中。原来从小到大我从未对任何一个女孩动过心，不是因为我是个好孩子，更不是因为缘分未到，而是因为我压根不是一个正常的男孩。过去的自我欣赏，如今都变成了一个笑话。为此我感到自卑、自责，总觉得自己是另类，我愤怒过、咆哮过，那么优秀的自己为何会有如此不堪的一面？我告诉自己这只是个意外，我可以改变，我不可以让别人知道这件事，我不要活在别人的指指点点与歧视中。我努力地学习，将自己束缚在温文尔雅、礼貌、好学的框架中，竭力树立好形象，来掩盖内心的恐惧。为此我开始整宿整宿睡不着，害怕一睁开眼，那些原本关爱、崇拜的目光都变成一把把锋利的刀子，满载着厌恶捅进我的身体。我竭力地遏制自己的情感，却无法掌控自我。

我想到了逃离。为此我休学回了家。我以为离开他就会不痛苦，可入骨的思念把我折磨得快要发疯了。老师，救救我吧！！

对症下书

从阿杰的描述中可以看出，他的性取向为同性。当时的我对同性知识知之甚少，要指导学生摆脱苦恼，我自己必须对同性知识有个全面客观的了解。因此，我亲自登门求助我国著名精神病专家、同性恋研究者丛中教授，他给了我二十多本国内唯一一份探讨同性爱现象的健康杂志《朋友》。恶补了一周同性知识后，我给阿杰提供了如下疏解方案。首先，我在男生宿舍楼前的宣传栏里专门展出了一期同性恋的知识，介绍了荷兰、比利时、西班牙、加拿大、南非、挪威、瑞典和葡萄牙八个国家承认同性恋合法婚姻。其次，还展出张北川的《朋友》杂志及主要内容，列出了我国三千万同性爱数据，精选几个同性恋凄美故事及预防艾滋病的知识。我的目的就是让阿杰明白，在这个世界上有很多与他一样的同性爱，他并不是另类。其次，我提供张北川的网址，让阿杰自己与张北川联系，希望同性爱专家给他指点迷津。第三，联系张北川老师免费给我阅览室及阿杰提供《朋友》杂志，让阿杰随时掌握我国同性爱的政策法规，了解同性世界中敢于与世俗抗争、事业有成的感人故事，帮助他缓解压力，树立自信心，明白即使同性恋的世界也同样多姿多彩，同样可以有非凡的成就。第四，我建议阿杰到医院查染色体，若是基因问题，同性爱无法改变，必须接受现实。

疗效追踪

一个月后，阿杰再次来信："老师，谢谢您！我已与张北川老师联系上了，博客加了好友，毕业后我准备考张北川的研究生，与他一起为同性爱群体做点事。"

"这个月我偷偷去医院查了染色体，拿到结果的那一刻我明白这就是命中注定吧，这是镌刻在骨血里的印记，我无法改变，便学着接受。我一期一期地翻阅杂志，读北川老师的博文，受到极大的震撼。原来世上有那么多同性之恋，原来自己不是那个唯一。在一个个故事中，我看到了他们对爱情的坚定，也让我明白了同性之恋不是异类，这样的爱情也是动人的。"

"随着时代的发展，不歧视同性恋的国家已越来越多，同性恋与异性恋享受同等待遇的法律法规，这让我看到了希望。希望我们国家也能早日成为承认同性恋合法婚姻的国家，我期待站在阳光下的一天。"

阴霾的天空从此放晴了

——读《朋友》有感　小杰

2002 年的夏天骄阳似火，我的心却跌入无底深渊！因为我发现自己喜欢同性。人生信条在这一刻崩塌了。原来自己是如此的不堪！从此我的世界便剩下了一个空有其表的躯壳，用来掩饰我内心的恐惧与对自己的厌恶。无力改变让我在慌乱之间选择了逃离，可不受掌控的情感时时萦绕在我的心头，无时无刻不在煎熬着我。那时我最渴望的就是找到一个跟我一样的人，迫切地想知道我到底怎么了？

走投无路的我来到了图书馆，阅览室门口的阅读疗法专栏和心理咨询信箱让我看到一线希望。抱着试试看的态度，我起了个大早，趁没人的时候，把自己的痛苦与渴望匿名投进了心理咨询信箱。想不到一周后，宿舍楼下的宣传栏里专门展出了一期同性恋的知识。很多学生将展板围得水泄不通，我也夹杂在其中。我发现细心的老师还在不显要的右下角专门给我留话，告诉我张北川的 20 多本《朋友》已在阅览室的架子上，可以随时过来阅览，并将张北川老师的通讯地址和博客网址展示出来，让我和他联系咨询。我心中的感动，无法用语言来形容。

《朋友》杂志为我心灵的黑洞开了一扇天窗，投进了一丝光亮。我如饥似渴地阅读，很快便度过了自我认知的关键阶段。我似乎经历了一场蜕变，明晰了自己基因中有着异于常人却又再正常不过的片段，我的爱神之箭不再彷徨在半空中颤抖着打旋，美好的生命体验在看清了自我后重新启程，阴霾的天空从此放晴了。

《朋友》与我灵魂相契合，是同性恋人的福音。从该杂志上我注意到，早在上世纪 90 年代美国遗传学家迪恩·哈默便首次提出"同性恋基因"理论，认为同性恋是由基因决定的。美国伊利诺伊州艾文斯顿北岸研究所研究人员对409对非同卵男同性恋双胞胎的基因研究结果，为哈默的理论提供了证据。因此，是否真同性恋，只要检查染色体就可以确定。这段文字如同惊世骇浪，激起了我心底的涟漪。在最开始意识到自己喜欢同性的那一刻我是崩溃的，我不愿承认，竭力的想要摆脱这场梦魇，像只无头苍蝇一般到处乱撞，弄得自己伤痕累累。可这样漫无目的的逃离让我害怕，我想给自己一个答案。于是我悄悄地做了检查，拿到结果的那一刻我明白了这就是命中注定吧，这是镌刻在骨血里的印记，我无法改变，便学着接受。

读着一个个同性恋的爱情故事，体会着他们的痛苦和挣扎，我才发现，原来世上不只是自己有着这样的经历，内心感到少有的平静。特别是看到来自世界各地的同性爱幸福的结合，并与异性爱享有同等权利时，我获得了安慰，看到了希望。原来同性之间的爱情也可以如此动人，爱情可以不分国界、不分年龄，也可以不分性别，因为那是真心的付出。曾经以为的不堪与纠结在一个个故事中消融化解。

印象最深的是《朋友》杂志记述了这样一个真实的案例，一位60岁老伯因惧怕世人的不容，压抑自己四十多年，现今子孙绕膝的他，内心却是无比的痛苦。终于在他60岁那年里，他选择了向儿女、妻子坦白，他喜欢同性，在这四十年里他恪尽职守尽到了一位父亲、丈夫应尽的义务，如今他想在有限的时间里为自己活一次。在家人的支持下，老人找到了自己的同性伴侣，幸福地生活着。一位六旬老人都如此勇敢，我为何要畏首畏尾？我不想像老人般临到老，才意识到自己蹉跎了岁月。跟老人相比我是幸运的，如今我可以选择的机会很多，我不想给自己留下遗憾。

曾经挣扎无果的我为自己贴上了"另类"的标签，任由自卑、颓废吞噬。读《朋友》，我看到了许多同性恋功成名就的故事，因此，我告诫自己，喜欢同性不是自甘堕落的理由，更不是阻碍自身才能发挥的城墙。我要找回曾经骄傲的自己，打好生活给我的每一张牌。

曾经的一叶障目让我迷失，现在的我完全能接受了自己的性别取向。台湾著名主持人蔡永康已经为我做出了榜样，他不顾世人异样的眼光，在节目中公开直言自己是同性恋，赢得了人们对他的理解和尊重。随着社会的发展，社会及同性爱的亲属对同性恋的态度已大有改善。例如，香港一名华人男士，娶了美国一位年轻小伙为妻，家人与异性婚姻一样给予他们祝福，家人的宽容与理解，让他们生活的美满温馨，令人艳羡。

世界越来越多国家出台了准许同性恋结婚的政策法规。同性爱逐渐被人们接受是个趋势。如今，中国虽未有支持，但在 2001 年已将同性恋从精神疾病中剔除，这就是很大的进步。我期待自己能够早一天站在阳光下。

共鸣文献分析

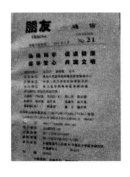

书名：《朋友》
作者：张北川 潘绥铭 丛中
出版社：中信出版社
创刊年：1998 年

●作者·内容·主题

《朋友》是一本由福特基金会赞助，由张北川、潘绥铭、丛中教授主编的连续出版物。1998 年 2 月创刊，2009 年因资金问题而停刊，但在其创刊的 12 年里为中国无数同/双性爱者及跨性别者提供了预防艾滋、拯救生命的信息和心理支持。该书分为国内信息、艾滋病教育、认识同性爱、国际要闻和同性爱者自己的声音五部分，重点传递国内外有关同性恋的政策法规，讲一些国内同性恋人的痛苦经历和恋爱的故事，及同性恋者自我保护及预防性病艾滋病的方法。

《朋友》作为国内唯一一份"学术本位"探讨同性爱现象的健康杂志，

在反对社会歧视等方面起到了领头羊和破冰的作用，让同性恋者敢于表达内心的情感，也让大众逐渐接受了同性之恋。

●阅读疗法原理

认同：在我国"同性恋"这个词成了一种污名，带上一种贬义，被妖魔化了。所以多数同性被歧视，活得没有尊严，在痛苦中纠结挣扎，小杰就是典型的一例。当他发现自己喜欢男性好友时，内心忐忑不安，小心翼翼的试探却迎来了对方的当头棒喝，蔑视的语言和眼光让他痛苦不堪。从此他认定自己是另类、丑陋的，不被人们所接纳的，时刻紧张害怕别人知道自己不堪的一面。可《朋友》中众多同性爱情故事，让他感同身受，共鸣强烈。全世界千万人和他有一样的经历，让他的内心得到了安慰。

净化：《朋友》成了阿杰解除苦恼的灵丹妙药。他如饥似渴地一期期阅读，不由自主地跟随其他同性爱体验内心的痛苦与煎熬，分享他们的愉悦与快乐，自己的压抑与痛苦被置换了出去，原本的恐惧、不安得到了平复，内心得到净化。特别是书中检查染色体的方法让他确定了自己就是由基因决定的同性爱，他认识到这是命中注定无法改变的事情，不是他的错，他学会了接受。

领悟：《朋友》杂志让小杰全面的了解同性爱知识，明白了同性爱不是病，而是爱。这种爱同样是美好的、平等的、未被污染的。如同饿了就要吃饭一样，这是本能而又寻常的存在，这一认知给了他希望，让他放下心中的执念，勇敢地接纳自己。"同性之恋不是错误，更不应该因此而颓废"，这一信息激励着他，重燃自信的火花，重回那个才华横溢、骄傲的自己，让他从灵魂上强大起来，满怀对未来的憧憬。

●适应症

本刊物适用于同性爱群体。

小辉的救赎之路

求　助　者：宋小辉，男，20 岁。

病症病史：情绪抑郁，5 年。

问题成因：因嫉妒好友的优秀而故意陷害及损害好友名誉而内疚。

症　　状：讨厌自己，自卑、内疚、自责、自罪，无幸福感、无快乐感。

阅疗处方：【书籍】卡勒德·胡赛尼：《追风筝的人》；葛瑞·雷纳：《告别娑婆》；雷德·
霍克的：《自我观察》；

　　　　　【电影】《肖申克的救赎》（美）；《烈日灼心》。

音乐处方：Beyond 乐队：《海阔天空》。

共鸣文献：卡勒德·胡赛尼：《追风筝的人》。

案例故事

2012 年 5 月的一天，一个叫小辉的学生来信咨询什么书能克服内疚。他的故事不长，却因为对哥哥伤害很大，导致其内心备受煎熬。

如何消除折磨我的内疚

我出生在农村，跟我一起长大的是邻居家比我大十天的哥哥。小时候，我和哥哥一起上学、一起爬树、一起下河游泳，感情好得像亲哥俩。虽然哥哥比我大不了多少，长得却快很多，始终比我高一个头。我从小身体就弱，而且长着一副受气包的样子，在学校高年级的坏学生总想欺负我，但从来没成功过，因为有哥哥一直在我身旁，他总是狠狠瞪着对面的坏学生，特别霸气地把我护在身后。我在后面看着哥哥的背影，特别高大，特别叫人安心。

到了初中，家里有钱了，为了让我接受更好的教育，爸妈在城里买了套房子，全家搬过去照顾我的学习起居。和哥哥的父母商量后，家长决定让哥哥和我一起去城里读书，就住在我家。听到这个消息，我开心得不得了，因为除了爸妈，哥哥是我最亲的人了。就这样，怀着对新生活的无限憧憬，我和哥哥来到了初中。

刚开始，我和哥哥还是像以前一样一起上学放学，形影不离。一学年过去后，到了发成绩的时候，哥哥以傲人的成绩高居榜首，而我却在中游偏下。爸妈总是唠叨："你看看人家，都是一个老师教的，怎么你就考不好。"每次听到这些，我都自卑地低下头默默承受。时间久了，羞愧变成了厌恶，进而演变为叛逆。于是我开始慢慢疏远哥哥，不理会他的关心询问，只想躲在自己的小世界里，成绩不升反降，中考也没达到重点高中的分数线。父母恨铁不成钢，却还是为我交了择校费，让我和高分中榜的哥哥进了同一所高中。我和哥哥分到了同一个班，但是渐行渐远的我们已经回不去从前那种亲密，加上哥哥的好人缘、好成绩、好相貌，这一切都让我深深嫉妒。

折磨我至今的是接下来这件事。我和哥哥从小喜欢踢足球，上了高中后都加入了校队。这一天足球队要选队长，我跃跃欲试报了名，不曾想哥哥也成了候选人之一，我心里十分不爽，暗想："你怎么什么都跟我抢！"投票结果出来，哥哥以远高于我的票数当选。结果在预料之中，因为哥哥平时在队里就很有威望，但我还是愤愤不平，总觉得是哥哥抢了我的位置。选举结束后，我以肚子不舒服为借口拒绝了晚上的聚餐，独自回到宿舍。我越想越觉得憋屈，凭什么他当队长，我明明踢得比他好。就在我独自生闷气的时候，突然看到哥哥放在床上的钱包，它像是有魔力一样，吸引着我的目光。"如果……如果大家发现哥哥是小偷的话……"这个挥之不去的念头驱使着我，我鬼使神差地从自己包里掏出五百元钱塞进哥哥的钱包，忐忑不安地在屋里等待其他人回来。我只记得等待的时间特别漫长，非常煎熬。我也不知道过了多久，等到室友们陆续回来，我用尽所有力气装出一副丢了钱很着急的样子。

室友们劝慰我，帮我一起找，这时我装作不小心碰掉了哥哥的钱包，五张崭新的钞票从包中散落，刚好是我丢的数目。宿舍瞬间安静下来，然后室友们开始窃窃私语。我松了一口气，暗自庆幸目的达到了。而这一切，聚餐到很晚才回来的哥哥并不知道。

第二天，班里就传出了哥哥品行不好的消息，同学们看他的眼神也异样起来。当他明白事情的经过后，曾找到我，问我为什么这么做，而我一脸无辜地表示不知道他在说什么。现在回想起来，哥哥给过我机会，是我没有好好把握。再后来，哥哥转校了，而我也没有如愿成为足球队长。相反，失去哥哥的我，变得越来越讨厌自己，越来越孤僻。

上了大学后，我离开了让我纠结的学校，从前的朋友也断绝了联系，我开始新的生活。我本以为时间久了、环境变了我就会慢慢淡忘做错的事，但随着时间的推移，我非但没有获得心灵的宁静，反而变得更敏感、更暴躁，时时刻刻被悔恨吞噬，甚至做梦都会看到哥哥那张因受伤而失望的脸，周围的一切都在不停地提醒我自己是个多么糟糕的人。

老师，我该怎么办？

对症下书

看完小辉的故事，我了解了他痛苦的根源首先是因妒生恨，在失去理智的情况下伤害了爱他保护他的哥哥，其次是当他意识到自己铸成大错后，没有及时承认错误，向哥哥道歉，在同学面前说出真相，致使哥哥蒙冤转学。对哥哥的内疚感一直缠绕着他，并随着时间的推移越来越严重，自责、自罪折磨得他陷于抑郁泥潭。一般情况下，对他人造成严重伤害的人会发展成两类：一类人逃避、隐瞒、甚至欺骗，总之不想直面错误、不愿承担责任，害怕认错带来的痛苦，最后随着时间的推移慢慢麻木；另一类人逃不过良心的谴责，从此种下心结，备受煎熬。小辉很显然是属于后者。让小辉解脱内疚痛苦的办法只有一个，即正视错误，承担后果。为此我向他推荐了《追风筝的人》《告别娑婆》《自我观察》三本书，配合电影《肖申克的救赎》《烈日灼心》，音乐《海阔天空》等，组成疗愈内疚痛苦的立体化配方，希望书中轮回的情节和悲天悯人的叙述，能让小辉找到自己与主人公的相似之处，由此产生共鸣，追回迷失的心。

疗效追踪

再见到小辉已经是两个月后了，虽然他还是瘦瘦的，但整个人充满一种昂扬向上的精气神，黑眼圈也消失了，代以是炯炯有神的双目。交谈时，他脸上始终挂着自信的微笑，我不禁感叹，这才是一名真正处在青春年华的大学生该有的面貌。

小辉抑制不住兴奋，开心地和我讲述他读书的收获："《告别娑婆》一书让我的心安定、平静，让我明白如果我想要回到最初的纯净，首先要学会宽恕自己。《自我观察》帮我观察自己，了解自己，从而找到真实的自己，并跟从他一起改变、成长。《肖申克的救赎》释放了我被禁锢的心灵，每个人都拥有潜在的力量，只要怀抱希望，勇面恐惧，再黑暗的牢笼也无法长久地将我围困。《烈日灼心》打开了深嵌在我心里的枷锁，使我领悟，与其在举步维艰中惩罚自己，不如尽力弥补，重新开始。但让我反反复复、沉浸其中的书是卡勒德·胡赛尼的《追风筝的人》。这部书与我的心灵相契合，它让我听见自己内心的呼喊。我和主人公阿米尔一样犯过错，而他的过错甚至牵扯到国家民族，我和哥哥就如阿米尔和哈桑，阿米尔那般复杂的过错尚有救赎的机会，而只要我真心道歉，哥哥就一定可以原谅我，就像哈桑始终对阿米尔不离不弃那样。老师，您相信吗？我和哥哥又见面了，久违的，就像从前那样，一起在操场跑步，一起放声大笑，还一起踢球了呢。这段时间，同学们都说我像变了一个人似的，更开朗也更好相处了，我感觉大学生活现在才刚刚开始，每一天都是崭新的，洒满阳光的。"

胡赛尼助我找回自己

——读《追风筝的人》有感　宋小辉

我已经认定自己没救了，是个彻头彻尾的罪人，可内心更深处还是有一丝挣扎，想要为从前的过错做些什么，哪怕只是一点点，一点点也好。本以为人生就要这样草草度过，幸运的是，老师为我推荐了《追风筝的人》，而我的罪恶在读完这本书时终于找到救赎的出口。

小说开头就是"我成为今天的我，是在1975年某个阴云密布的寒冷冬日，那年我十二岁。我清楚地记得当时自己趴在一堵坍塌的泥墙后面，窥视着那条小巷，旁边是结冰的小溪。许多年过去了，人们说陈年旧事可以被埋葬，然而我终于明白这是错的，因为往事会自行爬上来。回首前尘，我意识到在过去二十六年里，自己始终在窥视着那荒芜的小径。"多么直击心灵的一段话！我成为今天的我，是在两年前的凄冷的傍晚，那时我17岁，我清楚地记得当时寂静的宿舍只有我一人，不甘地，烦躁地，盯着那只钱包。多少个日夜轮转，这场景无数次在我脑海中出现，如果我没有……可惜没有如果。

在书里的往事之中，长了兔唇的哈桑自出生开始，就注定他此生要与阿米尔紧紧联系在一起。"哈桑和我喝过同样的乳汁。我们在同一个院子里同一个草坪上迈出第一步。还有在同一个屋顶下，我们说出第一个字。我说的是'爸爸'，他说的是'阿米尔'我的名字。"往事值得回首，也让人清醒：正是因为哈桑把阿米尔当做最亲近的人，所以他才会愿意保护阿米尔，选择与仰慕纳粹的阿塞夫战斗，尽管他只是宗教中最弱的什叶派、阿富汗国最低贱的哈扎拉人，但他为了少爷阿米尔敢于大声喊出战斗宣言，不去想日后可能会面临的报复。正是因为哈桑把阿米尔当做最亲近的人，才会在石榴树上刻上"阿米尔和哈桑"这美丽纯真的话语。正是因为哈桑把阿米尔当做最亲近的人，才会在进行风筝比赛时，去捡被阿米尔用风筝线割下来的战利品，并说出那由心而发感动千千万万的人的那句话："为你，千千万万遍!"这些美好的往事，让我泪流满面。曾几何时，哥哥也像哈桑对阿米尔那样呵护关心我，把我当做最亲近的人，挡在我身前与欺负我的坏学生对抗，在深夜牺牲休息时间为我细心整理笔记，不藏一点私心地对我好。

"随着时间的过去，肿伤消退，伤口愈合。不久，他的嘴唇就只剩下一道弯弯曲曲的缝合线。到下一个冬天，它变成淡淡的伤痕。说来讽刺，正是那个冬天之后，哈桑便不再微笑了。"这是小说中第五章的最后一段，哈桑的兔唇被修复好的过程，文段中的反差为阿米尔与哈桑二人间的矛盾埋下伏笔。由此我想起了哥哥知道自己得最高分的那个晚上，他没有想象中的开心，反而有些落寞，我知道那是因为我没有考好，他在为我担心。他不在意也从未想过去庆祝自己取得的好成绩，第一时间想的是怎么才能帮我进步向上。

哈桑去捡寻被阿米尔割落的风筝的路程中，遭遇到了上次在他手中吃瘪的阿塞夫。结果，可想而知，哈桑遭到一顿毒打，是的，哈桑被侮辱了。而受他保护的阿米尔是怎么做的呢？"我张开嘴，几乎喊出来，如果我喊出来我生命中剩下的光阴将会全然改观。但我没有，我只是看着，浑身麻木。"是的，阿米尔只是看着，就像是鲁迅笔下的看客般麻木不仁、卑微懦弱。而我也只是看着，看着哥哥因为我的险恶被误会疏远，被挤兑离校，我没有勇气说出实情，也不愿承认真相。"结果，我跑开了。"

"为了赢回爸爸，也许哈桑只是必须付出的代价，是我必须宰割的羔羊。这是个公平的代价吗？"为了赢回父母的疼爱，同学的信任，为了获得足球队队长的位置，只是小小的惩罚哥哥一下，让他感受稍许我的苦楚，一点也不为过不是吗？书中阿米尔的内心挣扎，一如当时我为自己寻找的，用来逃避良心上的谴责和内心的愧疚的借口。

当哈桑受尽屈辱把自己捡寻的风筝交给阿米尔时，得到的却只是阿米尔淡淡的回应。阿米尔这种冷淡的回应持续了很久，无论哈桑怎样讨好。就这样，哈桑与阿米尔的友谊逐渐隔断。读完此段，我惊讶地发现自己的心理原来竟已经扭曲到如此地步：当我翻开桌子上悄然出现的归纳详尽的笔记，哥哥那清秀的字体映入眼帘，我看到的不是哥哥的用心良苦，反而把它理解为哥哥对我深深的蔑视，我转手将笔记扔到一边，随垃圾一同处理。随意践踏别人的真心，我怎么会成为这样的人呢？

哈桑的追逐，阿米尔的冷漠一直持续到了小说的第十五章。阿米尔的忘年好友拉辛汗从阿富汗赶回来。"但在我求你之前，我会先告诉你哈桑的事情，你懂吗？"拉辛汗的话语钩起了阿米尔的伤痛，他的良心在召唤他去面对当年犯下的错误。拉辛汗拿出哈桑写给他的信，其中穿插了一系列幼时与阿米尔一同玩耍的快乐时光，最后："如果你回来，你会发现有个忠诚的老朋友在等着你。"我不禁幻想，哥哥是否也正像我怀念着他一样等待着我，等我迟来的道歉和久违的拥抱。

"以后我在场的时候，请你永远不要叫他'哈扎拉男孩'。他有名字，他的名字叫索拉博。"我不能压抑住看到阿米尔最后敢于正视哈桑时的激动，内心一种难以掩饰的感情仿佛要突破胸腔跳跃出来，从哥哥离开以后，这是我第一次真实地感受到自己还有蓬勃的心跳，充沛的情感蓄势待发，我迫不及待要去追回哥哥了。我坚信哥哥还是那个哥哥，而我，也要变回原来的我，我要不惜一切代价，坚定地寻回那个善良的自己。即使会因为说谎被讨厌，也无法阻挡我踏上救赎的道路。

救赎成功的小辉驱散了心里的羞耻和愧疚，敞开心扉，昂首挺胸，与哥哥并肩前行。在哥哥的鼓励下，他参加了大学的足球队，并积极为参选队长准备着。

共鸣文献分析

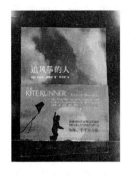

书名：《追风筝的人》

作者：（美）卡勒德·胡塞尼

译者：李继宏

出版社：上海人民出版社

ISBN：978-208-06164-4

●作者·内容·主题

　　《追风筝的人》是在美裔阿富汗作家卡勒德·胡赛尼缓慢而沉静的笔调下，凝聚锤炼、熔铸而成的一部内含哲理，用意深邃的文学作品。

　　12岁的阿富汗富家少爷阿米尔与仆人哈桑原本情同手足，一场风筝比赛里，哈桑在为阿米尔追回风筝时受到不堪的侮辱，阿米尔亲眼目睹这场暴行却选择逃走。阿米尔为自己的懦弱感到自责和痛苦，无法面对哈桑，于是用计陷害并逼走了哈桑。不久阿富汗爆发战争，阿米尔被迫与父亲逃亡美国。成年后的阿米尔始终无法原谅自己当年对哈桑的背叛。为了赎罪，阿米尔再次回到故乡，他把哈桑的孩子带到美国，在一次聚会上，阿米尔为这个孩子再次放起了风筝。

　　这部在美国排名前三的最畅销书的作者卡勒德·胡赛尼，将自己的经历交织在小说的创作中，为我们呈现出一个个鲜活丰满的人物形象。每个人在成长的过程中，都会有悔恨的事、愧对的人，或多或少、或大或小，有些事件甚至影响一生，抑郁、痛苦，承受巨大的心理压力，这些压力难免造成不可挽回的后果。而现在，对着书本，唯一需要做的就是怀抱着想要改过的心情，静静体会书中的心灵成长故事，它会告诉你救赎的意义和改过自新的路。

　　全书故事情节跌宕起伏，分为两个部分。

　　第一部分作者写了阿米尔和哈桑一起度过的如影随形、无忧无虑的童年时光，并指出阿米尔懦弱的性格无法满足骁勇善战的父亲的期待，为后文阿米尔为了赢得父亲的宠爱不择手段埋下伏笔。这一部分还讲述了主人公阿米尔对错误的承认和讲述：风筝大赛后，哈桑牺牲尊严为阿米尔取回风筝，阿米尔却将莫须有的罪名强加于哈桑。对哈桑的背叛使阿米尔被罪恶感、悔恨和痛苦折磨了二十六年。

十六章之后是全书的大高潮部分，即阿米尔的自我救赎。十六章讲述的是反复记忆起曾犯下的错的痛苦，十八章是救赎前的再度挣扎，也是全书最值得多看几遍的内容，几乎所有经历过悔恨的人都可以从中体会到自己想要救赎、又害怕救赎的心情，找到共鸣。最终，经过了第十八章自我的审视，阿米尔决定接索拉博回美国，替哈桑将他抚养大。于是，他回到了阿富汗，来到了幼时生活的地方，目睹了其中的战乱，开启了救赎之旅。而接索拉博回美国最大的敌人就是少年时期侮辱哈桑的阿塞夫。这一次，没有了哈桑的保护，阿米尔终于驱逐怯懦，鼓起勇气面对敌人。尽管面对着的是比自己强大的阿塞夫，尽管这是他人生中第一次打架，尽管他被打得满地鲜血，可阿米尔竟然只是发笑！因为，那一刻，他知道了，他救赎了自己，心结已经打开。

"好笑的是自 1975 年入冬以来，我第一次感到心安理得。"

"我体无完肤，我并不知道有多糟糕，后来我才知道，我心病已愈，终于痊愈了。"

大高潮过后，又有几段小高潮。如果说前文是救，在此之后就是赎，在接下来的几章中，阿米尔脱离了不安，悉心照顾索拉博，用行动对自己最好的朋友哈桑做弥补。在阿富汗当娈童的日子使索拉博变得非常抑郁，甚至要去自杀，虽然被挽救了回来，但他始终都走不出自闭症。阿米尔为了索拉博，再次放飞了曾经令他无法面对的风筝。

"'你想要我追那只风筝给你吗？'他的喉结吞咽着上下蠕动。风吹起他的头发。我想我看到他点点头。'为你千千万万遍。'我听见自己说。"

"我追，一个成年人在一群尖叫的孩子中奔跑。但我不在乎，我追，风拂过我的脸庞，我唇上挂着一个像潘杰希尔峡谷那样大大的微笑。我追!"

风筝在空中翱翔，累积多年的忧郁和自责也随之释放，阿米尔终于驱散了心灵的阴霾，面对了自己的错误，并拯救了自闭的索拉博，实现了个人美好人性的回归。

●阅读疗法原理

认同：小辉和哥哥共度了亲密无间的童年时光，结下深厚友谊。长大后，因同班的哥哥很多方面比自己优秀，因而产生了嫉妒心理。小辉内心的嫉妒风暴愈演愈烈，失去理智，精心设计了诬陷哥哥是小偷的事件，让哥哥百口难辩，愤然转学。随着时间的推移，仇恨慢慢消解。小辉回忆着哥哥从小到大对自己无微不至的关心，罪恶感和羞耻感深深折磨着他，让他陷入悔恨愧疚中不能自拔。当他读完《追风筝的人》，主人公阿米尔背叛好朋友哈桑的经历和悔过的情感让他感同身受，引发了强烈共鸣，觉得自己就是阿米尔，内心获得了些许平衡。

净化：小辉在阿米尔身上找到了自己的影子，他将自己与阿米尔的经历联系起来，把自己带入小说的故事情节中，通过感受主人公的心理活动，反复体会着阿米尔的因内疚而烦躁-厌恶-羞耻-悔恨-渴望改变的内心波澜，自己的痛苦被置换出去，心灵的净化。

领悟：当他看到阿米尔成功获得解脱后，小辉坚定了自我救赎的信念，踏上了挽回与哥哥友谊的救赎之旅。该书让小辉悟出：要从内疚中走出来，必须像阿米尔一样进行自我救赎，正视过去犯下的错误，敢于承认错误，请求对方原谅。于是他找到哥哥，说明真相，真心的反省和道歉，涤荡羞耻和悔恨，重新建立了与哥哥的情感联系，掀开了人生的崭新篇章。

●适应症

本书是一部鞭策人们踏上救赎之路的作品，对因愧疚、悔恨、羞耻而深受折磨的人尤其具有药用价值。

寻找交际的平衡点

求 助 者：小霞，女，22岁。

病症病史：情绪轻度抑郁两周。

问题成因：好友反目。

症　　状：失眠，情绪低落，食不甘味，无法集中精力学习，内心压抑痛苦。

阅疗处方：【书籍】亚瑟·叔本华：《豪猪理论》；戴尔·卡耐基《人性的弱点》。

音乐处方：范玮琪：《一个像夏天，一个像秋天》。

共鸣文献：亚瑟·叔本华：《豪猪理论》。

案例故事

小霞和好友反目，冷战了两周。她痛苦不堪，前来咨询，向我索要解决两人矛盾的书方。

我不想互相伤害

2015 年的秋天，一个秋高气爽、金桂飘香的季节。带着蓬勃的激情和对未来的美好憧憬，我迈进了泰山医学院的大门。初入大学的我，十分幸运地遇到了小丽：一个美丽、温柔、大方、体贴、乖巧而又不乏傲气的小女孩。我们俩一见如故，十分谈得来，更让我感到亲切是，她是我的老乡。

我们一起上课、放学、出游、自习，不论是早出还是晚归都形影不离，校园内外，有她的地方就有我，有我的地方就有她，以至于有时候她不在我身边，同学们都会好奇地问我她怎么没和我一起。她事事迁就我，处处为我着想，初来乍到，有这样一个知心好友，我心中别提有多高兴了。日历一页页地翻，时间在我们的快乐中悄无声息地流淌……

很快，我们认识一年了。靠着相互的激励和各自的努力，我们共同转入了理想的专业，更巧的是，我们又分到了一个班级、一个宿舍。这让我对我们的友情更加重视了，我认为这是一种缘分。

接下来的日子里，我们更是形影不离，一起做各种事情，几乎二十四小时全在一起。我什么事情都第一时间想到她，与她进行的内心交流也比以前多很多，几乎将她当作了自己在大学校园里唯一的朋友、唯一的依靠。一次假期，她邀请我去了她家。在她家住着的那几天里，她的妈妈对我像对亲生女儿一样。这让我更加笃定，我们的友谊已经升华为了亲情，我们会一直是好朋友，天长地久。

可是好景不长，快乐似乎只是一阵花香，还没来得及细细品味，就被一阵流浪的风吹走了。我曾天真地认为，我和小丽的友情坚不可摧，会地久天长。可随着我们几乎昼夜不分离的相处，对彼此的了解的加深，我们渐渐发现，彼此之间有很多很多的不同点：我们有着不一样的童年经历、不同的家庭背景、不同的生活习惯、不同的思想……渐渐的，我们的个性开始张扬，对彼此的不满开始膨胀。直到有一天，我们为了很小的一件事吵架了，而且吵得很凶。这次吵架让我知道，原来在她心里一直藏着很多对我的不满，比如我太粘人、我总是想太多、我的情绪太多变……这些都让她感觉很累。

吵完之后，我心里难受极了。我是信任她才将自己的弱点全部展现给她的，到头来却成了她的心理负担，原来我以为我们会天长地久都是我一个人的自作多情，原来一直以来美好的友情后面都是她对我的不满，我感觉一切都支离破碎了。可是我表面上还是摆出一副理直气壮、不屑一顾的神情，也将自己对她的不满统统说了出来。之后，我就非常难受地一个人跑了出去，痛痛快快地哭了一场。

回到宿舍，倔强的我们竟然谁也不理谁了。外表坚强的我怀揣着一颗不安的心，一遍遍问自己：难道我们的两年多的友情就这样结束了吗？我不甘心！经过了激烈的心理斗争后，我低下了头……她也没再说什么。事情算是过去了，但在我心里其实一直不认为自己有错。

琐碎的日子流水无痕，夹杂着落英缤纷，遥想生活的时候，看见的是它美丽的形态，投身其中才感觉到锋芒般的尖锐。接下来的日子里我们过得并不平静，总是小吵不断，大吵也时常出现，而且每次吵架我们都会互相冷战好几天。以至于又一次大吵后，我们再也不搭理对方了，有时甚至连看对方一眼都会浑身不自在半天，取而代之的是两个人都早出晚归，尽量避免相遇时的尴尬。我知道其实我们心里都很痛，毕竟我们在一个宿舍，毕竟我们曾是无话不说的朋友，毕竟在我心里已经把她当亲人一样看待了。为了掩饰自己内心的痛苦与无助，我大部分时间都泡在阅览室里，沉浸在诗词书中。我羡慕了王维的"独坐幽篁里，弹琴复长啸，林深人不知，明月来相照"，逃出芜杂的尘世，独自一个人，不必为琐事烦恼，和明月为伴，与清风为友，可以引吭高歌，亦可以饮酒赋诗，岂不美哉！

可是事情总是要解决的，这样冷战的我们只会互相伤害得更深，只会让双方更加痛苦，我们的友谊能挽回的余地也越来越小。这件事在我的心里像一根刺一样，我无法克制自己不去回想我们的美好回忆，又无法克制不去回想我们吵架的场景。我不知道该怎么去挽回这段残缺的友情，也不想让别人知道我们的事情。

对症下书

交际问题是目前大学生普遍存在的问题。多年来，在我接诊的大学生来访者中咨询最多的就是交际问题。例如，舍友矛盾，好友反目等。很多学生因交际问题痛苦不堪，无法正常学习和生活，甚至有的学生因交际障碍而抑郁休学。小霞的案例很典型，亲密无间的两个人，突然爆发冲突，大吵后进入冷战期，痛苦压抑的心情可想而知。其实两个人都有继续维持友情的愿望，只是缺少一个让她们的友情能长久的平衡点，那就是理解和包容。

为了能让小霞明白这一点，我推荐她读一篇有意思的寓言故事《豪猪理论》，让她明白人和豪猪一样，身上的缺点就像豪猪身上的刺，相互拥抱就会被扎伤，要想长久友好相处而不互相伤害，需要保持恰当的距离，相互理解和包容。之后，我推荐她读《人性的弱点》，希望她能从中学到一些人际交往的技巧，让朋友舒服的同时，也让自己更坦然。最后让她每天听范玮琪的歌《一个像夏天，一个像秋天》。这首歌曲的歌词抒发了两个女孩子的友情，友情有时比爱情更重要。友情对于大多数人来说，比爱情更忠诚。希望她能珍惜来之不易的友情。

疗效追踪

两周后，小霞满面春光地来到了阅疗室。小霞说：范玮琪的歌《一个像夏天，一个像秋天》让她倍加珍惜与小丽的友谊，愿意主动找小丽和解。《人性的弱点》让她学到很多与人相处的技巧，也从中反思了自己的很多不足之处，但真正帮她和小丽和解的是《豪猪理论》。她说当天回去她便读了《豪猪理论》。故事中寒冬里的豪猪们想互相取暖，却因被对方的刺扎伤而不敢靠近对方，最后找到了一段恰好能够容忍对方的距离互相用体温取暖。这让她产生了深深的共鸣。晚上她便约小丽出去聊了聊，给她讲述了这个寓言故事，小丽竟然也非常有感触。她们的矛盾就这样化解了，她的心结也因此解开了。

阅疗感悟

寻找一个平衡点

——读《豪猪理论》有感 小霞

"一个大雪纷飞的冬日，森林里到处一片银装素裹。有一群豪猪在这寒冷的冬日里被冻得瑟瑟发抖。为了避免冻僵，这群豪猪相拥在一起取暖。但它们很快就被彼此的硬刺扎痛了。这样，它们被迫分开，但为了取暖，它们的身体又再度靠近，身上的硬刺又再次把它们扎痛。这些豪猪就这样被两种痛苦反复折磨，直到它们终于找到了一段恰好能容忍对方又能互相取暖的距离为止。"

读完这个故事，我的心灵被深深地被震撼了。人与人之间，何尝不是这样？

人人身上都有刺，挨得近了，彼此刺伤，挨得远了，还需要互相温暖。何不与对方保持一定的距离，寻找一个平衡点，以使得这刺不刺伤人，还可以在这个合适的距离里互相温暖。

转念一想，我和小丽不就是故事中那带刺的小豪猪吗？从成为好朋友以来，我们就形影不离，什么事情都一起做，互相都没有了各自的空间，完全像活成了一个人。我是个非常细腻的人，她是大大咧咧的人，我却非要要求她和我一样细腻，这不是为难她吗？硬是要将两个带刺的人贴在一起，都会受到伤害的。我们不可能完全一样，我喜欢的有很多她不喜欢，她不喜欢的也有一些我不喜欢，我为什么非要要求她和我一样呢？

我们各自的个性与性格就是我们身上的刺，离得太近必然要刺伤对方，但我们又不想因此离开对方。其实错误不在我们，只是我们还没有学会宽容对方，还没有找到合适的平衡点，还没能找到一个合适的交往距离。

读完这个寓言故事，我立刻给小丽打了一个电话，说想约她出来散散心、聊一聊。她十分爽快地答应了。聊天中我给小丽讲了豪猪取暖的故事，聊起我们一起走过的路，回忆我们一起经历的快乐和幸福，也聊起了我们的争吵。聊天中我才知道，那段灰色的日子里，她过得并不比我好。原来她也一直在痛苦里挣扎着，想要和我继续做朋友，又不知道该如何维持这段友情。那天晚上在路灯下，两个女生相拥大哭了一场……

就这样我们不计前嫌，又变成了无话不说的好朋友。我们开始主动地交往更多的朋友，给对方留自由的空间，让双方都过得更加自由舒服，我们的关系也变得更加自然了。不仅如此，我们还更加珍惜对方了。

接下来我阅读了《人性的弱点》。卡耐基在书中讲述了很多待人接物的技巧，书中"要知道，人类的思想并不是通过争论、辩解就可以改变的。有时候，你强压别人的意见时，所得的结果会使对方更加坚持自己的观点，反而使他的抵触情节更为强烈"让我明白，我和小丽不应该在意见不合的时候互相责怪，因为我们本就是两个独立的个体，存在差异是很正常的，我们互相将自己的观点强压给对方，反而给了对方压力，出于对自我的保护，肯定会出现矛盾。我们应该互相理解，去包容对方的差异，让双方都舒适，才能在这段友谊里共同成长。书中还说："在生活中，人与人之间的相处，都需要真诚的关心，如果我们每个人都只是关注自己，希望别人对我们产生兴趣，那永远不会有真正的朋友。"读到这里我反思了一下自己，有时候我确实是只关注自己的情绪，忽略了小丽的情绪，才会让她感觉很累，我应该多去关注她的情感，让她感受到我对她的关心，这样我们才能互相温暖，让友情长久。

回味我们的友情，我感悟到了很多。真正的友情，不仅仅是形影不离、物质帮助，更重要的是相互理解和对彼此的一颗宽容的心。正如歌曲《一个像夏天，一个像秋天》中唱的："我们一个像夏天一个像秋天，却总能把冬天变成春天。"即使我们像两个不同的季节，有着千千万万的不同之处，却也有着交界之处。况且，正是因为这些不同，才会让我们的生活更加丰富多彩。

让我们用一千年的时间换来了今生的相遇，我们祈求上苍，不为别的，只愿我们的友情能够——持续比永久再多一天。

共鸣文献分析

●寓言·主题

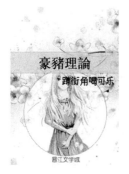

《豪猪理论》源于亚瑟·叔本华的《叔本华美学笔记》一书。原文如下：

"在一个寒冷的冬日，为了避免冻僵，一群豪猪相拥在一起取暖。但它们很快就被彼此的硬刺扎痛了。这样，它们被迫分开。但为了取暖，它们的身体又再度靠近，身上的硬刺又再次把它们扎痛了。这些豪猪就被这两种痛苦反复折磨，直到它们终于找到一段恰好能够容忍对方的距离为止。"

所以，由于人的内在空虚和单调而产生出来的社交需要把人们赶到了一块。但每个人许多令人厌恶的素质和无法让人容忍的缺点又把人们分开了。人们最后找到的、可以让大家在一起而又能相互容忍的适中距离就是礼貌周到和文雅规矩。谁要是不保持这一距离，在英国，人们就会冲他喊到："Keep your distance！"因为这一距离的缘故，虽然相互取暖的需要并非完美地得到满足，但大家起码不会受到硬刺的烦扰。谁要是自身拥有足够的热量，那他就更宁愿对社交敬而远之，既不给别人麻烦，自己也不会遭受来自别人的烦扰。

每个人都有自己的缺点，当处于一个组织中共同做事时，会彼此之间无法忍受，甚至发生一些冲突。但冲突归冲突，彼此之间还得包容，因为大家还要在一起做事。当彼此之间无法包容时，这个组织也将不复存在。通常，大家会彼此博弈，寻找最佳的结合点，于是他们之间即有不时的冲突又有很好的合作！这就是豪猪理论。

从某种意义上说，有些人真的还不如豪猪。连豪猪都能明白让背上的荆棘互相交错着叉开，既不会被刺痛，又彼此能借助体温取暖。这样的距离，即为最合理的距离。同样，社会和生存的需要把人类驱赶到一起，但拥有智慧的人类却难以取得一致的特性使得他们互相排斥、互相倾轧、互相斗争，他们最终发现唯一可容忍的交往条件是保持适中的间距，于是便逐渐制订出各种各样行之有效的规则，久而久之，遵守共同规则的人类变得彬彬有礼、温和友善，因为大家都亲身体会到规则的重要并从中得到益处。可是，偏偏有些人不懂得这个道理，定好的规则在他那里如同废纸一张。连豪猪都知道要遵守共同的规则，取暖的需要才会得到极大的满足，但拥有智慧的人怎么就不明白呢。

●阅读疗法原理

认同：当小霞看到文中的豪猪们为了互相取暖而相互靠近，却被对方身上的硬刺刺伤，从而互相远离，后来又因为寒冷而互相靠近，却被再次刺伤时，产生了强烈的共鸣，由此想到了她和好友的关系。她们之间不就是这样吗？想互相靠近，却因靠得太近而暴露了让对方无法忍受的弱点，因此产生矛盾和隔阂，甚至反目成仇。

净化：豪猪们虽然相互靠近时被刺扎伤，但是不靠近取暖又会被冻死，这是一对矛盾，如何解决？这是小霞急需知道和学习的。当她看到豪猪们为了能互相温暖又不互相伤害而找了一个合适的距离时，她突然明白了，人与人之间要友好相处，也必须像豪猪一样，找到合适距离，于是有了解决与好友矛盾的方法。内心得到了净化。

领悟：读罢豪猪寓言故事，小霞悟出，她和好友之所以互相伤害，就是因为靠得太近而没有找到一个合适的距离，靠得太近却不知道互相包容，关系很亲近却没有一个平衡点。这让小霞找到了和好友的矛盾所在。她及时地和好友交流了自己的想法和感悟，意外的是对方和她的感悟相同，她们的矛盾就这样解除了。

●适应症

本故事适合被人际交往问题困扰的所有人阅读。读者能从本则寓言中找到自己人际问题的关键所在，明白保持适当的距离关系才能自然长久，从而打开心结，解决人际交往问题。

我感觉自己要疯了

求 助 者：小英，女，24 岁。

病症病史：抑郁性神经症 3 年。

问题成因：父亲车祸去世，男友提出分手，姐姐被诊断为精神分裂。

症　　状：总觉得别人在看自己，无价值感，自罪、自责，敏感多疑，暴饮暴食，失眠，
　　　　　有自杀意念。

阅疗处方：【书籍】韩小瑞：《天堂邮局》；露易丝·海：《生命的重建》；李兰妮：《旷野
　　　　　无人：一个抑郁症患者的精神档案》。

音乐处方：王力宏：《你不知道的事》。

共鸣文献：韩小瑞：《天堂邮局》。

案例故事

小英来咨询时第一句话就是："老师有没有教人如何让男友再回到身边的
书？"接着她便哭了起来，话题转向她爸爸车祸去世，她痛恨妈妈不救爸爸，
认为妈妈是杀害爸爸的刽子手！一会她又说，姐姐已经精神分裂，住进精神
病院，姐姐是名牌大学的高材生，差一年就毕业了……语无伦次，思维混乱。
现场做"贝克抑郁自评"，她测得的是 42 分，属极端抑郁。为了稳妥起见，
我让她先到医院精神科诊疗后再说，她却说已经去了三家大医院，都诊断为
抑郁症，每天服药治疗，药物虽然控制了自杀意念，但伤心、无助及负性思
维无法根除。她说她喜欢读书，还会写诗，想试试阅读疗法。

我感觉自己快疯了

我是家里的第二个女孩，就像是夹心饼干里那点可怜的夹心，很少得到

母亲的关注，经常成为妈妈姐姐的出气筒。只有爸爸关心我、疼爱我，让我感到家的温暖。姐姐虽然不待见我、处处打击我，但她成绩优异，所以我一点也不恨她，反而始终把她当做榜样。

在我大二那年秋天，爸爸因车祸意外去世了，大我两岁的姐姐因承受不住打击而精神分裂，就这样，聪慧美丽的姐姐被送进了精神病院，她在我心中的榜样形象轰然倒塌。在得知姐姐患病的那一刻，还未从爸爸去世的阴霾中走出的我彻底崩溃了。

我一直忘不了爸爸去世的那一天。

那是个阴雨绵绵的日子，我跪在医生办公室门口，拽着医生的隔离衣，哭喊着哀求他们，嗓子嘶哑得像破锣：“救救我爸爸，求求你们，求求你们了，我一定能筹到钱！”可医生却无奈地说：“对不起，我们已经尽力了。”看着被推走的爸爸，我无力地松开了手，因为跪了太久而麻木的膝盖害得我一下子趴到了地上，脸贴在冰冷的地砖上。但我感觉不到任何疼痛，只知道我的天已经塌了。眼看爸爸要被送进电梯，我疯了一样地从地上爬起来，用尽全力跑到爸爸的床前，使劲拽开推床的人的手，抱着爸爸的身体不肯放手。

看到叔叔等亲戚向这边走过来时，我立刻跪下求他们借自己一些钱，但他们只是沉默着，扭过头不看我，没有一个人说话。我恨恨地跑到妈妈面前，面目狰狞地指着她大骂，质问她为什么不拿钱救爸爸，我恨她，恨她为什么不卖掉房子去救爸爸的命。那是我第一次感到钱无比重要，又无比肮脏。

我不知道自己是怀着什么样的心情送走爸爸的，只知道自己仿若游魂，好几日滴水未沾，还被人抬到医院打了两天吊瓶。爸爸离开以后，家对我来说早已不再是家，而是摆脱不了的噩梦。我好几个星期都不敢回家，也不想去上课，天天躺在宿舍里，也从来不敢闭眼，生怕一睡熟就被噩梦纠缠。幸好，男友经常求宿管放他进来看我，在他的细心照顾下，我的心情慢慢恢复了，而他也逐渐占据了我整颗心。

不知道从什么时候起，我变得越来越没有安全感，总是害怕男友离开自己。我控制不住自己去翻看他的手机，揪到一丝可疑的线索就咄咄逼人，联系不到他时还会大吵大闹，活脱脱一个泼妇。一开始，他还迁就我，好声好气地哄着我，大概是实在受不了了，渐渐地，他开始若有若无地疏远了我。我敏感地察觉到了他的变化，心里害怕极了，开始试着压抑自己的脾气，不再无理取闹。可不管我多么小心翼翼，他都觉得我"神经"。后来他提出分手，我答应了，因为我没有资格挽留，连我自己都厌恶自己的样子，又怎能强求他爱我？但我很难过，因为他走了以后，就再也没有人爱我了。

那段黑暗的日子我至今记忆犹新，舍友出门后，我就把窗帘拉得死死的，不让一丝阳光透过，然后窝在床上什么也不干，有时候觉得整个屋子都在转，转得我头晕恶心。我不想下床，不去上课，不和舍友说话，也不吃饭喝水。关心我的舍友每次都会给我带饭回来，但我也只是扒拉两口就不动了，我大喊着让她们不要管我，可又在心底偷偷希望她们关心我，这些念头让我觉得自己无比虚伪。

我天天躺在床上，却没有睡过一个好觉，总是会做噩梦，一个接着一个。梦中重复出现一个长相可怕的人，恶狠狠地掐住我的脖子，不让我喘气。他的手指冷得像块冰，一边掐着我，一边还不停地质问我："你怎么还不去死。"我拼命张开嘴，却一句话也说不出来，只感觉自己快要窒息了。每次醒来，我的脑门上都布满了汗珠。看着黑暗中熟睡的舍友，我觉得无比寂寥，心中的痛苦也无人可诉，只能卷住被子偷偷地啜泣。

每当梦醒，我就开始胡思乱想。我觉得自己是多余的，出生在这个世上就是一个错误！母亲和姐姐不仅不疼我、护我，反而联合起来欺负我。唯一疼爱我的爸爸我却救不了他，眼睁睁看着他痛苦地离开。深爱我的男友被我逼走了，关心我的朋友们也被我恶毒的话深深伤害了。我觉得自己糟糕到了极点，简直不该活在这个世上，我就应该遂了梦中人的愿，干脆点去死，死了就一了百了了，也不再害怕做噩梦，反正我留在这个世界上只会让别人痛苦，还不如离开！我越想越觉得自己该死，自杀的念头开始频繁地出现在我的脑海里。我犹豫再三，还是坚定了自杀的决心，通过多方面的网络搜索，我了解了许许多多关于"自杀"的知识，没想到连"自杀"也有那么多门道。反复考量，我最终还是选择了"安眠药"作为自杀的工具，因为大家都说吃安眠药比较不会痛，可以在睡梦中安稳地离开，多么美好的死亡方式呀！

因为害怕剂量太少不足以致死，我开始偷偷地藏安眠药，后来不小心被舍友发现，秘密一下子暴露了，在感到羞愧之余我心中还充满了对朋友多管闲事的愤怒。妈妈过来接走了我，她从小就不喜欢我，所以没有把我带回家，而是将我无情地塞到了精神病院。在病房里，我疯了一样拽住妈妈的手，含着眼泪看着她，哀求她不要丢下我。可是，我只在她的眼里看到了嫌弃和厌恶。我打了个寒战，心如死灰般地松开了手，我不敢相信妈妈会对我如此狠心。所幸，医生并没有直接留下我，而是建议妈妈带我去大医院检查。

后来，在母亲的强拉硬拽下，我跟着她去了别处一家精神病医院就诊。本以为大医院一定会给出更权威、更准确的诊断，他们一定会告诉妈妈我没有病，但诊断结果却让我觉得天旋地转——医生说我得了抑郁症。那一刻，我简直不能相信，脑海里只有一个念头：他们都是坏人，都是帮助妈妈来害我的，他们先害了姐姐，现在又来害我，他们才是真正的疯子！我感到很绝望，以为这辈子都要在这监牢一样的地方度过了，可当我听到妈妈从医生办公室里出来喊着我走时，喜悦一下子充盈了我的心，我高兴地蹦了起来，像一只活泼的小兔子，因为那是我第一次感觉到妈妈是爱我的。

我乖乖地跟着妈妈回家，心中因为爸爸去世而对妈妈的恨也消散了不少，也许我只是借着爸爸的死发泄对妈妈的不满吧。让我没想到的是，刚回到家，姐姐就冲出来把我往外推，挡着门不让我进屋。我吓了一跳，想从旁边的空隙钻进去，却被姐姐一把推倒在地上。我以为妈妈会把我拉起来，牵着我进屋，可妈妈只是冷冷地看了我一眼，拽着姐姐就往家里走，"砰"的一声，房门在我面前合上了。

我愣愣地坐在地上，冷意从心底蔓延到了全身，我自嘲地笑了笑，原来我真的没有人要。我从地上爬起来，拍了拍身上的土，看了看四周，无比熟悉的场景，我却不知道该往哪走。我一个人在大街上乱逛，逛累了就跑到村头的柴堆里，爬上去坐在了上面。我又冷又饿，好想能有一根火柴，将这堆柴全部点燃，取取暖，顺便把自己一起点燃。

不知过了多久，弟弟在黑夜中找到我，将我带回了家，我一进门就跑到自己的屋子里，抱着小时候爸爸给我买的小熊，躺在许久没睡过的小床上，想着以前和爸爸一起生活时的快乐时光，不知不觉就睡着了。当我正做着这几个月以来第一个美梦时，突然觉得耳朵火辣辣的疼，我一下子清醒了，睁开眼就看见姐姐正盯着我，眼神十分恐怖，双手攥着我的两个耳环，耳环上血糊糊的。我吓得跑出了房间大叫起来："妈妈，弟弟快救我！"原来姐姐趁我熟睡时，将我的耳环生生地扯了下来，造成了我的双耳垂豁开。弟弟打了120，去医院缝了很多针，这件恐怖事件造成了晚上不敢睡觉的恶果。

在家的日子每一天都十分煎熬，妈妈逼着我吃一大堆令人作呕的抗抑郁药，姐姐时不时突然出现在我面前，还总用一种令人毛骨悚然的眼神盯着我，有时还会扑上来抓我、打我，我无时无刻不提心吊胆地防备着她的突然袭击。我真不知道自己活着还有什么意义，没有人爱我，我也不知道还能爱谁，前男友在我最需要的时候离开了我，最爱的爸爸也丢下我去了天堂。我常常在想，是不是这一切都是命运的安排，也许我该顺应命运主动去死，这样，所有的事情都能得到完美的解决。

对症下书

小英遭受童年创伤时便已经埋下了抑郁的种子，大二时父亲车祸突然去世，自己崇拜的姐姐被诊断为精神分裂症，一系列打击引发了她的抑郁爆发，而相恋两年的男友与她分手，令其病情加重。亲人的去世与爱情的凋谢使小英的心理防线彻底崩塌，觉得自己被世界抛弃，不可能再得到别人的爱，甚至把父亲去世的责任揽到自己身上，出现了自卑、自责、自罪、无价值感、失眠及对生活丧失兴趣等抑郁症状。针对小英的情况，我开出了《天堂邮局》《旷野无人》以及《生命的重建》等配伍书方，并嘱咐其继续接受精神科医生的治疗，坚持服药，将阅读疗法作为辅助治疗手段。

疗效追踪

三个月后，小英把书还给我。她对三本书的评价是：《旷野无人》，她只读了故事性强的链接部分《十二岁的小院》，疏泄了被母亲、姐姐冷漠的痛苦。《生命的重建》，她只喜欢《我的故事》一章，被露易丝·海战胜挫折、重建生命的毅力所感动，其他章节读不进去。真正打动她的是《天堂邮局》。《天堂邮局》讲述的故事与她的经历有很多相似之处，让她感同身受，产生强烈共鸣，明白这世上不止她一人承受着如此巨大的痛苦，得到了些许安慰。她激动地说："《天堂邮局》就像是我的救命稻草，这段时间，每当心烦意乱时，只要读它，我的内心就会感到安定与温暖。它是我绝望的日子里唯一的安慰。每当我独自承受药物带来的极其痛苦的副作用时，都会把它拿出来读一读，不断告诉自己要好好活着，才不枉在人世间走一遭！谢谢您让我有幸与它相遇。"

阅疗感悟

好好活下去

——读《天堂邮局》有感　小英

自从爸爸去世以后，我的心中一直充满了怨恨。

我恨妈妈故意让爸爸死掉，恨自己筹不到钱救活爸爸，恨姐姐不争气地疯了，恨男友无情离开。恨来恨去，我最恨的还是自己，恨自己改变不了现状，只能心不甘情不愿地接受一次次抛弃。我把所有的恨都发泄在自己身上，好像折磨自己就能抵消心中的痛苦，但实际上那只会让我更痛苦。我先被亲人抛弃，后被男友抛弃，如果最终我注定要被这个世界抛弃，那我想在它抛弃我之前先抛弃它，可又根本没有勇气结束自己的生命。多么可悲的我啊！

忘了因为什么，我突然害怕一辈子都这样过下去，在一番激烈的心理挣扎之后，我开始了疯狂的求医之路。我辗转去了好几家精神病院，可无论吃多少药，病情都不见明显好转，我仍旧时不时想要自杀。后来，听闻学校的阅读疗法研究室专门帮助抑郁的大学生走出阴霾，我决定去看一看。令我惊喜的是，当我读完《天堂邮局》这本书后，我的心境真的开始有所转变，从患病以来第一次对这个世界有了期盼，期盼活在这个世界，期盼姐姐不发病，期盼妈妈的温柔。有时我觉得《天堂邮局》也许是天上的父亲向我伸出的手，要将我拉起来，让我好好活下去。

书中主人公的经历与我十分相似，姐弟三人的父亲因病去世后，弟弟承受不住打击，患上了精神分裂症，而不久后母亲的去世给这个原本就饱受折磨的家庭带来了更多痛苦与绝望，字里行间中流露出的痛苦令我感同身受。读着弟弟患病后承受的痛苦，我不禁想到了我的姐姐，开始理解她的所有"疯子"行为，而且心中充满了对姐姐的心疼与内疚。从小姐姐就是我的榜样，她考上了我梦寐的大学，我无法接受这样优秀的姐姐突然就疯掉，我才是那个脆弱的、该疯掉的人，而不是姐姐。

姐姐患病后，变得阴森恐怖，总是突然出现在我面前，常常揪我的头发、打我、抓我，甚至有一次硬生生拽掉了我的耳钉，痛得我直喊。有时候，又对我无比温柔，可我却害怕她的温柔，因为不知道什么时候就会被她伤害。

"往往有时，他们又突然一反常态，用比较恶毒的语句谩骂自己的亲人，甚至会动手打自己的亲人。这也是他们这样的病人比较突出的表现之一。因此，与他们最近的亲人往往也是被他们伤害的对象。"读到这里时，我才明白姐姐伤害我并不是她有意为之，而是疾病导致的。作者在书中第二章《手足情深》中还写到："这样的病人，心里十分痛苦。那些我们正常人听不见看不见的东西，却时刻骚扰着他们，就连睡眠时那些该死的东西仍挥之不去，萦绕在耳边，闪现在眼前。但这些病人，往往很聪明、不智障，心地善良。"看完这段话，我一下子释怀了，心中不再怨恨姐姐的欺负。我开始仔细观察姐姐，发现她不发病的时候还是我那个善良美丽的姐姐，这才发觉自己以前太自私了，我身为妹妹，早就应该多关爱姐姐，给她温暖，保护她。

读完《天堂邮局》，我找到了自己抑郁的根源——家人的冷漠和对自己无能为力的愤怒，而男友的离去只是压死骆驼的最后一根稻草，我的痛苦归根究底是由家庭变故造成的。作者在第十章给出了主人公们应对家庭变故的方式，其中一段话令我深有感触，"父母不在，还有姐姐。在这个问题上，他们姐弟仨的意见是一致的。但这又是个必须接受的现实，家里缺了谁的，都要过下去。"正是这段话让我重新振作了起来，爸爸不在了，我要承担起照顾姐姐和妈妈的责任，我们要好好过下去。

我始终在意自己的家人，他们对于我来说是不可或缺的，就像人的手指，虽然长短不一，但缺哪个都不行。我不想等到失去后再后悔，想要跟他们一起好好生活！

共鸣文献分析

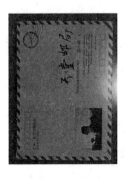

书名：《天堂邮局》
作者：韩小瑞
出版社：时代文艺出版社
出版年：2013
ISBN：978-7-5387-3431-7

●作者·内容·主题

韩小瑞，女，北京人，五零后。她当过兵，在报社当过编辑，下过海，经营过一家文化公司，最后相夫教子，成为自由作家。

全书以精神分裂症患者叶小海为核心展开故事，详细记录了一个精神分裂症患者的发病原因、症状、治疗过程，和患者偏执、绝望、重复、固执的心理特征，以及精神疾病对患者及其家属、社会带来的痛苦与压力。该书在情感基调上仍以温情为主，虽然现实生活残酷而琐碎，但主人公依旧选择坚强，在展示了种种残酷的日常生活景象之后，给读者仍然留下一扇希望的窗。

这是一本替精神疾病患者发声的作品，告诉大家面对生活中的压力时应及时调整心理状态的重要性，呼吁人们多多关注自身与亲人的心理健康，防患于未然。

●阅读疗法原理

认同：《天堂邮局》中描写的叶氏姐妹经历了父母的先后去世、弟弟的精神分裂的悲伤故事与小英的经历十分相似，小英对叶氏姐妹们所承受的痛苦与无助感同身受，共鸣强烈，觉得找到了知音，平衡了心态。甚至她还认为这本书写得就是她家的事情，亲人去世、变疯的事件一样，内心的痛苦也一样。所不同的是叶家患精神病的是弟弟，小英家患精神病的是姐姐罢了。

净化：当小英认同了这本书，便情不自禁地跟随叶氏姐妹，重温父亲去世的巨大痛苦、弟弟精神分裂后的无助、妈妈又积劳成疾去世的悲凉感受，长期压抑在她内心的痛苦被宣泄了出去，心灵得到了净化。

领悟：掩卷深思，小英在与叶氏姐妹的痛苦作比较时发现，叶氏姐妹比自己更倒霉，父亲死后，弟弟受不了打击患了精神病还没治好，妈妈又伤心欲绝，不久去世。小英觉得自己还是幸运的，至少自己的妈妈尚在，虽然妈妈不待见自己，但她仍在自己身边，她甚至觉得妈妈若离开，自己一定也会和姐姐一样疯掉的。因此，她领悟到妈妈对自己的重要性，不再怨恨妈妈，明白了自己恨妈妈是源于对妈妈爱的渴求。另外，小英通过作者笔下同样患有精神疾病的叶小海了解了姐姐内心的痛苦，虽然姐姐患病后做了很多伤害自己的事，但她坚信姐姐是善良的，她学会以宽容的心看待姐姐的"疯子"

行为。书中的两个姐姐虽然经历了父母双亡及弟弟患精神病的巨大打击，但是她们并没绝望，而是选择了坚强。因此，小英也决定勇敢地自我救赎。

●适应症

本书适用于所有因亲人去世而情绪抑郁的人。

我为何总是当众讲话紧张

求 助 者：晓晓，女，19岁。

病症病史：情绪轻度抑郁，3年。

问题成因：父母离异，重组家庭不和，母亲、奶奶吵架，教师体罚。

症   状：自卑，无安全感，恐惧，焦虑，交际障碍，当众讲话紧张，自闭，自杀倾向。

阅疗处方：【书籍】伊丽莎白·斯瓦多：《我的抑郁症》；毕淑敏：《愿你与这世界温暖相
　　　　　拥》；

　　　　　【电影】《死之诗社》（美）。

音乐处方：大自然养生音乐《春之歌》。

共鸣文献：毕淑敏：《愿你与这世界温暖相拥》；伊丽莎白·斯瓦多：《我的抑郁症》。

案例故事

晓晓因当众讲话紧张和情绪抑郁而前来咨询，并自愿加入童年创伤阅读疗法实验小组，接受阅读治疗。在朱德庸的《我只想抱抱小时候的自己》的读后感中，她写下了自己童年的遭遇和抑郁的原因。

不堪回首的童年

读罢朱德庸先生的《我只想抱抱小时候的自己》后，童年往事清晰地在大脑中放映，挥之不去，虽然是难以启齿的隐私，但是却不吐不快！

我很小的时候亲生父母就离异了，我判给了妈妈。后来妈妈给我找了个继父，我便随之来到了一个非常陌生的新家，开始了寄人篱下的生活。

新家庭没有想象中的和睦温馨，新的爷爷奶奶对妈妈和我十分不满，尤其是奶奶，挑明了和妈妈势不两立。我这个小拖油瓶，自然是更不讨人喜欢的。我自小怕事，每当听到吵架声，不论是父母间还是婆媳间，都让我胆战心惊。在我脑海里，童年回忆就是妈妈和奶奶无休的争吵，年少时光就是在乌烟瘴气的家里东躲西藏。我由此很不快乐，变得更加胆小。

新家庭并不宽裕，继父又吝啬，每次收学费，我总是迟迟交不上。回家催促继父，继父就弓着身子瞪着眼睛骂我："就你积极！你早交了老师给你发奖状是怎么着？"我吓得不敢再出声。等到了学校，老师一问又没拿钱来，就让我站在讲台上，当着全班同学面冲我喊："你怎么回事啊，今天是最后一天了，难道你不知道吗？明天你再拿不来钱，就不用来上学了！上不起就别上！"在众目睽睽之下，我恨不得钻到地缝里。每次学校收费都会让我陷入如此窘迫不堪的境地。学费最后总算交上了，可自卑也留了下来，成了贯穿我童年和少年时代心结。我不敢再站在讲台上，怕被人嘲笑；不敢往人堆里凑，觉得自己低人一等。久而久之，我失去了在人前讲话的能力。

长大后，我终于想要改变时，一次次的打击却使我看到：这些年的沉默、自卑早已使我失去了在台上开口的能力。想要改变的欲望与无力改变的现状激烈碰撞，我像只被情绪的风暴携卷着的小船，茫然无措。

印象深刻的是大学里我曾经接到了一个校级比赛的复赛通知。以前我参加过学生会的竞选，还在英语课上代表过小组发言，可无一例外，我只要一站在讲台上，面对下面黑溜溜的一片脑袋，心脏就像安了电动马达似的狂跳不止，身体绷得像张拉满了的弓，从嘴里断断续续蹦出来的字一音三颤，简直没出息透了！结果可想而知，均以失败告终。这次，我是抱着多上台锻炼的想法参加这个大赛的。

初赛时，我的上台顺序较靠后，加上比赛前我把事先写好的演讲稿背得透溜，又总结了前面选手的经验教训，不断进行心理建设，所以轮到我时，我可以故作镇定的匀速走上台。但真的开口后，我的两只眼珠子却不受控制地净往没人的地方瞟，讲到一半时脑子里有一瞬间的空白，在我低头冥想的一秒钟里,我清晰地看到自己的小腿肚子抖得跟筛糠似的。一股强烈的绝望没顶而来。我不知道自己是怎么从台上下来的,在台上的短短几分钟里,我流了一身的汗。走在离开赛场的路上,风吹来,彻骨的凉。这本应让我清醒,可我却感觉自己如同行走在虚空中,周围一片混沌,看不到光亮,我也找不到走出来的路……

能接到复试通知实在出乎我的意料。惊讶之余,也愁肠千结。理智告诉我应该去,可情感上我实在不愿意再把自己搁在台上,出各种窘状给人看。最后我选择了放弃,没有参加复赛。但看到别人在台上风光无限时,我躲在角落里将指甲狠狠嵌入掌心,好不甘心。果然,我做什么都不行,无论什么都做不好啊。我开始自暴自弃了,晚上无法入眠,天亮又沉沉睡去,不想上课。回家调养了一段时间,但我把自己关在屋里,不和任何人交流,妈妈变着花样地给我做好吃的,我却食不甘味。后来妈妈带我去医院的心理门诊,确认我患了抑郁症时,我只想跳楼一了百了,无奈被发现了,只得苟延残喘。

现在的我极度痛苦,心里有个声音一直在呼唤我离开这世界,残存的理智却拉拽着我,灵魂仿佛要被分成两半。老师救救我!

对症下书

父母离婚对年幼的孩子造成的精神创伤是巨大的,有些孩子在父母离婚的心理刺激下性情大变,有的变得粗暴、有的变得烦躁,有的甚至患上心理疾病。晓晓在年幼时,父母离异的刺激尚未平复,又进入重组家庭,遭遇寄人篱下的冰冷与漠视,甚至无休止的家庭战争,这是造成她情绪低落、自卑、意志消沉、心事重重、胆小怕事,进而情绪抑郁的主要原因。继父的咎詈、老师的指责、同学的嘲笑则是她失去在大众面前说话能力的另一原因。由此可见,要帮助晓晓战胜抑郁,首先要让她克服内心的恐惧,也就是消除童年创伤留下的心理阴影。为此我为晓晓首先推荐了《我的抑郁症》图画书,让抑郁症患者伊丽莎白·斯瓦多的经历和感悟启迪晓晓心智,使她直观地了解什么是抑郁症、人为什么会得抑郁症、得了抑郁症该怎么办，树立她战胜抑郁的信心。其次重点阅读《愿你与这世界温暖相拥》，让毕淑敏五十多个温暖的疗愈故事，平复她童年创伤，克服她的恐惧和紧张。同时推荐《春之歌》作为读书时的背景音乐，希望大自然养生音乐，能辅助她疗愈创伤、滋养心灵。

疗效追踪

在三个月的交互式阅读疗法中，为训练晓晓当众讲话不怯场，阅疗实验小组举办了八次书方推荐会，晓晓从第一次最后一个登场成长为最后一次的第一个登场。她还在学校组织的"我从书中解困惑"演讲比赛中拿了二等奖。如今，她完全克服了当众讲话紧张。此外，她还生花妙笔，将打动她的每本书籍的感悟写成文字，发到泰山医学院院报上，帮助更多和她经历相似的同学。

她在《我的抑郁症》读后感中谈到：斯瓦多的涂鸦画，很多就是一直在我大脑里反复出现的场景啊。伊丽莎白·斯瓦多用画笔描述出抑郁症的痛苦，还配上了简要的文字，我细细品味着那些图画，那些文字，再不需要更多的言语，我已经哭出声来。真的太感动了，这么多年的折磨挣扎，终于被一个人理解，被道出心声，被释放，真的特别不容易。她还说：毕淑敏《愿你与这世界温暖相拥》书中温暖的话语，仿佛一阵春风拂过我的心灵，让我觉得被善待、被关怀、被呵护。这对受伤多年的我来说，无异于雪中送炭，尤其是在我刚得释放之际。

此外，观看电影《死亡诗社》，学生尼尔与父母抗衡的无力感让她感同身受，但结局以尼尔自杀来对付父母又让她感觉太过悲观。大自然养生音乐《春之歌》是她特别喜欢的背景音乐。十四首世界著名音乐大师的经典之作，优美动听的旋律生动地描绘了大地回春、冰雪消融、一派生机的景象，恰如春天的甘露滋润我的心灵，特别是悦耳鸟鸣声、潺潺流水声，声声入心，陶冶着她的灵魂。

阅疗感悟

重新发现这世界的美好

——读《我的抑郁症》《愿你与这世界温暖相拥》有感　晓晓

回想自己在成长的过程中，充满着许多心酸，现实的残酷让我曾经对世界渐渐失去信心，慢慢封闭自己，框住自己的空间、思想。当我沉浸其中的时候，感受到的也是习惯成自然的熟悉。但当打开自己的心扉，迎接世界美好的阳光、青山、绿水的时候，才发现：世界是多么的温暖与美好。

斯瓦多在《我的抑郁症》中这样写道："感觉有两个我""心情犹如季节变换""被排斥和羞辱""这个世界像一个壳子被我们背在身上"。这些字眼准确无误地形容了我的心情，直击我的心灵。父母离异，我感觉自己像个被抛弃的孤儿，举目无亲；母亲改嫁，重组家庭的不和，让我学会敛去自己的棱角，默默承受；性格胆小如鼠，让我甚至在人前变成了一个哑巴，不敢言语；自卑作祟，让我仿佛独自一人站在无边的旷野里，朋友全无……一切的一切，所有的痛苦，把我带到崩溃的边缘。我心灰意冷，彻夜失眠，只能依赖安眠药让自己休息。恐慌将我包围，我变得手足无措，时刻不安。有一天傍晚我从医务室回来，在楼梯上打了个趔趄，看着又高又陡的楼梯，突然一个可怕的想法冒了出来：要是摔下去了该多好，一了百了。

当我读完《愿你与这世界温暖相拥》和《我的抑郁症》后，我才明白：在过去很长的一段时间里，我就像毕淑敏笔下的那只蚕，吐出丝来缠住自己，茧是我亲手营造的小世界，它的空间是狭窄的，而我一厢情愿地以为茧是安全的；我的眼角边也有一朵斯瓦多笔下的小云，正如斯瓦多描述的那样，小云正越来越大，失去控制，在我头顶的天空上形成不能消散的阴霾。这两本书让我深刻意识到现在的我急需打破层层束缚，迎接陌生的环境，拥抱崭新的未来。

蚕破茧的时候是痛苦的，打破茧的蚕，就意味着要被鲜冷的空气、闪亮的阳光、新锐的声音、陌生的场景刺激、扰动。而毕淑敏的话语仿佛一味清醒剂，给了我内心坚强的力量，让我开始重新审视人生。

毕淑敏因为唱歌跑调被音乐老师训斥和羞辱，给她的成长打上了沉重的烙印，使她在之后的数十年里失去了唱歌和人前讲话的能力。当我读到这里，仿佛看到小时候自己交不上学费的窘状；看到继父那张冷漠而厌恶的脸，听到他斥责我的声音；看到老师让我站在讲台上，当着全班同学的面羞辱我的场景……这些都像利剑扎入我的心，让我浑身打战。长大后，当我终于意识到不能再这样下去而想要改变时，却发现早已积重难返，十几年的沉默与自卑已经使我失去在讲台上开口的能力，想要改变的欲望与无力改变的现状激烈碰撞让我茫然无措。

毕淑敏与我相似的经历给了我安慰，我知道了并不是只有我一个人在经历这种痛苦。我不是一个人在挣扎，还有很多和我一样的人为走出曾经的伤害在默默努力、咬牙坚持。毕淑敏成功了，她的经历让我看到了希望，仿佛一股新鲜的血液注入我的四肢百骸，让我浑身又燃起了力量。

"那时你还小，你受了伤，那不是你的错。但你的伤口至今还在流血，你却要自己想法包扎。如果它还像下水道的出口一样嗖嗖地冒着污浊的气味，还对你的今天、明天继续发挥着强烈的影响，那是因为你仍在听之任之。"这段话让我眼眶灼热，几乎哭出声来。这些话是一个经历过千山万水的人对曾经在泥沼中挣扎的自己温柔的抚慰和勉励，也让我感觉到被理解和被安慰。

我终于学会了与这世界温柔相处，开始重新认识身边重要的人。我尝试理解妈妈的艰辛，学着体会继父的不易，然后我好像突然平和地感受到了他们对我的爱。父母亲离异后，妈妈本可以选择抛弃我这个拖油瓶，但是她没有，不管生活多么残忍，始终有妈妈在身边保护着我。而继父，更值得我真心感激，夹在奶奶和妈妈之间的他已经不堪承受，他本可以不管我这个没有血缘关系的孩子，但他也没有，我知道他是真的心疼我。原来爸妈的关心从未曾离开过我身旁，他们是我前进的动力。

斯瓦多的痛苦，许多我可能都没有经历过，她笔下那无法自拔的绝望深深震撼了我，我觉得自己幸运得多。斯瓦多和毕淑敏的帮助，阅读《我的抑郁症》和《愿你与这世界温暖相拥》的感悟，这些都像一双强有力的大手将我眼角的云朵扼住，继而粉碎它，让阳光重新照进我的天空，让我的世界变得温暖，好让我与它相拥。

生命中很多美好的东西用肉眼都无法看到，它们总是在迷惘、抱怨、爱恨中流逝着，这就要求我流露真性情，不再东躲西藏、不再世故圆滑，要求我敞开心扉和家人朋友交流。我会勇敢去发现生命中的美好，会好好爱。我相信爱是神奇的化学试剂，能让苦难变得甘甜，能孕育出能力、勇气、智慧、关怀。学会宽容和理解，我才能理解身边的人，而他们正是我幸福的源泉。

战胜了抑郁的晓晓重新审视自己的过去，满怀信心的展望未来，在寻找幸福的道路上悠然漫步，身边有新交的好友相伴，一同奔向光明前途。

共鸣文献分析

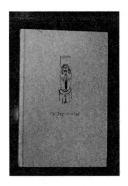

书名：《我的抑郁症》

作者：（美）伊丽莎白·斯瓦多

译者：王安忆

出版社：金星出版社

ISBN：978-7-80225-209-7

●作者·内容·主题

伊丽莎白·斯瓦多是美国著名作曲家、剧作家和导演。这位获得美国艺术基金终生成就奖、三次奥比奖、五次东尼奖的才女在事业一帆风顺、名利双收之际，却患上了抑郁症，被反反复复折磨了三十年，严重影响了她的艺术创作和正常生活。在与抑郁症斗争多年后，她决心用画笔这一独特的艺术形式，描绘出自己抑郁时期的痛苦与绝望、焦虑与彷徨、恐惧与癫狂，以及采取多种方法自救最终走出抑郁的经历与感悟，以期帮助更多的抑郁症患者认识抑郁症，树立战胜抑郁的信心。

整书并不分章节，甚至没有页码，全是黑白线条的素描，绘图不讲究章法比例，附上的文字也是歪歪扭扭，看上去乱糟糟的很没有诚意，像是一派随性而成的敷衍。事实上，这正是这本书的独到之处：对于深陷恐惧、忧郁、消沉、焦躁期的抑郁症患者，学术性枯燥乏味的抑郁症知识专业著作他们很难有耐心读下去，而这种黑白杂乱的构图，形成了强烈的视觉冲击效果，与抑郁症患者内心的混沌与狂乱相契合，对于那些苦于无法描述深陷抑郁症的痛苦的患者来说，可谓找到了知音，看到了自己的影子。书中描述斯瓦多身心俱疲地在黑洞中苦苦挣扎的多幅素描，将抑郁症患者的恐惧感和无助感跃然纸上，可谓幅幅抓心。而作者现身说法引导读者与抑郁症抗争，为自己争取新的生活的做法，更让患者看到希望。该绘本是迄今为止第一本以绘画的形式描述抑郁症痛苦与抗争的书，与纯文字的科普书相比，阅读疗法的信息、益智、领悟作用更加突出。

●阅读疗法原理

认同：晓晓的童年经历了父母离异、家庭矛盾、继父吼骂、老师责怪等诸多伤害，造成了她不敢在人前讲话、最后演变为抑郁症的悲剧。当她阅读了《我的抑郁症》后，产生了"这也是我的抑郁症"的强烈共鸣，从而宣泄了痛苦，获得了安慰，并开始尝试寻找适合自己抗击抑郁的方法，树立起了战胜抑郁的信心。

净化：斯瓦多综合自身经验，建议读者尝试"宗教信仰疗法""运动疗法""音乐疗法""阅读别人的抑郁症"和"写下自己的感受"等自救方法，引领晓晓接受专业的精神治疗，还告诉她治疗抑郁症要有耐心，每次挺过一点点，最终会发展成更大的行动。这些战胜抑郁的方法和智慧让晓晓十分受益，并在实施这些行动中不知不觉地改变了自己的心态，内心获得了净化。

领悟：拥抱生活的斯瓦多与抑郁症对抗的顽强精神，不停歇地传递着蓬勃向上的正能量，深深感染着晓晓，让晓晓终于领悟：抑郁症只不过是一场病，跟感冒没什么太大区别，只要积极应对，总会有办法战胜它。即使抑郁再次复发，也坚信："你走出来过一回，你就还能再走出来。"

●适应症

本书适用于所有抑郁症患者和有抑郁情绪的人。它会让人们在"坏感觉"中学会坦然。斯瓦多是战胜抑郁的榜样，当抑郁读者相信了斯瓦多并跟随她去开发生命的潜能，尝试各种抗抑郁的自救方法，领悟到抑郁症是病不是灾难、要求助于专业医生时，浑身便有了战胜抑郁的信心和力量。

修复折翼继续飞翔

求 助 者：小萍，女，20岁。

病症病史：焦虑，1年。

问题成因：情绪低落，无法集中精力学习，不善交际，失眠，食欲不振，对未来担心。

病　　因：高考失利，大学生活不适应、迷茫彷徨。

阅疗处方：【书籍】覃彪喜：《读大学究竟读什么》；斯宾塞·约翰逊：《谁动了我的奶
　　　　　酪》；戴尔·卡耐基：《人性的优点》。

共鸣文献：覃彪喜：《读大学究竟读什么》。

案例故事

　　刚跨入大二的小萍因仍不能适应大学生活，导致内心空虚无聊、迷茫彷
徨、担心未来被淘汰而前来咨询及索要书方。

大学里的颓废

　　新的学期就要开始了，我却一点头绪、一点准备都没有。我突然发现在
过去一年中，自己没有认真听过几节课，没有认真读过几本书，脑子空空，
什么都没有学到。最近一段时间，我完全沉浸在悔恨过去一年的颓废、担心
未来被淘汰的焦虑中，这种情绪甚至影响到了我的正常生活。

　　从小到大，我都是那种"别人家的孩子"，在亲戚邻居"成绩好，还懂
事"的夸赞声中长大。对于这些夸赞，我也有一丝丝的享受。高考前夕因为
重度烫伤，我情绪不太稳定，放榜的分数是我高中三年最差的一次，仅仅超
了一本线几分。由于志愿没填好，被调剂到了普通的二本医学院，录取的专

业也是与医学毫不相干的市场营销。看着平时和我成绩差不多的同学都发挥得很好，有的考上了211，有的考上了985，我很不甘心，想再复读一年。但是不论我说什么父母都不同意，他们怕我承受不了高强的学习压力，再次跌入情绪低谷。

高考之后的那个暑假我过得浑浑噩噩，没有出过门，几乎都是在床上度过的，对未来更是没有任何概念。九月份我没有任何准备地进入了大学。大学校园很大很美，但是我却不像别的同学那样陶醉其中，我的心情很烦闷，对新的环境没有一丝新奇感。

大学生活让人走向两个极端——惊天动地的精彩，分分钟置人于死地的颓废。而我正是属于后者。

开学将近一个月了，别的同学都把精力放在进学生会、进社团上，更加充实自己的大学生活，而我还是会经常想起高三那一年，想起高考那几天，想起查成绩时的歇斯底里。我对社团毫无兴趣，每天庸庸碌碌机械般地重复着枯燥的生活，心情也很压抑。

后来我渐渐发现，大学和高中有很大的不同。大学的生活很松懈，没有了高中班主任那样时时在耳边的加油鼓劲，凡事都要靠自觉。或许是因为高考之后压抑了很久，我开始慢慢地喜欢上了这种自由散漫，平常选修课基本不去，一些必修课也会选择性地逃掉。即使去上课，也是为我颓废的生活取得一丝安慰，课上我的思绪总是飘得很远，而不是集中在课堂和书本上。一天的时间我常常就在一张床、一部手机里消磨掉了。白天昏昏欲睡不想起床，晚上精神却很充沛，玩手机玩到很晚才睡。只有到期末考试前一两周，我才会体会到高中的那份紧迫感，开始泡图书馆、熬夜刷题。一个学期有20周，而我真正学进去的却只有最后一个星期。我学会了逛商店、去网吧、打游戏……我做着高中时以为只有坏学生才会做的一切，我讨厌这样的自己。

我就是这样挥霍着这种没有管束、没有负担的自由。一年多的时间里，高中曾有的那份锐气早已被安逸舒适消磨殆尽，曾经的理想和目标似乎也已是别人的故事，除了身体在向安逸妥协之外，思想也似乎在禁锢中一步步走向衰老、走向毁灭，我成了没有意识的行尸走肉，二十岁的大好年华活成了八十岁的老态龙钟。回想高中时，我也曾经意气风发雄心壮志，现在却因高考的一次失意、因贪图一时的享受而颓废。有时我也哀叹这样的日子，想励志发奋图强好好学习，找回当年高中的自己，但很多次下定决心好好努力，最终总是坚持不了几天。

偶然的一次机会，舍友介绍我加入了一个阅读疗法能量微信群。很多同学在群里倾诉心声，还有获得心理咨询师证的学姐解答心理问题、推荐书方，有些好书大家都会写下感悟，很有意思。看到这些后，我为自己不读书和荒废学业而脸红。

我开始反思。因为过去一年的颓废，我和转专业也无缘了，我还没有想好怎样对待我这个专业。我不知道该怎样在大学里学习，我不知道我能在大学里收获什么，我害怕最终一无所获。现在的我希望进取却又很迷茫。

对症下书

不适应大学生活是每个新生必须经历的阶段。在第一学期特别是前三个月，由于与周围环境不适应、不协调，新生在认知、情绪、行为等方面出现迷茫、困惑、痛苦等心理和行为问题是非常正常的。一般经历一个学期后，绝大部分学生都会适应。小霞表面看起来由不适应大学生活而引发的焦虑，其根源在于高考失利形成的心理落差和不能接受一所二本大学及自己不喜欢的专业。好在时隔一年后，她开始反思，主动想做出改变。针对她对眼前的焦虑状态，我首先向她推荐了《人性的优点》以缓解她的焦虑；其次让她阅读《谁动了我的奶酪》，通过嗅嗅、匆匆引领她接受现实，尽快适应变化了的生活；最后让她精读《读大学究竟读什么》，做读书笔记，学习一位八零后董事长给大学生的十八条忠告，希望她从中可以找到自己的方向。

疗效追踪

在三个月的交互式阅读治疗期间，小萍认真阅读了这三本书，也经常来书聊吧向我反馈阅疗信息。她说：《人性的优点》中"卡瑞尔的解除忧虑的万能公式"很实用，缓解了她害怕未来被淘汰的担心和忧虑，学习效率得到了提高；读《谁动了我的奶酪》后，嗅嗅、匆匆对变化为适应对她启发很大，让她认识到，必须接受二本学校和不喜欢专业的现实，改变自己的"二本学校没有前途"的错误认知；而《读大学究竟读什么》对她的帮助最大，困扰许久的问题从中找到了答案，自己也找到了努力的方向，治好了她的焦虑。

阅疗感悟

修复折翼继续飞翔
——读《读大学究竟读什么》有感　小萍

2012年我背上"武器"踏上了生命中的"第一个战场"，我把这个没有硝烟的战场看得很重很重。我期待自己的出色发挥，期待打一场漂亮的战，这样自己便能进入梦想的殿堂，便能改变命运，也能用胜利去抚平父母脸上那因历经岁月的艰辛而留下的痕迹……

可我失败了，而且败的那么惨。以我的分数我根本没有资格进入那个"象牙塔"，本想复读可家中没有一个人支持我。填报志愿时我填了有我喜欢的法学专业的一所大学，可当我满怀期待的收到录取通知书时，又被浇了一盆凉水：作为一名文科生却被调剂到了医学类院校，而且学了一个自己一点都不了解的市场营销专业。我整个人都软了，遍体鳞伤，心也碎了。

来到大学，我好烦恼、好自卑，心中深深排斥眼前的学校，总觉得它没有梦想殿堂的雄伟与完美。他没有老树，没有曲径通幽的小道，没有古老的建筑，没有重星级的学者专家，没有完整的专业体系……它只是坐落于泰城的外围。放假回家我没脸见以前的同学，他们在名牌大学，他们比我高好多好多，我害怕仰视他们……

我乱七八糟、浑浑噩噩地过每一天，我忘记了什么叫真正的学习，手中虽抱着书，思绪却不知在何方。我也学会了逛商店、去网吧……我做着一切高中时所不屑的事。我整天抱怨生活的无聊与空虚，我的梦"丢"了，感觉我的人生定了型。我讨厌这样的自己。

或许我是幸运的，上天还没有完全放弃我，让我遇到了阅读疗法，遇到了《读大学究竟读什么》。刚得到这本书时就很喜欢，感觉书名就包含了我所有的疑问。我怀着如饥似渴的心情，两天的时间便将它看完了，后来第二次、第三次再读，每一次读又是另一番感受。读这本书，每一句话都值得我仔细品味，每一个字都值得我牢记于心，因为读这本书我能感受到，作者每一个字都是用心的，每一句话都是负责的。作者作为一位25岁的成功大学毕业生，以一位过来人的身份，事无巨细地教我们怎样过大学，教我们：读大学究竟读什么。他提出的每一个问题都是我所困惑的，我也从书中找到了自己想要的答案。一句句简单而富有哲理的话改变了我。

"我们全部的尊严就在于思想，而大学作为孕育先进思想的摇篮，全部的尊严也就在于思想。所以衡量一个人读大学读的好不好，不在于看他学会了多少知识和技术，而要看他是否学会了独立思考，是否训练了批判性思维，是否可以参与到新思想的孕育与传播。"我觉着这本书的核心就是"独立思考和批判性思维"，这也是我们学生大学四年的核心。本来我很不理解偏向于哲学的这九个字，看了书中列举的很多例子便豁然开朗，例如苹果公司对产品的不断改良与诺基亚的止步不前就是很好的证明。大学生就是应该培养思想，这也是我们上大学与上专科、技校的区别，不然为什么要白白浪费这四年而不是去学一门技术？这句话让我对大学有了更多的了解，我也找到了自己努力的方向。于无疑处生疑，从生活中见微知著。

书中的很多观点跟目前的一些主流观点背道而驰。比如，在大家都认为逃课是不思进取的表现时，作者却说不逃课的学生不是好学生；在冷门专业与热门专业这个问题上，很对人都倾向于热门专业，作者却说"冷门未必不给力，热门往往很坑爹"；很多人认为考研是大学生最好甚至是唯一的出路，作者却把考研比喻成了痛苦的安乐死。或许看目录时对这些观点会有些排斥，但是看了书中的内容，对作者只有信服。作者提出这些与大众思想截然不同的观点，并不是为了吸引眼球。从书中可以看得出来，作者的每一个观点都是经过深思熟虑的，作者是以一个过来人的身份用自己对大学生活的总结以及发生于作者身边现实的生活来提醒我们，少走弯路。

"真正的精英是付出更多努力的人，名校也许是浮云。"读到这句话，不禁为自己的颓废而感到脸红。虽然在高考的考场上输了，但在考研的考场上我可以赢回来。高考的失利、进入不理想的大学，并不是自己放弃自己的理由。如果学校无名气，就应该笨鸟先飞，只要付出足够的努力一切皆有可能。上天不会辜负每一个努力的人，该书的作者覃彪喜就是很好的佐证。正如他自己所说：大学期间他基本上都是第一个走进图书馆，每天晚上都是最后一个离开教学楼。作者的大学生活仿佛没有一点乐趣，甚至在很多人看来是无聊至极，尽管如此他仍然认为如果让他重新选择一次，他还会用这么"不好玩"的方式读大学。作者的成功不是偶然，我想正是因为耐得住寂寞，守得住初心吧。其实人和人的时间是不等值的，这种不等值会随着时间的流逝，把人与人之间的距离拉得越来越远，也是这种不等值，把那些优秀的人一推再推，推向了另一个我们可望而不可及的高处。而回头看看从前，不难发觉，他们曾经也不过是个普通人，一步一步走过来，才成就了现在的自己。那些格外努力的人在多年后收获的世界更大、视野更广，因为努力就是最好的天赋。相信自己，憧憬明天，努力奔跑，我想拼力一搏，我选择为梦想颠沛流离，即使万般辛苦，我也不会放弃，因为这个世界，不曾亏欠每一个努力的人。

今天的我不再空虚、不再迷惘，常常还过着宿舍教室餐厅三点一线的生活——可是那样才充实有意义。别人上网时我可以手捧一本书，别人逛街时我可以算数学题，别人还在梦乡时我可以在读英语……这才应是大学中的我。我不会再排斥眼前的这所大学，这里只是我人生赛场上的又一个起点，置身于这个环境，我会充分利用这里的一切资源，为我的梦想插上翅膀。

《读大学究竟读什么》为我指明了人生的方向，使我的心继续飞翔！

共鸣文献分析

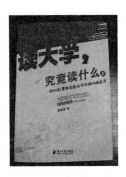

书名：《读大学究竟读什么》
作者：覃彪喜
出版社：南方日报出版社
出版年：2012 年
ISBN：9787549105663

●作者·内容·主题

覃彪喜，1980 年生于湖南隆回，2002 年毕业于中南大学，先后担任过大学教师、房地产策划师、IT 项目经理。24 岁时他开始自己创业，当上了董事长。根据自己大学生活的亲身经验以及对大学生活的总结与所思所想，他先后写出了《读大学究竟读什么》《求职从大一开始》《爸爸的寓言》等多部著作，是中国最受欢迎的职业规划与就业指导专家之一。

覃彪喜家里经济条件不怎么好，父母都在农村务农，高考志愿是北京大学法学专业，但因差三分，被调剂到中南大学学习思想政治教育专业。他大学期间一直自学法学，坚持旁听了四年的法律专业课程，后报考北大法律专业研究生未果，便待在长沙一所大专院校教书。之后他放弃舒适的大学教师生活，去深圳打拼。

本书从大学生活的各个方面入手，用许许多多的事例、用自己真实而深刻的体验为我们讲述大学生活的真谛。全书大致可以分为三部分。在第一部分"读大学究竟读什么"中，作者提出了"独立思考和批判性思维"。只有在大学期间培养了这种能力，大学才有了意义，只有具备这种能力，才有可能在瞬息万变的社会中以不变应万变。始于怀疑终于信仰，于无疑处生疑，在生活中见微知著。第二部分作者介绍了在大学中怎样学习。读万卷书，行万里路，投身到实践中去，走出象牙塔，参加社团，实习，进行社会调查，但不要沦为兼职学生。作者也提出了许多颠覆传统的另类观点，比如"冷门未必不给力，热门往往很坑爹""不逃课的学生不是好学生"以及关于考研和出国所提出的与主流观点相反的意见，但作者并不是用这些特异的观点来吸引读者，其中的内容也令人信服。"草根照样伤不起，名校也许是浮云"，英雄不问出处，你只代表你自己，真正的精英是付出更多努力的人。在这一部分中，作者也提出了英语和语文学习的重要性。第三部分"我爸非李刚，前途在何方——平民阶层的大学之路"中，作者坚定了大学生的信念。时至今日，很多人不再相信读书可以改变命运了，作者引用了胡适一篇文章的标题来回答：教育破产的救济方法还是教育，所以平民阶层的孩子仍然应该通过读大学来改变命运。

就如序言《其实，我是一个大学生》所说，本书中作者以一个大学生的身份，跟学弟学妹们分享他这些年摸爬滚打积累起来的经验与教训，为了防止相同的迷茫和困惑在一届又一届的大学生身上重演，也为了防止一批又一批的后来者相继掉进同一条河流。作者的写作目的也正在于此。

● **阅读疗法原理**

认同：当小萍看到作者覃彪喜家里经济条件不怎么好、父母都在农村务农、高考志愿是北京大学法学专业，但因差三分被调剂到中南大学学习思想政治教育专业时，一下子产生了强烈的共鸣。原来这位作者也有过和她相似的考学被调剂到不喜欢专业的经历，内心瞬间舒服了许多。小萍急切想知道，这位八零后董事长是怎样读大学的？榜样的力量是无穷的，当小萍相信了覃彪喜，就会不由自主跟随他的思路，学习他读大学的经验，解决自己面临的问题。覃彪喜给大学生的十八条忠告让小萍如醍醐灌顶，自己心中所有的疑问也从书中找到了答案，心中感到无比轻松。

净化：随着阅读的不断深入，覃彪喜的哲理名言逐渐刻入小萍的心理。"真正的精英是付出更多努力的人，名校也许是浮云"这句话让小萍认识到，因为高考的失利而放弃自己以后的人生是不应该的，再加上书中作者"无趣"的大学生活，小萍明白了一切的成功都不是偶然，如果学校无名气，就应该笨鸟先飞，只要付出足够的努力一切皆有可能。书中所提出的"独立思考和批判性思维"也让小萍更加了解了大学，找到了自己努力的方向。

领悟：合上书，小萍悟道：过去的已成为过去，高考的失利不能成为放弃自己的理由，唯有不断学习与努力才是不负青春，走向成功的必由之路。透过这本书，小萍知道了读大学的本质、读大学的意义，以及读大学究竟读什么，从根源上解决了自己的焦虑问题。她又过起了高中的三点一线的生活，确定了考研的目标，为了梦想，心继续飞翔。

●适应症

本书适用于所有即将步入大学的准大学生、刚步入大学的新生和在大学正处于迷茫焦虑的学生。

我为不确定的未来而沮丧

求 助 者：小敏，女，23 岁。

病症病史：焦虑，两个月。

问题成因：就业压力，家庭巨变，被尊敬的人欺骗。

症　　状：焦虑，沮丧，失眠，易疲倦，迷茫。

阅疗处方：【电影】《当幸福来敲门》（美）。

共鸣文献：《当幸福来敲门》（美）。

案例故事

2008 年 4 月的一天，当我正专注地阅读一本新书时，一声略带哭腔的呼唤传到我耳边，我抬起头来，入眼便是一张沾满泪迹的熟悉脸庞，原来是我的助手小敏。这个一向开朗坚韧的阅读疗法协会骨干怎么哭了？我着急地问道："发生什么事了？哭得这样伤心，我能帮你吗？"她哽咽着说："老师，我被最尊敬的人骗了三千块钱，工作也落空了。"，说完，她又抽泣起来。等她的情绪慢慢平稳下来后，我才得知这个一向聪明能干的女孩突然大哭的原因。

看不见的未来

我快毕业了，最近一直忙着找工作。我本来热情高涨，觉得靠自己的能力应该可以很快找到一份不错的工作。于是我积极练习面试的技巧、大范围地投递简历。可只有极少数医院通知我去面试，而且每次面试完就没了下文，看着身边的人一个一个都找到了心仪的工作，我不禁万分着急，对自己也越来越没有信心。我家里经济条件不好，年初时爸爸又被诊断为肺癌，高昂的医疗费和主要劳动力的丧失，让我们这个家举步维艰。面对，我的工作就成了家里人唯一的希望，无形中一副重担压在我的心头。时间一点点流逝，面试却屡屡失败，与日俱增的压力让我感觉喘不过气。前几天，正当我为找工作的事情愁眉不展、几近崩溃时，一个我十分敬重的老师找到了我，亲切地对我说他可以帮助我找到一份不错的工作。我以为他是雪中送炭，激动得不知道怎么感谢他，可我没想到他是来雪上加霜的。

那个老师关心地对我说他知道我家中条件不好，急需一份稳定的工作，所以特地从一家三甲医院的护士长朋友那里要了一份考卷，可以保证我考试高分，但要我支付三千元，由他转交给护士长打点面试官，保证我能顺利通过，并嘱咐我保密，不许对任何人说。三千元对我这样的家庭来说是一个不小的数目，爸爸癌症治疗花去了家里的所有积蓄，我怎么好意思向家里开口？犹豫再三，我还是拨通了妈妈的电话，告诉她这个花钱找工作的事。妈妈一听能到三甲医院工作，认为钱花的还是值得的，于是她从亲戚家借了三千元，很快打给了我。我没多想便交给了老师，并对他充满了感激之情。

这大概就是俗话说的"被人卖了还给人家数钱"吧，我没想到自己竟然那么天真，丝毫没有察觉到自己被欺骗了。直到我去三甲医院考试，拿到试卷的一刹那我傻眼了，这张卷子与老师给我的卷子，没有一道题是相同的！考完后，我找到了那位护士长，提老师的名字，护士长根本不认识他。此时我的情绪沮丧到了极点，我做梦也想不到那个我尊敬的老师会骗我！工作没着落，三千元又被骗走，我精神几近崩溃。

我呆若木鸡地瘫在那家医院门口的大理石地板上，心中各种情绪交织在一起，想哭却哭不出来，感觉自己浑身的力气都被抽干了。我从未想过有一天会被自己尊敬的人背叛，不，不对，是从头到尾的欺骗！他是我的老师啊！是我敬重信任的长辈呀！是那个应该在我受到挫折和打击时站在我背后支持我鼓励我的人呐！他怎么能这样对我，扼杀我最后的希望呢？人，怎么能够这么坏呢……我想不明白，也没有时间容我去想，重病在床的父亲还等着我工作后为他支付昂贵的医药费，辛苦劳作的母亲东拼西凑借来的三千元钱就这么打了水漂，我怎么对得起他们呀！

看着身边来来往往的西装革履的人们，大多都步伐匆匆，根本没有人注意到躲在角落里痛苦万分的我，我的眼泪"唰"地淌了下来，像是坏了开关的水龙头，怎么也关不上。我坐在地上哭到了天黑，哭到大街上的路灯一盏接一盏亮起，才带着满心的迷茫与无助匆匆赶回学校，然后在宿舍里待了整整两天。我真的不知道该怎么办了。

家里一贫如洗，消瘦的妈妈还在家中苦苦等着我快快找到工作，拿工资回去给爸爸治病，被病痛折磨的爸爸也在等着我回去探望他，我知道我应该振作起来找到一份待遇尚可的工作以解家中的燃眉之急，或者想办法从老师那里把钱要回来，可我像是被下了名叫"懦弱"的咒语一般，根本不敢告诉家里人钱被骗走了，也不敢告诉他们我连工作都没找到！我已经错过了招聘的最佳时期，大多数医院都早已招满了优秀人才，投出的简历都石沉大海，杳无音讯。眼看各大医院的招聘都要结束了，我依然没有找到工作，每每想到妈妈那双殷切的眼睛和爸爸枯槁的脸庞，我就忍不住责怪、痛恨自己。浓浓的负疚感和对欺骗我的人的愤恨将我紧紧包裹。

我知道自己状态不对，便试着用之前在协会学到的自我调整的方法调整自己，但不太见效，于是我下定决心回来找您，希望您能指点迷津。

她断断续续地说完这段时间压抑在心里的痛苦和迷茫后，又大哭了起来。

对症下书

就业压力是每个大学生所面临的普遍问题，找到工作后压力自然消失。小敏就业压力巨大，是因为她家庭贫穷，父亲得癌症住院，家里失去劳动力，父亲的医疗费也在她的肩上压着。因此，在择业方面她追求高工资、大城市的好医院。由于内心的不自信、极度害怕失败，甚至想走捷径，所以面对自己尊重的老师的欺骗，未能及时识破。工作没找到还被老师骗钱，心理与现实的双重压力紧紧压迫着她，引发了严重的焦虑。

对于老师骗钱的事我也感到非常气愤！我给小敏支了一招：短信告诉老师给钱时已偷偷用手机录了音，如果不还钱就把录音交到学校纪委，以此逼迫老师还钱。

对于就业压力，我推荐小敏与阅读疗法协会成员一起集体观看缓解就业压力的励志影片《当幸福来敲门》，希望影片中主人公执著追梦的人生经历能给予她心灵的启示，激励她勇敢面对生活中的各种磨难，在实现梦想的道路上永远不停下脚步。

疗效追踪

不久后，小敏来电话说，骗钱老师害怕事情闹大被学校除名，所以很快把钱退给了她。

她还说："在看完电影《当幸福来敲门》后，精神为之振奋，我感触颇深，回到宿舍又反复看了几遍，觉得自己的痛苦与克里斯·加德纳相比，简直是微不足道。我的人生路还有很长，将会遇到的磨难可能就像天上的繁星一样数不胜数，眼前的困境不过是浩瀚星空里的一点。只要我坚强，就没有什么能打倒我，影片中的男主人公能做到的我也可以。"

之后她又投出了几分简历，几经周折，这个品学兼优的女生被一所军队医院录用，现在已成为一名独当一面的护士长。

阅疗感悟

幸福靠自己争取

——观《当幸福来敲门》有感　小敏

拖着一身疲惫从外地回到学校，悲伤、愤怒和委屈也只能自己承受。我没有办法窝在妈妈的怀里撒娇，也不敢告诉任何人自己因为愚蠢而被欺骗，找工作的辛酸、委屈和家庭的压力逼得我喘不过气，一次次的失败、一次次的伤心、一次次的失望，我的意志不堪一击，哪怕是一根轻如鸿毛的稻草也可以将我击垮。身处闹市，我的心却孤独而凄凉，每次途经路口，看着纵横流通的车辆，我都想冲出马路，让一切尘归尘土归土……

难道真的找不到自己满意的工作单位了吗？难道真要放弃自己喜爱的专业去找一份与自己专业毫不相干工作吗？难道真的没人脉就找不到工作吗？一个个疑问，一次次慨叹，不停地在我脑海中翻转，我迷茫，我彷徨，前所未有的失败感不断地向我袭来。我辜负了家人的期待，也对不起曾经那么努力学习的自己。

就在我准备要放弃，想认命去随便找个能拿钱的工作救急的时候，阅读疗法研究协会给我们放映了一部感人至深且非常激动人心的励志电影《当幸福来敲门》，讲述了一个普通黑人男青年如何对抗生活给予他的不幸，并最终获得成功的故事。

我是含泪看完电影的，剧中的主人公找工作的艰辛经历让我产生了强烈的共鸣。但与我不同的是，男主人公一点也不畏艰辛，面对困难时只是不断想办法解决它，锲而不舍地追逐自己想要的生活并始终坚信幸福会来。而我呢？唯一遇到的困境就是找不到心仪的工作，被信任的人欺骗也是因为自己起了侥幸之心，是自己为了走捷径才让别人有机可乘。事情发生以后，我不但不懂得去收拾自己种下的恶果，反而躲得远远的，懦弱地把自己封闭起来，竟无视家人的期望而沉浸在自己的小情绪中。

男主人公的妻子最终因忍受不了无望的贫穷离他远去，而被公司裁员的他带着幼小可爱的儿子无家可归，只能靠每天下班后急急忙忙抢收养所少得可怜的名额来安顿儿子，一旦抢不到就只能带着儿子藏到车站的卫生间将就一晚，还得忍受旁人的咒骂和白眼。他也心痛过，他也流泪过，他也几近崩溃过，但他依旧执著得地坚持梦想，无论竞争多么激烈，也无论机会多么渺小！他从不放慢追逐幸福的脚步，他最终成功了，幸福也最终降临。

他永不停息追赶幸福、永不服输的精神深深感动了我，冲破了包裹在我心脏外面由胆小、恐惧和懦弱织成的蛛网，让我看清自己的心，而当你真正看懂自己的时候，就再也不会害怕了。当我回头张望时，才发现我遭遇的一切不再是一座座高不可攀的山峦，而是一个个迈开腿就跨得过去的小土坡，我需要的，只是大步向前走！

曾经有人对生命的意义是这样体会的：人是倔强的、永不服输的、崇高尊严的动物，人的一生尽管处处都有受委屈、常常遭遇不公平，甚至坎坷困厄，但人活一天就要奋斗一天，决不向命运低头，只要斗争过、拼搏过，即使赢不来财富和荣誉，这样的生命也是有价值有意义的。以前我不懂这些话的含义，迷惑于人为什么要穷尽一生追求幸福，但不一定赢得财富和荣誉，却依旧能得到幸福。现在我才明白，影片中的男主人公不是因为成功或者成为百万富翁才幸福的，他在拼搏的过程中就是幸福的，当他能够用自己的梦想给儿子搭建一座遮风避雨的房屋时，他就是幸福的！

生活在温室里的我还从未曾受过狂风暴雨的洗礼，也没有任何在社会上摸爬滚打的经验，但最终都会经历这些，因为每个人都要经历从单纯到成熟，从柔弱到坚强，而我想，有所追逐才是幸福的真谛吧。

还未走出校门的学子们，我们在寻找幸福的时候一定要坚强，不管遇到什么样的挫折，永远都不要放弃，因为放弃就什么都没有了，而不放弃却意味着无限的可能！只要我们不放慢追求幸福的脚步，那么当幸福来敲门的时候，我们一定在家，热情地请它进门。

共鸣文献分析

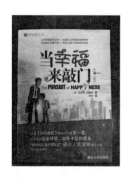

影片名：《当幸福来敲门》

导演：加布里尔·穆奇诺

出品公司：哥伦比亚影业公司

上映时间：2006

●作者·内容·主题

《当幸福来敲门》是由加布里尔·穆奇诺执导、威尔·史密斯等人主演的美国励志电影。影片改编自美国黑人投资专家克里斯·加德纳的自传小说《当幸福来敲门》，是加德纳个人奋斗史的真实写照，而威尔·史密斯淋漓尽致地演绎出了居于社会底层的小人物面对生活的艰辛、现实与理想的冲突，以及面对失业等挫折时的勇气和坚韧，诠释了什么是责任，什么是奋斗，什么是永不放弃！

影片主人公克里斯·加德纳是个生活在旧金山的普通黑人男青年，尽管他十分努力去工作，但是他的推销工作难以养活老婆和幼子。在老婆愤然离家和公司裁员的双重打击下，他却为了儿子藏起心中的痛苦，依然用尽全力与生活抗争，最终，他凭借智慧与坚持实现了梦想，也为儿子创造了一个好的成长环境，幸福最终敲响了他的家门。主人公的真实故事唤醒了无数向生活妥协的人们心中最初的理想，激励了极大一部分有理想、有抱负的人们勇敢追梦，即刻出发，为自己想要的人生不懈拼搏！

●阅读疗法原理

认同：小敏因被尊敬信任的老师欺骗及求职屡屡失败的打击，陷入深深的焦虑中，痛苦不堪。当她看电影《当幸福来敲门》时，被主人公克里斯·加德纳所经历的失业、妻子离他而去、销售仪器被骗、无家可归、与儿子住厕所等一系列重大挫折却不屈不挠，勇往直前的精神深深的震撼，产生了强烈的共鸣，觉得自己求职的经历与克里斯的遭遇相比真实微不足道，内心达到了平衡和平静。

净化：小敏在反复观看该电影的过程中，感受着主人公一次次的走投无路，一次次的咬牙坚挺，一次次的绝地反击，内心的焦虑与压抑被导向了外部，内心得到净化。《当幸福来敲门》就像一根小巧的绣花针，看似不起眼，但能够将她心中胀满的负面情绪戳破，全部释放出去。

领悟：小敏与克里斯相似的求职经历和不同的结果又给了她极大的鼓舞，让她正确认识到，找到适合自己的工作、获得成功的路并不平坦，必须经历挫折和磨难，明白在现实的社会中，无论什么东西都不是轻易就可以得到的，成功也从来都不是一蹴而就的，不仅需要才华、智慧和运气，还需要执著！小敏很快摆脱了焦虑情绪，学着把一切负能量都化作向上的力量，寻回被自己亲手丢掉的自信，以阳光积极的态度重新出发，带着坚定的信念去拼搏，幸福终会敲响她的家门！

●适应症

本片适用于因就业压力引发焦虑、抑郁以及对未来迷茫的人。

石痴让我摆脱了自杀意念

求 助 者：海蓝，女，20 岁。

病症病史：应激性抑郁障碍，两周。

问题成因：考试三门挂科，同学关系紧张，缺乏自信心，家境特困。

症　　状：自卑，自尊心受挫，敏感，有自杀意念。

阅疗处方：【书籍】朱彦夫：《极限人生》。

音乐处方：范玮琪：《最初的梦想》。

共鸣文献：朱彦夫：《极限人生》。

案例故事

"亲爱的老师，好久不见，心中甚是想念，不知您近来可好？如今我事业渐趋稳定，还找到了心爱的人，有了可爱的儿子，生活美满，这一切都多亏您阻止了我做傻事和对我的关爱和鼓励。命运曾给我带来无数的考验，感谢您的帮助和耐心引导。我从书中寻找前进的方向，不断激励我勇敢面对生活里的苦难，心中感激之情难以言表，只有在此祝愿您身体健康，幸福美满……"这是海蓝近期发给我的邮件，我读着，心里不禁泛起了暖意，想起2004 年了与她第一次交流的情形。

我活着是对父母的拖累

我是来自贫困山区的特困生，高三的那年妹妹正好要上初中，而父亲突然身患重病，这突如其来的打击，对本就有些拮据的家来说无疑是雪上加霜。那段日子我们过得很艰苦，爸爸的病要很多钱，家里只靠妈妈一个人支撑，很辛苦。但妈妈很开明，她深信知识改变命运，为了能让我和妹妹可以继续念书，她跑遍所有亲戚，说尽好话，央求他们借钱供我们上学。

我看到妈妈苦苦哀求别人的模样，心里又苦涩又愤怒，整个人都变了。我不得不把整颗心都扑到学习上，如若不然，罪恶感就像刚煮开的沸水，"咕嘟嘟"地在我心里冒着泡。我逼着自己忽略掉同学们课间的闲聊，不再像以前一样凑过去叽叽喳喳讲个不停。我最舍不下的是心中思慕的那个人，可那时的我不能分一点点神，因为机会只有一次，如果我高考失败了，整个家都会垮掉。

在学校，我只顾埋头学习，眼里只有书本、分数和名次，而回家后，就跟妹妹一起上山砍柴、翻地浇水，分担一点妈妈的辛苦。精神高度紧张的我，真的就像跟时间赛跑的陀螺，一刻也不得闲，每天都会受到同学的调侃，不是说我是书呆子，就是说我学疯了，明里暗里嘲讽我——当然也有因钦佩或羡慕而夸奖我的——可我都不在乎，也没时间在乎，只是笑笑便把一切抛之脑后。班里的同学都渐渐疏远我了，我心里虽是委屈，但也顾不得自怜，只能铆足劲学习。可以想象，直到毕业后我身边也没个好朋友。

等待高考分数的日子仿佛很漫长。一个闷热的午后，我和母亲在炎炎烈日下一起除草，同村的小伙伴拿着一个快递包裹，风风火火跑到田里找我，大声喊道："快看，海，你被录取了！"在我扔下锄头，接过包裹打开，看到录取通知书的那一刻，我看见母亲满是皱纹的脸上绽放了一朵极美的花……

大学跟高中很不一样，校园很大，人也很多，而且很自由，身处其中我觉得很舒服，终于不必整日绷紧神经了。刚开学时，大家都穿着军训服，看不出什么差距，我本来有些自卑的心在这个充满欢乐的大集体中反而放松了下来，我有些期待接下来的日子，希望能在新的环境里找到一两个好友。但我深知自己无法像别人一样不在乎花销，还是决心以学习为重，不跟同学比较吃穿玩乐，做个认真低调的大学生。所以，在大家忙着竞选学生干部和参加各种协会活动时，我就泡泡图书馆、复习老师讲过的知识点，或是看看课外书，偶尔也会出门转一转。

学习之余，我会想方设法在周末找兼职做，想着能赚一点是一点，让妈妈少辛苦一些。学校里周末的活动很丰富，而我总是以回家为幌子来遮掩我去市里发传单、做家教的事实，从来不参加集体活动，久而久之，与舍友之间的感情也生疏了几分。我以为赚钱可以弥补心里的缺口，可直到我又孤身一人时才发现自己很难过，但为时已晚。和舍友的交流总是简单的对话"回来了……""嗯。""又去学习了？""嗯。""看我新买的裙子漂亮吧？""你们今天都去市里逛街了？""对呀，看我也买了一件衣服。""哦……挺好的……"每次看她们一起买回东西来，我心里就空荡荡的，有一种被周围人落下的孤独感。但每天上课、下课，忙忙碌碌，我又会忘了这些伤感，继续激励自己：说好不跟同学比吃穿就要坚持，不要让远在家里的父母亲失望。虽然交际的问题频频出现，但终于工夫不负有心人，第一学期我的以优异的成绩，拿到了奖学金和学校的贷款。

考第一固然高兴，而烦恼也随之而来。"海，请吃饭吧，都领奖学金了，这么牛，要不咱们庆祝庆祝吧！""不……不行，不行，你们有本事自己争取啊，让我省点钱，我家……本来就困难！"说这话时候，我自己都感觉面红耳赤，羞愧难当。"唉……"同学听到这话，黯然走开了，边走边小声抱怨："这种玩笑话她怎么也听不出来……"渐渐地我意识到，舍友本来在小声说话，还会略略地笑，但我一走近她们就不说了，或者换一个话题，可能她们说的不是自己，但总让我感觉到头脚发麻，以前相处的好朋友也都开始应付我，让我感到郁闷。"学霸呀！学霸……""她有钱，又是奖学金又是贫困助学金……""对，还做兼职，只赚不花，啧啧啧，有钱人，真羡慕……"尖锐的声音不绝于耳。我不知道该如何应对，说什么他们都不会信的。

这让我非常害怕，怕下次考不好被同学耻笑，担心她们看不起我，于是我开始更加努力地学习。晚上熄灯后还开着台灯坚持学，舍友抱怨有光睡不着，我就把自己蒙在被子里，然后开着手电学习。渐渐地我开始颈椎痛，晚上常常失眠或噩梦连连，半夜醒来吓出一身冷汗，再昏昏沉沉睡过去。为了不让梦里可怕的情境在现实里应验，考试前半个月我天天通宵复习，搞得自己神经兮兮又异常疲惫。第二学期期中考试时，我拿到试卷后脑子就一片空白、浑身出汗、心跳得厉害，手握着笔不住地颤抖，完全集中不了精神，做完题后一遍一遍修改，脑子好像无法思考一样，结果，假期查询成绩时竟发现我五门功课里有三门不及格。

我多么希望这一切还是梦啊，只要醒来就好，可残酷的事实摆在眼前，奖学金和特困生贷款都成了泡影。我看着家外田里妈妈劳作的身影，想着病床上的爸爸和还在念初中的妹妹，想着他们为了我付出的一切，我觉得无比羞愧，根本没有脸面对他们。再想到舍友们，我心里更加难受，他们一定会看不起我、嘲笑我，开学以后我在她们面前就再也抬不起头了。"我现在是家里顶梁柱，竟然还给家里拖后腿，妈妈给我交了那么多学费去学习，我却……完了！完了！我太没用了！不能给家里减轻负担，也没有人喜欢我，我活着还有什么意义！"我真的很想死去，怎么死都可以，仿佛活着对我来说是最痛苦的一件事。有时站在四楼窗前我就陡然涌起纵身一跳的冲动，看到迎面来的汽车也会突然冒出扑上去一了百了的想法，就连握着水果刀削水果的时候也会想对着自己的手腕割下去……

我被黑暗笼罩着，脑子里全部都是负面的想法。我的世界里被黑云笼罩，透不过一丝光亮。我不想待在可怕的黑暗里，可我逃不出这无边无际的牢笼。老师，您能不能帮帮我，您说，我该怎么办？

对症下书

海蓝是因为同学的贬抑与孤立、考试三门挂科、家庭特贫而无法再获得特困生贷款等多个负性事件而患上应激性抑郁障碍的。根据以往的经验，面对这样自尊心强且极其敏感的学生，讲大道理反而会让她厌烦。而让其从痛苦中走出来的最好方式，就是推荐那种让她找回自信、克服自卑心理、坦然面对学习和家庭窘况的书。慎重思考，我决定推荐她读朱彦夫的自传体小说《极限人生》，让她了解从战争中爬出来的体无完肤的"半个烈士"是怎样接受村里人的眼光，怎样将生命不息奋斗不止的精神演绎得淋漓尽致的事迹，让她在对比中坦然面对生活的挫折，找到活下去的勇气和信心。同时让她多听范玮琪的《最初的梦想》。这首描述人们在遭遇到困难、挫折的时候，只要坚持自己"最初的梦想"，回想当初立志实现梦想的那一份努力，就决不会轻言放弃。

疗效追踪

一个多月后，海蓝再推门进来时，步伐坚定了，说话也有了底气，整个人都散发出阳光和自信。她激动地跟我谈起读完《极限人生》的感触：石痴这个在朝鲜战场身负重伤，被截去四肢，并失去左眼的重残人，不向命运低头，克服了常人想象不到的困难，刻苦锻炼生活自理能力，并且还担任了二十五年村党支部书记，改变了一个贫困山村的落后面貌。更令人感叹的是，他凭借顽强拼搏精神，用嘴衔笔，历时七年写出三十多万字的自传体小说，有谁能相信这本书竟然是一个一天学没上过的重残人写的呢!!我无法用语言来形容读后对我的巨大震撼。掩卷深思，我一个手脚健全的年轻人，因一点挫折就要轻生，真是羞愧难当，无地自容！石痴让我懂得生命的价值和意义。在今后的人生道路上，也许我还会遇到许多困难和挫折，有石痴这样的励志榜样，我都会调整好心态，以一颗平常的心对待学习上、工作上、生活上、感情上的起伏和变化。

阅疗感悟
勇者之心，无所畏惧
——读《极限人生》有感 海蓝

我是个懂事的姑娘，却在中规中矩的生活中屡屡受挫，我不认为自己做得不够好，但生活中的一次次打击挫伤了我可怜的自信心。我很困惑，也很痛苦，感觉自己永远在痛苦里挣扎，而别人都是那么开心。

加入阅读疗法协会之初，我并不相信读书真能祛除心病，能化解内心的阴霾，只是想以书交友，有一个温暖的集体。而当遭遇挫折不想活的时候，《极限人生》让我摒弃了自杀的念头，找到了活下去的动力和信心。

我先看了《极限人生》，书中有一段对主人公伤势的形容："四肢都冻坏了，左眼珠被打了出来，昏迷和饥渴中被他吞咽下去，肠子露在腹外。被救送回国内治疗，他昏迷了九十三天，大大小小做了七十四次手术。四肢被截掉，左眼成了个洞洞，右眼视力只有0.3……"我无法想象他是如何活下来的。可是朱彦夫靠着顽强的毅力，每天一把霉腐的瓜干、一两口水，逼着自己学吃饭，安装假腿学走路，没日没夜的重复着简单的动作，只为尽早让自己能够生活自理……他不向命运低头，并以人格魅力征服了爱人，拥有了一个幸福的家庭，担任了二十五年村党支部书记，改变了一个贫困山村的落后面貌。年满五十的石痴，跑遍了山东、江苏、河北、河南、上海、陕西诸省市，行程4万多公里，共筹措到架电材料五百多吨，让全村人第一次用上了电灯，有了第一台电视、第一台电动机……

他没有健全的躯体，却创造了身体健全之人做不到奇迹。在阅读中，我几次落泪，没想到在战争中幸存的残缺肉躯，竟会有如此摄人心魄的力量。"磨吧，痛吧，只要磨不光，就得走，生命的支配权属于自己；只要有韧劲，机体总会被启动起来的！"没错，生活是为了自己，生命属于自己，每个人都不应该为别人而活，应该珍惜自己生命，为自己而努力，不轻易放弃。石痴的韧劲令我钦佩，我这才发觉自己轻生的念头多么愚蠢。

书真的能将我这个走到悬崖尽头想自杀的人拉回现实，我内心轻生的念头渐渐被消释，潜藏在我内心深处的力量仿佛被挖掘了出来。回想自己，虽然家境困难，但比起朱彦夫当时的境况不知要好多少倍。我有年轻的生命，有手有脚，只是考试遇到点挫折，即使门门挂科，毕不了业，找不到工作，回家种地也能养活自己养活父母。想通了后，压力变成动力，我要主动应对挫折，接受现实，未来掌握在自己手里！我振奋精神，认真学习，准备补考，不和任何人比较，不把学习成绩看得很重。我无法用语言来形容涅槃重生的朱彦夫对我的巨大震撼力！一个重残之人都可以快乐地享受生活，寻到生活的希望，我这个四肢健全、无病无痛的人也一定能做到！生活中不如意的事情太多，而有了苦的积淀，才品尝得到糖的甘甜。我不再抑郁寡欢，痛苦也减少了，浑身上下充满了动力。

石痴朱彦夫让我懂得生命的价值和意义，在今后的人生道路上，我会拨开阴云，一路向前。我知道，也许生活还会遇到许多困难和挫折，但石痴已点燃了我心中的希望火焰，驱散了心里的阴霾。我已生出一颗勇敢的心，前路多难，也无所畏惧！

我在书中找回了自我，找到了生命里价值，被风雨浇湿的我，在人生道路上会越走越宽，越走越远。

共鸣文献分析

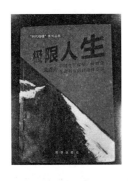

书名：《极限人生》

作者：朱彦夫

出版人：张百新

出版社：新华出版社

出版年：2014.2

ISBN：978-7-5166-0893-7

● **作者·内容·主题**

朱彦夫，1933年出生在于一个小乡村，10岁时父亲被日本鬼子杀害。他14岁参军，参加过上百次战斗，负伤数十次，立功三次。在朝鲜战场上的一次狙击战中，他身负重伤，失去左眼，失去容貌，失去四肢，剩下的右眼视力也只有0.3，几乎瞎了。在他昏迷的九十三天中，医生为了救他而给他做了大大小小四十七次手术。他曾担任村党支部书记二十五年，拖着沉重的假腿走过了多个省份，带动村里发家致富。没上过学的他用超人的毅力，历时七年创作出了三十三万字的自传体小说《极限人生》，被誉为当代中国的保尔·柯察金。

《极限人生》讲述的是在朝鲜二五〇高地阻击战中身负重伤的石痴，经过九死一生的抢救终于保住了性命却成为一个没脚没手的"肉轱辘"后的励志故事。他从昏迷中苏醒后得知自己的处境时感到无比绝望，但他过人的坚韧让他很快重振旗鼓。他毅然决定离开荣军休养院，返回村里锻炼自己，孤军奋战两个月后又在战友的帮助下成功做到了生活完全自理。他也曾经受过婚姻失败的打击，但他独有的魅力还是赢得了李艾荣的芳心，她退掉已经订好的婚姻，冲破世俗束缚跟随了他，并生下一双儿女，一家人生活无比幸福。石痴曾担任村党支部书记二十五年，他克服残躯带来的种种阻碍，带领着群众改变了家乡贫穷落后的面貌，即便受到"文革批斗"十余次，也不从退缩。他不畏艰难，忍常人难容之痛，以嘴衔笔，历时七年，创作了几十万字的自传体小说《极限人生》。

作者以自身经历入书，意在激励读者勇敢面对生活中的一切苦难，只要付出努力，一定会有收获，这个世界上没有过不去的坎。

●**阅读疗法原理**

认同：朱彦夫面对肉体的残缺、周围人的鄙夷、内心的想法无处安置，也曾痛苦绝望过，也曾有过轻生的意念，这让海蓝产生了强烈的共鸣和无比的震撼。自己内心的纠结得以宣泄，内心达到了平衡和平静。

净化：当海蓝在充分体验石痴失去四肢、左眼的痛苦、自卑、甚至自杀意念及拼命克服困难站起来的痛苦与磨难时，自己的那点痛在不知不觉中被导了出去，内心得到了净化。

领悟：掩卷深思，让海蓝产生了沉痛之后的钦佩，她把自己的生活与石痴相对比，发现生活给予她的折磨远不及石痴的一分一毫。慢慢地，她放下了对命运的怨恨，开始重振旗鼓，鼓起勇气审视发生在自己身上的不幸，学着像石痴一样摆平心态，反思自己陷入困境的原因，平复自己扭曲躁乱的心，内心的郁结开始慢慢消退。《极限人生》让海蓝深刻地认识到，困难并不可怕，可怕的是没有面对它的勇气。与同学之间的相处也是如此，自己不能总是等着别人对自己好，而应该主动争取自己想要的友谊。挫折教人成长，笑对挫折，演绎自己的励志人生。

●适应症

本书被奉为"时代楷模"，适用于在生活中遇到挫折、打击等而无法勇敢面对生活中的问题和挫折的人，尤其是自尊心强、极易偏激，因而产生抑郁情结的人。

我又弄丢了自己

求 助 者：小峰，男，22岁。

病症病史：患抑郁症，3个月。

问题成因：交际障碍。

症　　状：焦虑，失眠，交际困难、内心充满矛盾，注意力不集中。

阅疗处方：【书籍】李开复：《做最好的自己》；加雷斯·奥卡拉罕：《人最高的是头颅：一个抑郁症患者的前世今生》；伊丽莎白·斯瓦多：《我的抑郁症》；李兰妮：《旷野无人：一个抑郁症患者的精神档案》。

共鸣文献：李开复：《做最好的自己》。

案例故事

　　小峰高中时因学习压力大和交际困难曾得过抑郁症，服药治疗后，走出抑郁，考入了大学。大一时，因喜欢读书、爱好写作、酷爱探究人的心理，所以对阅读疗法有浓厚的兴趣。他在阅读疗法协会中与同伴们一起研制书方，交流阅疗心得，过得自信而充实。大二因调换宿舍及同学关系紧张抑郁症再次复发，休学回家两个月，接受药物治疗和阅读疗法后康复返校。他的故事极具代表性。

我又弄丢了自己

　　我出身于书香门第，父母及爷爷都是中学老师，我的爱好是读书，循规蹈矩、诚实善良、勤奋好学的品格都是在他们熏陶和影响下形成的。

　　作为九零后，大多数中小学生都会玩游戏，但我父母认为游戏会影响学习，所以上大学前严令禁止我玩。虽然少了很多乐趣，但是也成就了我骄人的学习成绩，因此，我成了大人们和老师称赞的好学生。到了高中后，我却因学习成绩好、不善交际和当众讲话紧张，成为班里几个皮小子们围攻欺负的对象，他们裹挟着我到僻静的地方轮番打我却不允许我告诉大人，我因此被折磨成抑郁症，休学治疗了一年。

走进大学后，我幸运地住到了二人宿舍，舍友老实厚道，我们两个人关系很融洽。头一个月，一切都是新鲜的，社团的大红横幅从步行街到北湖，足足排出两里地，目不暇接，师姐师哥们在大声地宣传吆喝。"阅读疗法协会"展板上的"大学生心理问题阅读疗法验方"一下子吸引了我。读书也能治病？新鲜又好奇，我毫不犹豫地报了阅读疗法协会。从此，我便有了自己的家——"书聊吧"，有了一群志同道合的朋友们。我常常和他们一起学习、聊天，开书方推荐会，交流阅读心得，有时还集体外出游玩。融洽的集体让我很快适应了大学生活，大一这一年我过得充实又自信。

一年的时间匆匆过去了，我却被告知了一个如惊天霹雳般的消息——大二搬到老校区。从一个三千亩的绿色校园，搬到八个人一个宿舍的狭小的旧校区，离开那些志同道合的好友，我的心情甭提有多么沮丧了。我记得曾在一本书上看到过这样一句话："她本可以战胜黑暗，如果她未曾见过光明。"原先我还不甚理解，可那时的我突然就顿悟了，因为我感同身受。如果我不曾认识这一群志同道合的朋友，没有和他们度过那么多快乐的时光，我可能只是一直难过，而不会像现在这般绝望。

搬了校区之后，新宿舍共住八个人，个个面孔陌生，如何和他们交往，我心中没底。七个舍友就像是被关在笼子里饿了很久刚被放出来的狮子，总是疯狂地熬夜打游戏，走火入魔了一般。他们还常常好几个人捧着电脑联机打，一边狠命地敲键盘，一边高声骂着脏话是常有的事儿。高分贝的噪音让我难以入眠，即便睡着了也会被舍友突然拔高的声音惊醒，导致我白天总是精神不振，上课哈欠连天，压根听不进老师讲课。这让学习惯了的我心里十分难受，毕竟我的时间都被迫浪费掉了，什么收获也没有。而舍友们天天熬夜打游戏，然后白天上课睡觉的行为也实在令我费解。

繁重紧张的学业和两个校区间遥远的距离让我不得不与原先的大多数朋友减少了联系，大家都没有那么多时间泡在无聊的社交软件上，我们之间的对话从一长串逐渐变成几个字、一两个表情，或是一连串不知如何是好的省略号。显而易见，我又变成了一个人，一个人吃饭、上课、自习，久而久之，我的心重新遮满了乌云，再也透不过一丝阳光。陡然变小的校园让我倍感孤独，因为总能看到操场上和自习室里成群结伴的同学，只有我一个人永远是一个人。

我从小到大都很听话，眼里只有学习，喜欢的娱乐活动也都是些健康的运动。这本来是正常孩子的生活，到了大学反倒成了大家眼中的异类。我这"乖乖牌"的形象让舍友们觉得虚伪、做作，他们一开始也会拉着我一起玩，有什么事情会叫着我，可人与人之间的关系不是想好就能好的。我就想，既然在一起双方都尴尬，倒不如减少碰面的机会，后来我索性就每次都用"去自习"的理由婉拒他们也并非真心的邀请。拒绝的次数多了，他们也不再邀请我，我觉着就这样相安无事也挺好的，可第一学期的成绩公布时，他们说话就开始就变得阴阳怪气，总是冷嘲热讽说我是学霸、好学生，跟他们这些渣渣不一样。原本就感到孤独的我每次听到他们这么说，心里总涌上了一股酸涩的感觉，好像被全世界遗弃了一样。

我的"特别"被舍友广为传播，害得我被全班的男生排挤。我常常听他们背后议论，说我装模作样，没有男生的气概。伤心之余，我也只能增加泡图书馆的时间，尽量减少与他们的相处时间。可在外面待得再久，也得面对回到宿舍后的精神折磨，即便想好了不去在意舍友们的嘲讽，可每当看着他们玩成一团时，心里还是止不住的羡慕和心酸。

心里的痛苦无法排解，导致我学习也无法集中精神。某一天晚上，我坐在床上看着舍友们三两成堆聚在一起打游戏的背影时，突然从心底涌上一股强烈的冲动，我极度渴望那个被大家包围的人是我、那个被人拍着肩膀大声夸赞"干得漂亮！"的人是我，于是，我任凭冲动主宰我的行动，下了床跑到他们身边说了那句让我一直后悔的话——"你们带我一个吧！"

我假装没看见舍友们脸上诧异的神情，厚着脸皮应下他们略带嘲讽的话，一再表示自己真心想加入。他们嗤笑了一声，说了句"学霸不是不玩游戏的吗"。我嘻嘻哈哈地光笑，他们倒也没再为难我，欣然同意了。我顺利地开始了"新生活"，但往后的每一天，我都非常希望当时他们要是能够强硬地拒绝我就好了……

从那天起，我就把自己给出卖了，卖给了虚伪。我学会了说漂亮的话，知道怎么说怎么做能逗他们开心，跟他们一块儿熬夜打游戏，即便心里极不情愿也没办法拒绝，因为这一次是我自己主动要求的，况且我更不想再次回到一个人的日子。可是时间久了，身体和精神上的双重疲惫让我生病了，医生说我的抑郁症又复发了，不得不休学回家治疗。

老师，我真的很累，既痛苦又疲惫，我不明白为什么令人憧憬的大学生活反而比高压的中学生活更可怕？它把我变成了一个我自己都不认识的人，我厌恶极了自己，可我没办法，我不知道该怎么办。老师，您说我该怎么办？

对症下书

小峰在高中时因性格内向和不善交际而遭受校园霸凌，他的委屈、愤怒无处发泄导致患上抑郁症。虽然经过治疗好转，考上了大学，但是到了大学后，由于大二换校区和换宿舍，远离了大一建立起亲密和谐关系的社团和朋友，又对新舍友白天睡觉、晚上熬夜打游戏的做法不理解，并试图用大道理说服他们好好学习，而遭舍友排挤及欺负，导致与新舍友关系紧张，痛苦不堪。为了讨新舍友的欢心及被接纳，他采取了迎合别失去自己的错误做法，渐渐失去了自我，最终导致忧虑和痛苦，抑郁症复发，不得不休学治疗。

为了帮助小峰重新正视他内心的真实想法，尽快从抑郁中走出来，我首先推荐其阅读《我的抑郁症》，通过该书让他明白抑郁症的高复发率，因为谁也无法阻止负性事件的发生，但是"你走出来过一回，就还能走出来"，树立起战胜抑郁的信心。其次，推荐抑郁症患者加雷斯·奥卡拉罕《人最高的是头颅》和李兰妮《旷野无人》宣泄抑郁带给他的痛苦。最后重点推荐他阅读《做最好的自己》，要求他做好读书笔记，让李开复的循循善诱帮助他做回自己。

疗效追踪

经过两个月的药物治疗和阅读疗法，小峰重返学校。他反馈阅疗信息：《我的抑郁症》《旷野无人》和《人最高的是头颅》都让他感同身受，共鸣强烈。从三位抑郁症作家身上，他都能找到与自己相似的部分，内心的痛苦得以宣泄，心灵获得安慰。但他自述情绪依然反反复复，每当以为自己想通了的时候，一遇到点小事，自己就控制不住情绪，很容易再次陷入抑郁。等他读完《做最好的自己》后，他明白了自尊自爱才是提升人格魅力的法宝，一味地迎合并不能赢得别人的尊重与喜爱，只能让自己更加痛苦。《做最好的自己》让他豁然开朗，挣脱了抑郁情绪的枷锁，指导他找到自我，发现自己的能力和价值。

阅疗感悟

找到自己，才能做最好的自己
——读《做最好的自己》有感 小峰

我第一次接触这本书时，光看书名和作者就觉得是一本励志的心灵鸡汤，一点儿也不愿意去读，心想着鸡汤太腻，有什么好喝的。但在老师的极力推荐下，我还是把书接了下来，反正我总是一个人，空闲的时间一大把。

翻开书的目录，如我所想，讲的都是成功的各种秘诀——要自信、要积极主动、要学会自我反省、要有广阔的胸怀等等，都是老生常谈的东西。抱着读一读也没坏处的想法，便从感兴趣的"人际交流"一章开始看了起来，竟不知不觉读出了预料之外的"乐趣"。文章不像大多数"鸡汤"那样矫情，文字朴实真挚，作者将自己的真实经历和想法穿插在很多故事之间，使得文章丰富多彩且有趣味。一喜欢上它，本就酷爱读书的我一口气便读完了整本，并被李开复在书中展现出的人格魅力和智慧深深折服了。

第一遍读完，我为自己的苦恼找到了症结——为了寻找认同感和归属感而忽略自我需求去一味地迎合别人，导致自己在"满足自我还是满足群体"的问题上拿不定主意。如果说顺应自己的心意，我又会被孤立、被排挤，如果去融入群体，我又会为做了自己不喜欢的事情而痛苦。这导致我长久地处于这种焦虑中，始终找不到两全其美的解决方法。

反复阅读之后，我学到了许多以前从未接触过的东西，而通过与书中故事的主人公对比，我认识到了自身的不足——眼界的狭窄。世界那么大，有那么多新奇的事物等着我去探索、去发现，可我的眼里只看得到当下的一点点纠结和自己不值一提的小情绪。

李开复在书中曾讲述了这样一个故事：一位名叫弗兰克的心理学家，在纳粹集中营度过了一段极其凄惨的岁月，所有的亲人都死于纳粹魔掌，而他自己也受到了残酷的折磨。但正是集中营里的恶劣环境让他猛然顿悟，无论在怎样恶劣的环境中，人们都会拥有一种最后的自由，就是选择自己的态度的自由。读完这个故事，我感到了深深的羞愧。在那艰苦的岁月里，弗兰克选择了积极向上的态度，让自己的心灵挣脱了枷锁，自由地翱翔，而我却只顾悲观，把自己困在自怨自艾的情绪中，甚至丢弃了自我，仅仅为了博得别人那一点可怜的关注，现在看来是多么可笑的做法。

既然找到问题，接下来就该去解决。

由于长久的睡眠不足，加上高分贝的噪音干扰，我得了轻微的神经衰弱，一点动静都让我难以入眠。内心急剧加重的孤独感又使我患上了轻度抑郁，更是没睡过一个安稳觉。为了解决睡眠问题，我决定搬出宿舍，给自己一个安静舒适的空间，减轻精神上的疲惫感。

其次，我决定再也不要为了照顾别人的情绪去做一件事，以后只做我自己感兴趣的和喜欢的事情。读完书，我也懂得了和孤独相处的最好方式就是顺应它，然后填满它。当我试着让自己忙碌起来，我才发现我事情多得做不完，根本没有时间去矫情心里的小情绪，每天都元气满满，充满干劲。

当然，人不可能一个人走天下，没有朋友的人是不会长久地快乐下去的。当我调整好睡眠后，我开始早起跑步锻炼身体，让新的一天以愉快的心情开启。而我没想到跑步竟会给我带来如此大的惊喜，它不仅给我带来健康的体魄、愉悦的心情，还给我带来了一群好朋友。我又慢慢找回了当初那个自信、快乐的自己。

我很感激李开复先生，他不仅将我从水深火热的生活中拯救出来，更让我找到了自己，还帮助我看清了未来的道路。但我相信李开复先生想告诉我们的，不是如何去解决宿舍里鸡毛蒜皮的小事，而是为众多有志但却迷茫的青年指引方向，寻找真实的自己，努力提升自我，成为最好的自己！

共鸣文献分析

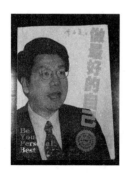

书名：《做最好的自己》
作者：李开复
出版社：人民出版社
出版年：2005
ISBN：9787010051246

●作者·内容·主题

李开复，生于台湾，少年时便赴美求学，于 1988 年获得卡内基·梅隆大学计算机系博士学位，并留校任教，同时他还是美国电气和电子工程师协会院士。他先后在苹果公司、SGI 公司担任要职，后曾加盟微软公司，亲手创办了微软中国研究院，成为了比尔·盖茨的七个高层智囊之一。他开发了世界上第一个"非特定人连续语音识别"系统，被美国《商业周刊》评为 1988 年最重要的科学发明之一。

本书用了近百个真实案例，阐述了如何运用"成功同心圆"法则选择自己的价值观，同时阐述了如何运用自己的智慧。而书中的许多观点和理论都是作者过去在文章或信函中曾表达过的，为了让自己的经验更易被青年一代接受，也为了完成自己的心愿，作者重新提笔，以故事的形式更加浅显易懂地阐释自己的观点。

书的内容涵盖了个人成长的各个方面，十分丰富有趣，是渴求进步却不得法门的青年一代十分宝贵的财富。作者希望通过这本书，能够帮助更多的青年找到自信和快乐，找到了真正属于他们自己的成功之路，找到自己，然后成为最好的自己！

●阅读疗法原理

认同：《做最好的自己》是专门针对大学生量身打造的解惑书籍。书中涉及大学生常见的苦恼和解决办法。小峰在阅读的过程中特别认同李开复说的：不为了讨好别人，迁就别人而迷失自己，要做快乐的自己的观点。他觉得读《做最好的自己》就是在与人类的智者进行无声的对话，内心的苦恼疑惑，被一个个解开，心中感到舒服和敞亮。

净化：在阅读别人的故事时，小峰渐渐发觉自己的痛苦就是芝麻绿豆点的小事，都是因为自身眼界太窄，胸怀不够广阔才把这点痛苦当做天大的事。

想通了这一点，他便不再纠结于心中的小情绪了，开始学着自我调适。

领悟：小峰从书中学到了很多，关于"大学生该如何学习、怎样与人交流"等困扰他已久的问题也得到了解答。他懂得了获得别人关注和喜爱的最好方式就是做自己，因为只有真实人们才会乐意接受，孤独寂寞都是小事，丰盈内心世界才是难题，所以提升自我最重要。小峰还发现，当他不再纠结于那些小情绪而努力拓宽知识、开阔眼界后，不仅人变得快乐了，朋友也随之多了起来，他这才真正地从抑郁情绪中走了出来，更加努力地做最好的自己！

●适应症

本书适用于自卑、不自信、迷茫、在自我与他人的需求之间纠结等人群。

残疾就活该被欺负吗

求 助 者：小吴，男，22岁。

病症病史：应激性抑郁障碍，两周。

问题成因：先天性小儿麻痹，常被同学欺负，恋爱受挫。

症　　状：自卑，敏感，远离人群，多疑，无价值感，有自杀倾向。

阅疗处方：【书籍】力克·胡哲：《人生不设限》《谁都不敢欺负你》；

　　　　　【电影】《蝴蝶马戏团》（美）。

音乐处方：姚贝娜：《心火》。

共鸣文献：力克·胡哲的：《人生不设限》《谁都不敢欺负你》。

案例故事

打开邮箱，一封电子邮件进入我的视野：

"老师，不知道您还记得我吗？我是小吴，当年那个差一点自杀的跛脚男孩。如今第一个宝宝的降生深深震撼着我，让我倍感生命的喜悦，也使我想起了当初的生死一念，谢谢您挽救了我的生命。"

仔细阅读着这封电子邮件，思绪将我带回了几年前。声嘶力竭的哭喊从电话的一边传来，那是我第一次亲身感悟生命的脆弱。

"老师，我真的是太痛苦了，我活在这个世界就是为了承受欺凌、拖累爸妈吗？不！这样活着还不如死了，我现在就站在图书馆的楼顶，只要纵身一跳，所有的苦恼就烟消云散了。"

"身体发肤，受之于父母，你要跳楼问过父母了吗，他们同意你这样处置自己吗？"我冷静地一边和他对话，一边往楼顶攀爬。这句看似平常的话，却戳到他内心最柔软的地方，阻止了他的过激行为。

那次我们聊了很长时间，他把多年的压抑与痛苦全部倒了出来。

残疾就活该被欺负吗

我因患有先天小儿麻痹，右腿比左腿短五公分，所以"小瘸子"这个称谓在我的成长中如影随形。小学同学这样喊我，还嫌弃我走路慢而推搡我，经常将我推倒在地。中学同学把我当猴子一般戏耍、嘲笑，甚至是泄气的沙包、生活调剂的玩具，将他们的快乐建立在我的痛苦之上。

2011 年，我满怀憧憬的走进大学，以为换个环境，远离那些坏孩子，走近那些高素质的大学生，我就可以正常的生活。但痛苦却没有在此画上句号。

几个以捉弄别人为乐的男生，有时故意走在我的前面，模仿我一瘸一拐的走路方式，"你们看，他的腿，一拐一拐，看我，就这样……""哈哈……"；有时个别男生故意在我走路的时候伸脚将我绊倒，然后不痛不痒地说声"对不起"，装作若无其事地走开；有时他们会突然从后面推我一下，看我踉跄的模样然后哈哈大笑。更可气的是，舍友经常把生活垃圾堆在我的床下，有时我晒的衣服掉在地上，个别舍友不仅不会帮我捡起来，甚至还会在上面踩两脚……

从小学到大学，我总是被欺负，肆无忌惮的被嘲笑一直刺激着我的神经，因此，晚上我常常被噩梦惊醒。每一次出糗都深深烙印在我的心中，让我感觉丢脸之极，我奋起反抗过，但每次都被摞倒在地。而挨打还不许告状，让我更胆怯了。每当我面对床下堆积的垃圾时，当我艰难地低下身体去捡踩满脚印的衣服时，当我被推倒费劲地从地面上爬起时，我的内心就开始滴血。我便开始怨恨："为什么从小到大的痛苦不曾结束？为什么我要承受这些折磨？难道我活该被欺负吗？上天为何如此不公？为什么偏偏是我残疾？为什么那些欺负我的坏孩子活的如此开心，我却如此痛苦？我想像一个正常孩子那样生活，怎么那么难！"

我的"到大学后就不会被欺负"的美梦彻底碎了。我变得情绪不稳定、敏感多疑。我经常被同学不经意间的语言触动到脆弱又极强的自尊心，然后跟他们发生激烈的争吵，而事后又总是懊恼自己的所作所为，但却无法控制自己。我开始刻意地去留意别人的语言和动作，总是感觉别人在背地里议论我、嘲笑我、看不起我，什么都是针对我。有时别人向我伸出援助之手，我总是觉着那是别人的怜悯、鄙视，谁都看不起我的观念根深蒂固。我很痛苦，想拥有自己的朋友，但又害怕被拒绝。因此，我非常厌恶自己，觉得自己太没用了，总是受欺负还无法反抗，谁愿意和一个残疾懦弱的人做朋友？连我自己都看不起自己。于是，我将那些对我好的人越推越远，朋友越来越少，越来越孤独。渐渐地，我发现同学们都在远离我。每次热火朝天的扎堆只要我一走近就鸟兽群散，每次我想克制自己不和同学发生争吵却屡屡失控。为了避免尴尬，我只得早出晚归，呆在小角落里。大学的校园里，同学们都三五成群，只有我踽踽独行，我感觉自己好像被世界遗弃了，没有人愿意和我交朋友，没有人能看得起我，人海茫茫，难以容身，一点存在的意义都没有。

这样的情绪时时煎熬着我，可无边无际的黑暗之中一股信念支撑着我在夹缝中勉强生存，那是一个女孩的关怀，是我内心深处的救赎。我拼命想要将这丝温暖攥在手心。一次，我鼓足勇气对这个一直关心我、理解我的漂亮女孩表白后，那女生甩给我一句"癞蛤蟆想吃天鹅肉"后扬长而去。

望着女孩的背影，"癞蛤蟆想吃天鹅肉"的声音越来越大，刺激了我脆弱的神经，长期被压抑的情感骤然爆发，绝望的我登上图书馆楼顶……

对症下书

小吴是因先天身体残疾而经常遭受同学欺凌及恋爱受挫等多种原因所引发的应激性抑郁障碍。从小到大他饱受他人异样的眼光和同龄人的嘲笑与欺负，不知如何应对，只能将不甘和痛苦长期压抑在心底，逐渐形成了自卑、多疑、自我厌恶的性格，甚至有自杀倾向。根据他的具体情况，我推荐他听姚贝娜的《心火》以舒缓压力；观看电影《蝴蝶马戏团》，见证破茧成蝶的勇敢，重塑心态；重点推荐他精读力克·胡哲《人生不设限》和《谁都不敢欺负你》，借助力克的亲身经历让他树立自信，重新建立对未来的希望。

疗效追踪

三个月的时间，我明显感到小吴的改变，缠绕在他身上的那种阴郁、沉闷逐渐消失了，脸上常常挂着微笑，嘴角不自觉地上扬。

反馈阅疗信息时他说："老师，您推荐的书、电影我都有认真地看了。音乐《心火》我特别喜欢，每天耳边静静流淌着姚贝娜，的'捧着心，面对火，害怕却不退缩，所有置我死地的，也激发我胆魄，狠下心，蹚过火，重生在缝补过的躯壳'。姚贝娜干净高亢的嗓音，用心演唱的每一句歌词，字字敲打在我的心头，奇迹般解除了我内心的郁结。而每当我愤懑、自卑之际，《蝴蝶马戏团》中的力克就会浮现在我的眼前，他那破茧成蝶的付出，让我摒弃了错误的观念，学会掌控自己的情绪。当然，让我感触最多的是力克的两本书，力克·胡哲的强大内心的感召力，让我从蜷缩的角落里走出，重新沐浴着阳光，感叹原来世上有许许多多比我还不幸的，却能以乐观的态度活出比我精彩万分的人生。而我只是行走时有些跛脚，另一只脚、双手都是健全的，我没有理由自怨自艾，自卑自责。力克先天性无手无脚，却活出了正常人无法企及的高度。他活得开心快乐，我自然也能，我要向他学习，接纳最初的自己，爱自己，寻找自己的价值和生活中的乐趣。"

阅疗感悟

活出生命的高度
——读《人生不设限》《谁都不敢欺负我》有感　小吴

当痛苦占据我的心扉的时候，一只大手将我拉出了绝望的深渊，他就是力克·胡哲。

在那段痛苦得将要窒息的日子里，我不厌其烦一遍又一遍地阅读着《人生不设限》和《谁都不敢欺负我》这两本书，感触颇多。曾经我以为没有人可以理解我经历的事，没有人能体会我的痛苦和孤独，原来，这都是所谓的自以为是。在力克的亲身经历中，我看见了一个不一样的自己，看到了希望与勇气，顿时幡然醒悟。原来，像我这样残疾的人也可以拥有精彩的人生。像力克这样一个缺手缺脚的人都可以活得如此成功，我为何要自怨自艾？这一刻，我看到了希望的曙光。

在《人生不设限》中，力克让我明白即使我的身体有些残缺，但不影响我拥有一颗蓬勃的心脏。在《谁都不敢欺负你》中，力克教会了我如何笑对坎坷，消灭霸凌，自由地生活，坚定地走下去。

力克通过朴实的语言向我们诉说着他的人生，也告诉我们每个人的生命都有各自的使命，人应该尊重自己本来的样子，每一个人都是上天精心准备的礼物，或许你还没发现，但早晚有一天会显现出来，不要急着去改变自我。力克说过"我不必变得'正常'，只要做'我自己'"，对，我们要爱不完美的自己，爱自己才拥有爱别人的能力，假如连你都不接受自己，你怎么可以奢望别人接受你？

伊丽莎白·库伯勒·罗斯说："人好像彩绘玻璃窗，当外头有阳光时，玻璃窗看来闪闪发亮；然而一旦黑夜降来临，只有从里面发光，它们真正的美才会显露出来。"衡量一个人美好的基准，不是外在而是一颗充满爱心、蓬勃的心灵。强大的内心可以帮助我们度过生活中的苦难。

因为残疾，我经常暗示自己"你是残缺的，注定被人看不起，注定被排斥，注定被欺负"，放任自卑的种子生根发芽，可力克的一句话挽回了我的执念。他说："如果你也曾被人欺负，首先要明白这个道理：他们对你的讥讽、嘲弄和恶行，其实与你、与你的缺陷或行为无关，问题出在他们身上。他们欺负你，或者是因为感觉良好，或者是为了发泄怒气，或者是想显示自己有多么强大，甚至只是因为闲得没事可干。"这些年，我一直因为这些人无聊的行为而终日黯然神伤，活在"残疾"的阴影之下，如今如释重负。残疾不是一种错，我只是在错误的时间里遇上了那些错的人。实际上每个人都经历过被排斥，经历过不安，没有人是一帆风顺的，而且只有经历过磨难才能拥一颗坚韧的心，而我只是经历了少数人才有的挫折。过去我过于执著于身体的残疾，将自己紧紧地锁在角落，未曾真正地了解自己，其实我并不是一无是处，有同学经常夸赞我的文笔好。这个发现让我很开心。

过去的我放大自己的不幸，缩小世界的友好，装进心里的都是灰暗，此刻我意识到自己的错误理念，我想象力克胡哲一样坚强地站起来。我开始尝试着走出角落，主动接触同学，就像力克说的，当你越接近大家的时候，大家就越能接受。同学们说我一扫原本的阴霾与怯弱，变了。而改变就像多米诺骨牌：和同学相处和洽，于是没有了坏孩子，于是开心。

苏格拉底说过："让世界动起来之前，先让自己动起来。"莫要画地为牢，要勇于改变。

共鸣文献分析

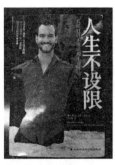

书名:《人生不设限》

作者:（澳大利亚）力克·胡哲

出版社:天津社会科学出版社

出版年:2011

ISBN：978-7-80688-669-4

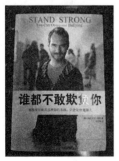

书名:《谁都不敢欺负你》

作者:（澳大利亚）力克·胡哲

出版社:天津社会科学出版社

出版年:2014 年

ISBN：9787556300075

●作者·内容·主题

力克·胡哲于 1982 年 12 月 4 日出生于澳大利亚墨尔本，天生没有四肢。因身体残疾，胡哲饱受同学的嘲笑和欺侮。10 岁时，因面对残缺的身体以及害怕给家人带来负担，他曾试图在家中的浴缸溺死自己。高中时期他成为第一个残疾人学生会主席。19 岁时，他转变自己的人生态度，积极面对现实，开始自我推荐演讲。被拒绝五十二次之后，他获得了一个五分钟的演讲机会和五十美元的薪水，开始了演讲生涯。28 岁时，他出版《人生不设限》。34 岁时，受邀在中国发表主题为"英雄归来"和"我和你，童行西部"的大型公益演讲。，至今已在五大洲、超过二十五个国家举办了一千五百多场演讲，给予及接受过数百万个拥抱，自称"拥抱机器"。他获得各国领袖接见，在各国国会发表演说。他处处散播希望与爱，深受教师和家长赞誉，认为他的故事应列入学校课程。为 2009 年，他量身打造的电影《蝴蝶马戏团》获得"门柱影片计划"大奖。

力克在这两本书中以亲身经历教导人们如何成为一位强者。《人生不设限》一书教会人们接纳原本的自己，拥有永不服输的精神，乐观以及对未来充满希望，人生没有限制，只取决于内心。《谁都不敢欺负你》一书教会人们如何面对以及战胜挫折。正如力克说：内心强大了，就没人能偷走你的快乐。

●阅读疗法原理

认同：小吴被两本书封面上的力克·胡哲深深吸引，一个缺手缺脚的男人笑得如此开怀，这需要多磨强大的内心！当他看到力克·胡哲同样经历过从小被起外号、被同学欺负、躲到灌木丛中哭着祷告，甚至多次想自杀等一系列悲伤事件，小吴的内心不由自主地感到苦涩，因为这一切他都经历过，那种因为身体缺陷而自卑不敢面对外界、害怕成为父母的负担、感觉不到人生一丁点意义的绝望感觉更是道出了他的心声，引起了他的共鸣。原来世上还有人和他有同样的感受，可以理解他的孤独和痛苦，那一刻，那种被全世界抛弃的感觉消失了，就如同溺水的人找到了浮木一般。

净化： 相同的内心经历让小吴在读书时不由自主地将自己带入其中，感受力克被同学欺负时的气愤、被他人嘲笑时的自卑以及祈求一次次落空的绝望，眼泪夺眶而出，压抑在心底的痛苦倾泻而出，从未有过的轻松浮上心来，心灵得到净化。

领悟： 力克的强大内心深深震撼着小吴，掩卷深思，小吴将自己与力克进行了比较，力克这样一个缺手缺脚的人生活得如此精彩，而他只是右腿残疾，双手左脚都完好无损，不知要比力克好多少倍。他开始正视自己的缺陷，明白自己不能一生背负"残疾就低人一等"的错误理念，每个人都有追求幸福的能力，他践行着力克的成功法则，一步一步坚固自己的内心。"谁都不能逼我难过，我的快乐我做主。"掌握自己的喜怒哀乐，做自己情绪的主人。虽然身处逆境，依旧对未来抱有希望，因为"这一切终将会过去"。他明白了换一种角度观察世界、自省自查，爱上不完美的自己，摆正姿态，坚强的笑对人生。

●**适应症**

这两本书适合因先天残疾而备受欺负、霸凌导致抑郁障碍的人阅读。

打开心灵枷锁

求助者：小美，女，19岁。

病症病史：患强迫症、抑郁性神经症，5年。

问题成因：父亲离世，母亲改嫁，童年遭遇继父性侵怀孕。

症　　状：无价值感、无快乐感，讨厌自己，害怕交际，有自杀意念。

阅读处方：【书籍】戴维·伯恩斯：《伯恩斯新情绪疗法》；华莉丝·迪里：《沙漠之花》；

　　　　　【电影】《素媛》（韩）。

音乐处方：牛奶咖啡：《明天你好》。

共鸣文献：华莉丝·迪里：《沙漠之花》。

案例故事

2011年10月的一天下午，小美如约而至。这个多次在我门外徘徊、开门后赶紧躲开的姑娘，终于鼓足了勇气，将自己的苦水全倒了出来。

无法摆脱的噩梦

我出生在一个农村家庭，传宗接代的思想让父母宁肯被罚，也要生男孩。于是，我有了一个妹妹，被罚了三千元。父亲为了再要个男孩，将我和妹妹留给爷爷奶奶照看，与妈妈一起去外地打工，又偷偷生了弟弟。为躲罚款，直到弟弟7岁到了上学的年龄，父母才不得不回来给他上户口，又被罚了五千元。爸妈卖掉了家中值钱的东西，借遍了所有的亲戚朋友，才缴齐罚款。从此，我家变得负债累累。

为了还债，本来就有先天性心脏病的爸爸一人打两份工，由于劳累过度，一病不起，很快便离开了人世。爸爸走后，妈妈悲痛欲绝！欠债要还，三个孩子要抚养，爷爷奶奶还要赡养，家里的担子全落到了她一个人身上。没有经济来源，没有帮手，妈妈一夜愁白了头，大病了一场。妈妈病好后，邻村有个50多岁的老光棍，让媒人上门提亲，说愿意帮我们还债和供我们姐弟仨上学。妈妈认为这是雪中送炭，一口答应。爸爸周年后，妈妈带着我们改嫁到邻村大叔家。那年我14岁，妹妹11岁的，弟弟8岁。

继父是一个很健壮的人，有使不完的力气，是个好庄稼把式，加上妈妈的勤俭持家，生活逐渐变得好了起来，家里也有了久违的欢声笑语。本以为幸福快乐的生活会维持下去，可是不然。一年后的一天，妈妈带着弟弟妹妹去看姥姥，我因初三课紧，没一起去。那天下午暴雨一直下到天黑，因此妈妈和弟妹们当天无法返回，而就在那个雷雨交加的夜晚，继父趁我熟睡时，撬开了我的房门，撕掉了平日的伪善，露出了狰狞的面目，强暴了我，并威胁我说，不要告诉妈妈，不然会杀了我全家。我害怕极了，第二天妈妈回来后，我装着什么没发生过一样。由于我的懦弱胆小和忍气吞声，继父的胆子越来越大，每次家里只有我和继父时，继父都会强行和我发生关系。

最终，事情以我的怀孕而败露。当医生告诉妈妈我怀孕了时，妈妈惊呆了，问我是谁，我抱着妈妈哭诉了自己的遭遇，希望妈妈带我去告发这个禽兽，并带我们离开这个恶魔。妈妈身体颤抖了一下，说："这个杀千刀的！"

打掉孩子后，妈妈抱着虚弱的我一直在流泪。我赖在妈妈怀里不愿回家。不知过了多长时间，妈妈小心翼翼地和我商量说："小美呀，我苦命的孩子。妈妈带着你和弟弟妹妹不容易，以后还要靠他养活你们，供你们仨上学，咱别告他了，忍忍行吗？况且这种事传出去也不好看。"当时泪流不止的我，听到妈妈的哀求，想到妈妈不幸的一生，只能听妈妈的，忍下这屈辱。妈妈让我暂时住姥姥家，并答应我升上高中后就吃住在学校。

为了摆脱继父的纠缠，我努力学习，心中只有一个目标，考入大学，离继父越远越好。可是到了大学后，虽然没有人知道我的过去，我却不能做到像其他同学一样开心快乐起来。每天晚上，我都要多次起床检查门窗是否关好，这是那个夜晚后落下的毛病，明明知道门窗已经关好，但还是控制不住自己，要反复检查，很痛苦。同学不理解，说我是神经病，都不愿理我。我也认为自己有毛病，不自信、不快乐、不合群、敏感，干什么都提不起精神来，过去的噩梦经常在我脑海里回放，挥之不去。

我不想再这样下去了，我想和其他女生一样，阳光快乐地生活！

对症下书

小美从开始的强忍泪水到后来的泪流不止，让我对这个命运悲惨的小姑娘满满的心疼。从小美的叙述中可以看出，童年创伤是造成她强迫行为和轻度抑郁的根源。在小美的成长过程中，留守儿童的经历、父母关爱的缺失、家庭生活的拮据、父亲去世的悲惨等创伤，为她埋下抑郁的种子，造成了她的不快乐，让她觉得生活没意义，变得敏感多疑、不善交际。而15岁遭继父的强暴致使其怀孕的巨大心理创伤，是她罹患强迫症的主要原因。她的恐惧心理和不安全感，以每天晚上反复检查门窗是否关好作为代偿。要解决小美的心理障碍，首先必须宣泄她被继父强暴的痛苦，消除其恐惧心理。根据中医情志学的"悲胜恐"理论，我首推与小美遭遇相似的悲剧性文献：华莉丝·迪里的自传体小说及电影《沙漠之花》和露易丝·海的自助书《生命的重建》。华莉丝·迪里和露易丝·海均有过童年被性侵的痛苦经历，且都是靠启动心的力量来战胜厄运、重建生命的励志榜样。阅读这两部作品，可以让小美找到知音，疏通心理淤积。同时两位主人公战胜厄运的实证，会鼓舞小美的斗志，激发她昂扬向上的精神，促使她尽快走出童年的阴影。另外，为了增强综合阅疗效果，针对她的负性情绪及强迫行为，我还靶向投送《伯恩斯新情绪疗法》《怎样治疗强迫症》等书籍配合阅读。

疗效追踪

经过大约三个月的交互式阅读疗法治疗，小美的精神状态逐渐好转。交谈中她说,《沙漠之花》让她感同身受,强烈共鸣。看了电影又读小说,仿佛有一股无形的力量帮她挣脱精神枷锁,内心的紧张、害怕、恐惧一点点被释放。《生命的重建》中"我的故事"深深地打动了她,露易丝·海的悲惨遭遇让她感同身受,而她重建生命精神和毅力又对她是莫大的鼓舞,但对于书中其他语录性的内容没有阅读兴趣。《伯恩斯新情绪疗法》一书让她学会对付负性情绪的"三栏法",准备长期坚持实践,她相信假以时日,自己会驱除负性情绪,建立积极的思维模式。《怎样治疗强迫症》一书,让她找到了适合自己的"阻断疗法",每当有检查门窗的意念的时候,她就会用皮筋弹打自己的手,一周、两周……坚持了一个月,检查门窗的强迫行为逐渐消失。

从童年阴影走出来的小美,脸上多了笑容,她说:"从现在,我要做一个阳光快乐的女孩。"现在的小美,过着本就属于她的灿烂多彩的大学生活,珍惜着所拥有的一切美好,沐浴着阳光,朝着想要的未来努力。

阅疗感悟

打碎心灵枷锁

——观/读《沙漠之花》有感 小美

向老师讲述了自己那些不堪回首的往事,压抑已久的情绪垃圾终于释放了出去,走出阅读治疗室的那一刹那,我心里感觉舒服多了。

回到宿舍,我便迫不及待地网搜了《沙漠之花》,下载电影。这部由索马里的华莉丝·迪里的自传小说《沙漠之花》改编的电影,给了我强烈的震撼!让我对自己童年的伤痛释然了不少。之后我又精读了《沙漠之花》小说,随着阅读华莉丝·迪里童年的心理创伤,自己的痛苦与压抑一点一点地稀释、淡化。掩卷深思,我感觉电影比书要轻松许多,电影仅将华莉丝·迪里苦难的童年以回忆的方式简要呈现,重点讲述了她成为模特的历程,以励志为主,给人积极向上的鼓舞。

电影开篇是一朵盛开的沙漠之花的大特写,紧接着是穿着橘红色裙子的牧羊女华莉丝抱着刚出生的小羊的镜头推出，她驱赶着羊群在回家路上，与迎接她的弟妹弟弟的嬉笑声、广袤的高原、夕阳的余晖、家的炊烟交织成一幅和谐美丽的图画。母亲把一个饼掰开，分给几个小孩吃的温馨场景，让人觉得虽然贫穷，但亲情给人温暖和力量，这让我想起和爸爸妈妈弟弟妹妹在一起的美好时光，虽然日子苦点，家庭温暖与关爱少点，但是那是我的家，一个给我安全感的完整的家。

当读到书中华莉丝·迪里4岁被父亲的朋友强暴，父亲不仅不谴责施暴者，反而指责自己的女儿——一个4岁孩子——"伤风败俗"，并且把原因归结为女儿没有进行割礼时，我感到极度的愤怒，我紧握的拳头真想砸到他父亲的头上去。更令人窒息的是，华莉丝·迪里5岁时被残忍的进行了数年前已经夺去她姐姐生命的女性割礼。一个5岁的孩子，没打麻醉药，没有喂止痛药，流血、割肉、被缝合、包裹、高烧不断、差点死去，那把带血的刀子仿佛在割我的心，我从泪流满面到失声痛哭起来。我在哭华莉丝·迪里，更在哭我自己。泪水带走了我深埋在心里的"毒素"，瞬间让我感到轻松了许多。我突然觉得，自己当时所受到的痛苦与华莉丝·迪里的痛苦相比，要小得多。

当看到华莉丝·迪里13岁，她的父亲又决定用五只骆驼换取女儿的幸福，把她嫁给一个年过半百的老头子时，我的心一下子又被提了起来。令人安慰的是，她的母亲帮助她逃离了那个不可预期的悲惨命运。当镜头推出，看到身着橘色连衣裙的小姑娘，忍受饥饿、双足出血，在干枯龟裂的茫茫沙漠拼命奔跑时，我的热血沸腾了，我为华莉丝·迪里加油，她就像干涸的土地上盛开的玫瑰，顽强生长。我震撼了，我为华莉丝·迪里而鼓掌，敬佩她的毅力，被她小小年纪那股不向命运低头的韧劲所激励。最终，华莉丝·迪里靠着毅力穿越了非洲沙漠，投奔摩加迪沙的外祖母。华莉丝·迪里的生命比荒原上的一棵草还卑微，但是生命力却比任何植物都顽强。回想当时的我，始终没有勇气去逃离那个让我痛苦之地，而是一味忍受，华莉丝·迪里给我的精神注入了活力，让我明白改变命运靠自己。

片中有很多震撼人心灵的镜头。当华丽丝和好朋友玛丽莲在一起，她谴责玛丽莲不应该那么轻浮时，从交谈中她发现她们俩不一样，这时候的她才知道不是所有人都行过割礼。在这组镜头中对华丽丝和玛丽莲的特写运用非常到位，在玛丽莲得知她行过割礼，看过她两腿之间时的惊愕和恐惧，当华丽丝得知原来自己才是不正常时的无助，泪水在眼眶打转，身体在抽搐颤抖，这些都让我感同身受。但是，华莉丝·迪里并没有纠结于过往，而是记住了外祖母的话"受了这些苦，一定是为了什么值得的东西"。因此，她秉持着不管遭际如何悲惨，都要以积极的心态生活。看到这，我突然觉得自己根本没有理由不好好生活。

华丽转身蜕变为国际 T 台上炙手可热的超级模特的华莉丝，光鲜的生活给她带来了不曾奢望的名利。"割礼"之后，她的阴部被缝合只剩一个小孔，所以每次小便都要花上十来分钟，月经期间更是疼得死去活来。于是华莉丝进行了手术，打开了"封锁"二十年的阴道，并成为世界上第一位以自己亲身经历站出来公开谈论割礼对女性的伤害，并积极投身到反对女性生殖器官割礼习俗的女士，也是从她开始，联合国有了一个新的形象大使：反对割礼形象大使。看到这里，一股力量在我全身涌动，捆绑在我身上的精神枷锁仿佛一下子被打开，自由轻松的感觉油然而生。我也要和过去彻底告别，我要改变自己，我不仅要好好活着，我还要活得精彩！

共鸣文献分析

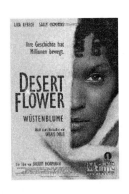

片名：《沙漠之花》
导演：（美）雪瑞·霍尔曼
出品时间：2009 年

●作者·内容·主题

华莉丝·迪里，1965 年出生于索马里沙漠，4 岁时被父亲的朋友奸淫，5 岁时被迫接受了数年前已经夺去她亲姐姐生命的女性割礼，12 岁时为了五头骆驼被父亲嫁给 60 岁的老叟，赤脚逃婚在沙漠中差点成了狮子口中的食物，跋涉所留下的深度伤痕吓坏了后来的同台模特们。18 岁的时候她还不会说英语，离乡背井到英国做清洁工人，遇上颇有眼光的摄影师，由此踏上模特路，九十年代成为超模。但她没有沉醉在多姿多彩的生活中，反而心系索马里，要救其他女童脱离割礼的苦海。在她的努力下，坦桑尼亚、多哥、塞内加尔、科特迪瓦、冈比亚等二十八个国家废除了这项古老的传统，她成为被欺辱的非洲女性的代言人，成为一朵绽放在苦难女性心中的希望之花。1997 年，她放弃如日方中的事业，全身投入反割礼运动，成为联合国大使，并成立多个慈善团体，唤起世界关注索马里女童的苦难，为同胞筹款建学校建医院。1998 年，她的自传《沙漠之花》出版，讲割礼的锥心之痛，2009 年，同名电影《沙漠之花》上影，让世人人们品读到，那美好原本扎根于痛苦的灰烬之中。2010 年，她当选福布斯三十位全球女性典范之一。

《沙漠之花》这部电影根据华莉丝·迪里的同名自传畅销书改编。导演为雪瑞·霍尔曼，主演为利亚·科贝德。电影真实再现了一个童年遭受严重心理创伤的华莉丝，为改变命运从索马里沙漠中走出，历尽坎坷，成为世界顶级名模、联合国特使，创办沙漠之花基金会，为非洲女性的权益奔走呼吁的女英雄形象。这个勇于反抗压迫、在坎坷中成长、在挫折失败中磨砺、永不凋零的精神之花，震撼着每一个观众和读者。华莉丝无愧于一支从荒漠中荆棘中生长出来的娇艳绝美的玫瑰花，她的故事鼓励着那些面对创伤困难止步不前的人们，赋予人们战胜挫折的强大精神力量。

●阅读疗法原理

认同：在成长道路上，小美遭遇了父亲离世、母亲改嫁、继父强暴并怀孕等负性事件，痛苦耻辱的阴影笼罩着她的心，她认为世上自己最悲惨。当看到华莉丝·迪里 4 岁被强暴、5 岁被割礼、13 岁逃婚差点葬身于茫茫沙漠时，她产生了强烈共鸣，似乎在看另一个自己。类似的经历，让小美认识到这个世界上还有和她一样的人，甚至比她更悲惨的人，内心达到了平衡。

净化： 当小美对电影产生认同后，便融入其中，跟着主人公华莉丝去体验家庭的冷漠、被割礼时的害怕、被强暴时的恐惧、独自逃婚时的无助，真切地体验着当时的场景，痛苦着主人公的痛苦，喜悦着主人公的喜悦，自己的痛苦便在不知不觉中被导了出去。特别是在她与华莉丝的比较中，她觉得自己还是幸运的，心中笼罩的痛苦耻辱的阴影逐渐被驱散，心灵得到了净化。

领悟： 小美被华莉丝不纠结于过去的痛苦、坚韧勇敢的生活态度和不向困难挫折低头的精神所震撼。掩卷深思，她终于悟出，苦难是生活馈赠给人们的特殊礼物，沉浸在痛苦中不能自拔是懦夫的表现，只有彻底告别过去，改变自己的错误认知模式，积极阳光的生活，像华莉丝一样："世界吻我以痛，我要报之以歌。"

●适应症

本书及影片适用于因童年创伤，特别是遭受过性侵而引发自卑、自责、自罪，觉得生活毫无意义、自己毫无价值的女性，也同样适应于留守儿童、超生寄养儿童及因家庭贫困、生活拮据而极度自卑的年轻人。

丑小鸭的天鹅蜕变

求　助　者：王小雪，女，19岁。

病症病史：情绪抑郁，10余年。

问题成因：父母离异、父亲抛弃、母亲冷漠、亲人嘲笑、老师体罚、同学鄙视。

症　　　状：极度自卑，无价值感、无快乐感、无安全感，害怕交际。

阅读处方：【书籍】约翰·布雷萧：《别永远伤在童年：如何疗愈内在自己的小孩》戴维·伯恩斯：《伯恩斯新情绪疗法》。

　　　　　【电影】《妈妈再爱我一次》。

音乐处方：牛奶咖啡：《明天你好》；五月天：《倔强》。

共鸣文献：约翰·布雷萧：《别永远伤在童年：如何疗愈自己的内在小孩》。

案例

　　每天上班后，我的第一件事就是打开电子邮箱，阅读学生的求助信，分轻重缓急安排咨询。这已经成为我的工作习惯。这天，一封题为"丑小鸭"的邮件引起了我的注意。信写得很简短：老师，我是从您组织的"我只想抱抱小时候的自己"征文活动中了解了阅读疗法，并对阅读疗法产生兴趣的。朱德庸的这篇文章深深触动了我内心的伤痛，让我找到了一个压抑情绪的宣泄口。写这篇文章发给您，不求获奖，只有一个愿望：想当您的研究助手，疗愈我的童年创伤。

我也只想抱抱小时候的自己

　　我今年刚满18岁，按理说已经是个大人了。但我的思想幼稚、不善交际，总是形单影只。开学至今，我没有真正开心过，也没有朋友、没有让我感兴趣的事情，整日浑浑而过，学习不走心，也没有玩乐的快感，除了"痛苦"我已经不知能用什么词来形容自己了。从小到大都是这样，我习惯了、麻木了，没有人愿意和我维持长久的亲密关系，我好难过！但我不愿意再这样下去，我隐约感觉到如果我再这样自暴自弃，我的人生会就此毁掉。

嚼处春冰敲齿冷

我自出生起就没见过父亲，他是一个一直活在妈妈咒骂中的人，一个极其缥缈的形象，对我来说，他甚至不如一个擦肩而过的陌生人来得熟悉。将我和父亲联结在一起的只是那根细细的、脆弱的电话线，而我们联系的唯一理由，是我需要他付抚养费。自我懂事起，就遵循妈妈的指示不断打电话给他，希望他给一些抚养费，尽一点对子女的责任，然而无论我如何哀求都是徒劳。我对他示弱是迫于妈妈的施压。我对妈妈又爱又恨，可我不愿意伤她的心，所以事事顺从她，主动打电话遭受我"亲生父亲"的羞辱。我恨他，恨他入骨，如果他对我有一丝丝的怜悯，就不会说出"你一个不值钱的女娃，不是我们家的人"的伤人话。因为他的冷漠，我丧失了对父亲这一角色的所有感情，麻木不过是受伤后的应激反应，感觉不到痛，心便不会再有波澜。

而我亲爱的母亲呢，她竟然在我熟睡时剪掉了我的一头长发，同时也剪掉了我的自尊和我的快乐。呵，为何一头长发让我如此在意？因为它是我唯一的慰藉，唯一的骄傲，唯一的快乐。我小时候长得不好看，又黑又胖，向来不招人待见，而我也因此无比自卑，不敢见人。自卑到即使现在的我看到小时候的照片，心里仍然不愿意承认那个丑小孩是我。在外表先天不足的情况下，唯一给我安慰的就是我的一头秀丽长发。大人们都说我的头发很绒，当时听不懂什么意思，但大概明白是在说我的头发还不错，所以我一直以头发为骄傲，总时不时要摸摸它，暗自得意。然而，一天晚上醒来，我打了个激灵，下意识去摸长发，发现原本齐腰的长发只剩下垂肩的长度，我顿时号啕大哭，原来是妈妈趁我睡着剪掉了我的长发。我一直哭个不停，嘴里喊着"你还我头发"，妈妈非但不安慰我，反而用一声怒喝震住了我，我只能小声抽泣，哭了整整一夜。我内心燃着愤恨的怒火，很长一段时间内我都不愿意和妈妈说话。没了长发的我就像被晒干了水分的萝卜，蔫蔫的，不敢再见太阳。我害怕旁人的眼光，因为唯一的自尊被打碎，我彻底不敢抬起头来做人，心中只有一个念头就是"我好丑，不要被别人看到"。当我看到别的小女孩扎着辫子、模样又很可爱的时候，那种"妈妈为什么这样对我"的想法就会冒出来，愤怒又会涌上心头。那时候的我觉得自己是被上帝抛弃的小孩，爸爸从来不见我，连养我长大的妈妈也嫌弃我、不喜欢我，没有人会喜欢我。

煮豆燃豆萁，豆在釜中泣

曹植的《七步诗》是大家都很熟悉的古诗，我听语文老师读这首诗的时候忍不住哭了起来，"本是同根生，相煎何太急"，我想不明白为什么最亲爱的哥哥不疼我、保护我，却和别人一同欺负我，我哭得越伤心，他笑得越开心。小时候，所有邻里街坊见到我都说我是丑小鸭，又黑又丑，我不信，哭着跑回家找哥哥。我还记得我拽着哥哥的衣袖哭着对他诉说委屈时，哥哥却甩开我的手，笑着对我说我是煤炭堆里捡回来的，夜里打着灯笼都找不着。听了哥哥的话我哭得更凶了，因为哭得太厉害，脸颊憋得通红，呼哧呼哧地喘气，哥哥看着我这样，依然笑得很开心。

小学的一次晚会，我参加了舞蹈排练，小朋友们都穿着白色的裙子，像一只只优雅的小天鹅。我的亲戚们都去看了表演，舞蹈结束后我兴高采烈地跑到观众席，想要得到亲人们的夸奖，可得到的只有羞辱。我至今清楚地记得他们指着我嘲笑的表情，还特别加重语气对我说："你看看别的小姑娘穿着裙子多好看，因为你黑，穿什么都不好看。"从那以后，我不再报名参加学校的任何节目了，我不想再被嘲笑了。我内心开始认定自己黑得无药可救，丑得不会有人喜欢，我也不会再花时间费心思打扮自己，因为反正也不会好看。

没有反抗，只有承受

小学三年级时，妈妈把我送到了一个全封闭式寄宿学校，那是我最悲惨的日子的开始。刚转学过去的我在班里没人理睬，宿舍里的舍友也是三两结群，我难以融入。同学的孤立令我愈发想念家乡。我整夜失眠，很害怕这个陌生的地方，也很想家，但我不敢回家，也不敢让老师替我联系妈妈，只能忍着，一直忍着，什么委屈都往心里藏，于是养成了把什么都憋在心里的习惯。几年的住宿生活不仅让我更加孤僻，还让我的身体出了问题，长期熬夜导致的"熊猫眼"为我本就黝黑的皮肤添了一笔，加深了我的自卑感。那几年我一直想，妈妈一定是讨厌我了才不肯照顾我，把我遗弃在这样没有人情味的学校里。心中有了怨恨和隔阂，此后的日子我便很难再与妈妈亲近了。

新学期开始后，宿舍重新分配，老师意外地让我做了宿舍长，大概是看我老实，不敢违背他的话吧。有一次我们宿舍因为晚上讲话被扣分，老师就把我们七个人叫过去，问是谁晚上说话的。第一遍我们都没有吭声，老师就开始了温柔攻势，告诉我们知错就改就是好孩子，并承诺不会责怪我们。在宿舍长责任感的驱使下，我站了出去。然后，令我永远不能忘记的一幕发生了——老师快步走向我，然后狠狠地踹了我一脚，这一脚真是踹在了我的心口窝上，我愣在那里，并没有听清老师劈头盖脸的数落，只是一直在想，不停地想：真虚伪！我没有哭，只是浑身冰冷，失望透顶。是啊，一个小孩，太小了，你告诉她什么，她就会相信什么，我感觉自己被欺骗、被捉弄。

还有一次老师在讲考试的卷子，讲到某一题时很生气，要求"这题做错的人都站起来"。我战战兢兢地起来，低着头，突然一个粉笔头砸在了我身上，然后就听到老师愤怒的声音："你看看这题这么简单，除了你还有谁做错了。"我把头垂得更低了，恨不得埋到胸口里。老师让我自己打自己耳光，我就在全班同学的注视下这么做了。从那以后，我总觉得同学们在背地里嘲笑我，用异样的眼光看我，我变得更自卑了，开始把自己完全封闭起来。现在回想，打耳光是个多么残酷的体罚，可惜当时年龄太小，不敢反抗，不懂得保护自己。

老师本是启蒙孩子心智、呵护教育孩子的人，可我的老师却让我过早认识到了人性的虚伪，对老师产生了强烈的抵触和不信任。

抱膝灯前影伴身

我出生时父母就不在一起生活了，当时年纪尚幼，并不觉得有什么。小学时有一次无意说起父母离异，我当即就被同学们围着，指着点着，大喊着："没爹的孩子！"那个瞬间，我看不清他们的脸，也听不见他们的叫喊，只剩那一张张因叫喊而张开的嘴在我脑海里围绕，挥散不去。我第一次明白心痛的感觉，我觉得自己受到了极大的侮辱。随着自己慢慢长大，我才逐渐意识到没有父亲疼爱的苦楚。从那之后初中、高中、大学，我对父母离异的事都缄默不言，家长会的通知单都是自己签名，老师同学问起也只是一笑而过，而泪都流到了心里。

我对外面的世界感到厌恶，开始无比抵触人多的地方，他们虚伪、恶劣、恶心透了，我宁愿一个人缩在自己的小天地里。就这样，我迷上了漫画，我开始试着把内心的想法画出来，常常一画就是很长时间。我沉浸在画里，感觉就像是在和纸笔交谈、玩耍。画画让我感到轻松，让我能忘掉现实生活里的不开心。然而，无论你如何自处，总有人见不得你开心。我直到今天依旧不明白，同学间为什么会有那么大的深仇大恨？他们为什么那样对我？我的同学、我的同桌和我的朋友们去老师那里告发我，说我不务正业，整天画画。老师没收了我的画本，并大声训斥和警告我不许再画，不然会影响别的同学学习、扰乱班里纲纪。我难过至极，质问同学为什么这样对我，他们只是不屑一顾地丢下一句"因为你画得难看呗"，我无奈地握紧拳头独自流泪。漫画事件后，我再也无法提起笔，因为看到画笔我就会想起那天所受的屈辱。我不再画画了，也不再快乐了。

随着时间的流逝，小时候的委屈成了心里一道道结痂的疤，我不想别人再去戳它，就开始伪装自己。我开始像普通同学一样在学校里学习，和同学交谈。然而，每换一个地方，我就会把他们全忘记，那个地方留给我的，只有毕业证书。每到寒暑假，妈妈总是说我没人缘，既不参加同学聚会，也不和同学出去玩，而我从来都是沉默不答。我也想要改变自己，想留住真正的朋友，但每次都是徒劳，因为我总是防备别人，打不开自己的心。即使看起来我和别人相处融洽，我自己心里也清楚，分别后我还是不会和她们再联系的，因为我从来都不信任她们，从未敞开过心扉。我讨厌这样的自己，尤其是别人对我好的时候，一种欺骗别人的罪恶感就会压得我喘不过气……

我祈求上苍，给我一次重生的机会。

对症下书

读完这封信后，我为小雪的童年经历揪心，同时认为阅读疗法一定能帮助这个无助的女孩。童年本该是无忧无虑的幸福时光，小雪却在亲人、老师和同学的伤害中痛苦煎熬，郁郁寡欢。父母的离异、父亲的不负责任及母亲的冷漠让她丧失了爱与被爱的能力；亲戚朋友对她外表的嘲笑令她极度自卑；老师的体罚与贬抑言行，让她不再相信任何人；同学的侮辱使她缄默。

随着时间的流逝，小时候的伤害、委屈在小雪心里留下了疤，不敢触碰。针对小雪的问题，我推荐《别永远伤在童年》和《伯恩斯新情绪疗法》两本书：首先让她重点阅读《别永远伤在童年》，要求她按照作者的步骤，不畏疼痛、克服恐惧，找回内在小孩。作者约翰·布雷萧自己也曾经历严重的童年创伤，该书以疗愈创伤的典型案例见长，相信小雪可以在书的案例中找到共鸣点，宣泄自己的童年悲伤。其次，要求她选读《伯恩斯新情绪疗法》的重要章节，熟练掌握认知疗法的"三栏法"，了解人的十大扭曲认知和认知疗法的核心意涵，进而学会自己帮自己进行认知疗法，消除负性思维，建立积极思维模式。

疗效追踪

两个月后，小雪再次来到阅疗室，她的变化很明显，哼着轻快的旋律，走路昂首挺胸，脸上洋溢着自信的笑容，整个人散发着青春的朝气。

刚一坐下，她就迫不及待地告诉我："老师，我太喜欢《别永远伤在童年》这本书了，约翰·布雷萧拯救了我。原来这么多年我的心里一直住着一个受伤的小孩，如今，在布雷萧的指引下我找到了内在的自己，我不会再抛弃我的内在小孩，不会再把她锁在心房里，我要照顾她、守护她、鼓励她，让她和自己一起迸发出无穷的创造力！《伯恩斯新情绪疗法》很枯燥，但方法实用，每当自卑、自责等负性思维来袭，我都会静下心来，用'三栏法'与之对抗。伯恩斯的'三栏法'是让人终生受益的好方法。"

阅疗感悟

约翰·布雷萧助我获得新生

——读《别永远伤在童年》有感　小雪

我小时候一直很委屈，准确地说是感觉自己很委屈。小时候我一直在想：世界为什么这样对我？这个想法一直困扰着我，让我很不快乐。我想逃，想快点长大。然而长大后却发现，小时候的不快乐已经根深蒂固了。我想逃离这个社会，逃离父母、老师、同学，与世隔绝，但我又感到绝望的孤独；可我想融入这个集体，和父母、老师、同学在一起，内心又充满矛盾，只能独自蜷缩在漆黑的角落里动弹不得。

进入大学后，多元的复杂环境令我迫切想要改变自己，想要摆脱那个自卑、懦弱的自己，但我不知如何是好。大概是老天眷顾，我在"我只想抱抱小时候的自己"的征文比赛中获得一等奖，并加入了阅读疗法研究协会，在这个团体里，我获得了前所未有的安心与快乐。协会的朋友们都爱看书，还来自不同的专业和不同的地方，给我的生活带来了极大的变化。我喜欢和他们交流看书心得，也乐意与大家分享家乡美景佳肴，我甚至爱上大家相处时自然和温暖的感觉，我想我终于找到了自己的归属。很快我就感觉到了自己的变化，那种发自内心的愉悦感是无法被忽略的。我发现了阅读疗法带给我的快乐，所以我开始积极参加协会组织的读书活动，在一次集体读书会中我邂逅了令我涅槃重生的书——约翰·布雷萧的《别永远伤在童年：如何疗愈自己的内在小孩》。这是一本写给所有在童年受到过伤害的人的书。当然，刚翻开这本书的我并未曾料到它将几乎改变了我的人生。童年的一些伤害会对我们一生的性格、心理和行为造成影响，而这一切我们自己可能并不知道，但是布雷萧通过这本书教人们去了解、寻找和疗愈自己的内在小孩，找到人生的幸福。我无法用言语形容这本书对我的意义，我的内心充满感激，我希望这本书能帮更多的人解决烦恼。

布雷萧在《童年创伤怎样影响你的一生》中对亲密关系障碍的描述，引发了我无限的思考："一个孩子受到的最大伤害，莫过于真实的自我排斥。父母如果不能肯定子女的感受、需求和欲望，就是在排斥孩子的真实自我。受伤的内在小孩无法意识到真实的自我，而缺乏自我意识的人无法与人建立亲密关系。你连自己是谁都不知道，又怎么可能与人分享自己的感受呢？你连真正的自我都无法认识，又怎么能让别人认识你呢？"读完这段话，我终于明白为何我总感到孤单无助，为何人生每个阶段的好友都离我而去？因为我根本没有自我价值感和自信心！童年的创伤让我害怕被人抛弃，但正是因为我坚信自己不够好，才会害怕朋友们离开我。而我认为自己不够好的原因，则是在我还是个孩子时就受周围大人的影响，学会了消极地看待自己。小时候，妈妈总是拿我和别人家的"好孩子"比较，哥哥总嘲笑我长得又黑又矮，亲戚们总在背后指点我走路姿势难看，这一切都加深了我的自卑感，令我无法接纳和认可自己。亲人的伤害往往杀伤力惊人。我不知道自己和他人的界限，我很难对别人说"不"，也不清楚自己想要什么，而这些正是与人建立亲密关系时不可或缺的。布雷萧一语就道出了我的症结所在，他让我对重建亲密关系产生兴趣，并勇敢地付诸行动，最后成功享受亲密关系带来的喜悦。

而当我看到布雷萧对"情感侵犯"的描写时，时光仿佛倒流，我看到了过去的自己。"情感侵犯也会造成心灵创伤。对孩子尖叫、怒吼，都会侵害他们的自我价值感；骂孩子'笨蛋''傻瓜''疯子''混蛋'，每句话都是在伤害孩子。不管怎么做，你永远也追赶不上别人对你的期望。你所说的、做的、感受的或思考的，没有一样是对的。你不应该有那样的感受，你的想法简直就是疯了，你的欲望愚蠢至极，你永远被人挑毛病。"读完这一段话，我的眼眶湿润了，我不能控制决堤的情感，我的内在小孩仿佛也在啜泣。这么多年受到的伤害终于有一个人能够理解，被人辱骂后流泪不是矫情，被人否定后难过也不是脆弱。而我，不能有任何抱怨，最好什么不做，因为都是错的。就像我每次受到伤害后，一直选择逃避、沉默不语、伪装自己，单纯地以为时间会抚平一切。现实却是，那些伤痕看似随光阴流逝渐渐淡化，其实都深深印在我的内在小孩身上，怯怯地守在心扉之后，盼望着某个奇迹的发生。现在这个奇迹终于来临，布雷萧走过来告诉我：情感侵犯不过是别人强加给我的观念，我生气是可以的，哭泣也是可以的，我可以有自己的情感，我做的是对的，只要再勇敢一点。

"没有哪个学生是真的丑，虽然有人显得笨拙或呆呆的，但他们是未经打磨的璞玉。他们处在发展潜能的过程中，值得我们尊重，也值得我们帮助。"布雷萧的这段话深深打动了我。读本书以前，我一直认为自己是上帝创造的残次品，丑陋笨拙，不值得别人喜欢疼爱，也不敢奢求别人的肯定。我只能偷偷地躲在阳光照不到的小角落，紧紧地锁住心房，任泪水决堤，默默忍受委屈，独自承担责骂。但现在我找到了布雷萧，我不再是一个人了。他让我发现自己隐藏的潜能，让我愿意听一听内在小孩的倾诉，为她擦干眼泪，安慰她、保护她，给予她我曾万分渴望的尊重，给予她我缺失的呵护。

关于如何疗愈自己的内在小孩，布雷萧提供了三个步骤：第一自测受伤指数，找出童年何时受了伤；第二清理童年创伤，进行原痛处理；第三疗愈受伤的内在小孩，神奇小孩爆发正能量！我认真按照布雷萧的指导进行，当我彻底地去除伤疤后，我感到无比轻松，仿佛有一阵春风吹进心灵，轻轻拭去尘埃。强大的能量涌入生命，追随着它，我踏上新的征途。

《别永远伤在童年》对我的启迪非常大，它都我走出了童年黯淡的记忆，开启了更加灿烂的人生。现在的我已经可以大胆敞开心扉，也交到了几个知心好友。挫折和失败不能将我击垮，我变得更加自信，无论好坏，既然注定拥有，我便坦然接。我坚持锻炼身体，积极乐观生活，充满正能量的大步向前走，我要成为内心向往的自己，展开充满希望的历险之旅。

勇敢追寻被忽视的内在小孩吧！找到她，抱抱她，让她快乐起来，让自己快乐起来。把握自己的人生，你我都能做到！

共鸣文献分析

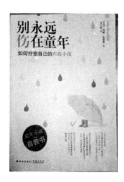

书名：《别永远伤在童年：如何疗愈自己的内在小孩》

作者：（美）约翰·布雷萧

译者：马小原

出版社：译林出版社

出版年：2013

ISBN：9787507423655

●作者·内容·主题

约翰·布雷萧，美国著名心理咨询专家，内在小孩疗法国际代表人物之一，在家庭、自我成长和戒瘾等研究领域颇有建树，被同时代人誉为20世纪影响力的一百位情绪健康教育作家之一。

约翰·布雷萧童年经历过严重的心理创伤。因为父亲酗酒，很小的时候他就被父亲抛弃，这个事件让他觉得是自己一文不值，不配得到父亲的爱。他从来没有感受过被人爱和被人看重的滋味，也从来没把自己当成一个人来爱过。早在他十几岁的时候，就跟其他没有父亲管教的人一起鬼混，喝酒、嫖妓，以此证明自己是个男子汉。从15岁到30岁，他酗酒、吸毒到了成瘾的地步。当他发现自己不能再这样下去后，就把酒瓶束之高阁，还戒掉了毒品。此后他花了二十五年的时间研究酗酒者和嗜毒者癖癖行为背后的根源，终于发现一个共同的因素，那就是受伤的内在小孩。最后，他将所有感悟体验写成《家庭会伤人》《治愈束缚你的羞耻感》《回归内在》《你真的懂的爱吗》《别永远伤在童年》等书籍，这些书中凝聚了作者几十年的研究心血，蕴藏着最有效的治愈心灵创伤的法宝，包含了一颗想要帮助别人的真诚之心。

《别永远伤在童年》这本畅销全球的成年小孩自救书，是约翰·布雷萧经过二十多年有关内在小孩的治疗工作，结合使用冥想疗法病人的反馈结出的硕果。布雷萧多年致力于工作坊活动，帮助人们告别来自童年、一直纠缠着他们的痛苦，比如被抛弃、各种虐待、童年发展期没有得到满足的依赖需求，以及家庭结构失常造成的苦恼。在进行了一系列具震撼力的工作后，约翰·布雷萧将经验和体会写成本书。

本书分为四个部分。第一部分，作者与我们一起探索神奇小孩如何失去神奇之处，以及童年留下的创伤怎样搞砸了我们的生活。第二部分，作者让我们回忆已经走过的童年的各个发展阶段，一起了解健康的成长需要什么。这一部分的每一章都包含一份问卷，用来帮助判断内在小孩在某个特定阶段的需求是否得到满足。第三部分作者提供了一些改变自我的练习方法，帮助内在小孩成长，找到获得健康的方法，让其他成年人来满足内在小孩的某些需求，并为内在小孩建立一些应对亲密关系的"防线"。在这一部分中，作者让我们了解到如何才能成为照料内在孩子的父母——即使我们从未拥有过这样的父母。一旦懂得怎样像父母那样疼爱自己时，我们就不再把别人假想成自己的父母来弥补过去的失落了。第四部分作者想让我们明白，一旦这个受伤的孩子得到治疗，神奇小孩就会出现。我们会懂得如何接近自己的神奇小孩，明白"他"就是我们身上最富创造性的力量之源。神奇小孩是我们内心中最像造物主的那个部分，他能引导我们与独特的自我以及我们所理解的上帝建立心灵联系，这就是伟大的心灵疗法。

综观全书，作者通过数十个经典案例总结出一种切实可行的方案来帮助人们进行最有效的自我发掘，重建心灵的契机。童年的一些伤害会对我们一生的性格，心理和行为造成影响，而这一切我们自己可能并不知道，但是本书可以教人们了解、疗愈自己的内在小孩，找到人生的幸福。你若想改变，就按照作者的建议来做吧！要知道，要不要做是由你作为成人的那一部分来决定的，即使你的内心仍处在成年小孩状态，但你的成人自己依然能确切地知道自己的处境和所做的事情。通过本书，你将明白你的内在小孩会像你小时候那样去体验一切，当他去实现一些重要的夙愿时，你的成人自己需要出来保护他、支持他，而找到受伤的内在小孩并了解他关心他就是你疗愈童年创伤的必经之路。

●阅读疗法原理

认同：小雪在童年时期，遭遇了父母离异的事件，并遭受了父亲抛弃、母亲冷漠、亲人嘲笑、老师体罚、同学鄙视等等不公对待，这些事情对一个孩子来说太过残忍，也无情地摧毁了她的自尊自信。童年创伤让她情绪抑郁了十多年。当她读完《别永远伤在童年》后，强烈的认同感让她重新燃起疗愈自己的希望，布雷萧的许多话语不偏不倚地触动了她的内心深处，让她有了被肯定，被尊重的感觉。

净化：在阅读的过程中，小雪认真地体验着每一个生动案例中主人公童年的害怕、恐惧、愤怒和无助，自己童年的伤痛在不知不觉中被倒了出去。特别是布雷萧说出每个小孩都值得尊重的时候，让小雪感到安慰和被人理解，觉得自己不是孤单一人，以后也不再会孤单一人，她体验到了被理解的幸福，由此心灵得到了净化。

领悟：小雪通过净化抚平了伤痕，也从书中得到了对自身和生活的领悟。她明白了或许从前的经历烙下的伤痕，让自己难以面对，但是长大了，她就有责任让伤口愈合，也有能力重塑人生。不知不觉她就把童年的创伤化为内在小孩的创造力，并把这种创造力成功激发出来。过去的伤痛已经不能再将她羁绊，她对未来的每一天都充满向往。她要交很多很多朋友，看很多很多风景，吃很多很多美食，快乐而随性的生活。

●适应症

本书适合因童年创伤而罹患神经症的各个年龄阶段的人阅读。例如：留守儿童、超生寄养儿童等。例如：父母吵架、父母离异、被亲戚邻里歧视、老师体罚、同学欺凌，被性侵等。

爱，开到荼蘼

求 助 者：小薰，女，20岁。

病症病史：应激性抑郁障碍，两周。

问题成因：童年孤独，失恋，学习退步。

症　　状：失眠，精神无法集中，厌食，厌学，情绪多变。

阅读处方：【书籍】鲍鲸鲸：《失恋33天》；肆一：《那些再也与你无关的幸福》；吴桐：

《幸好没有在一起》；斯蒂芬·茨威格：《一个陌生女人的来信》；

【电影】《其实他没那么喜欢你》（美）。

音乐处方：弦子：《舍不得》；陈奕迅：《淘汰》；梁静茹：《会过去的》。

共鸣文献：肆一：《那些再也与你无关的幸福》。

案例

　　小薰是一个小书虫，她最初加入阅读疗法研究协会也是因为书的吸引，书聊吧几乎成了她的家，每天课余时间她都在这里渡过。她的每一篇阅疗心得，几乎都能被学校校报刊用，文笔好得让很多女孩羡慕和嫉妒。我喜欢她的才气，欣赏她对书的独到见解，更喜欢她的善良和朴实，我们渐渐成了天天见面的聊书好友。

　　有一周没见小薰的身影，心生奇怪，正打算通过其他同学了解一下情况时，我微信里就蹦出了她的一串痛苦流泪的表情和留言："老师，原谅我的不辞而别。我被爱伤着了，心被掏空，跌入无底黑洞！痛苦的我像没头苍蝇，跌跌撞撞回了家，我要当面质问他。我的故事和痛苦，已经发您邮箱，请您根据我的情况荐书。谢谢！"

爱，开到荼蘼

我在忙碌的高二爱上了一个男孩。

故事的开始很俗套，我俩都是班委，在一来二去的"工作交流"中擦出了爱情的火花。高中是明令禁止恋爱的，但我们按捺不住心中的互相倾慕，开始了"光明正大"的"地下恋情"。可能因为我们成绩都很好，班主任也是"睁一只眼闭一只眼"，只要我们不荒废学习，也不影响他人学习就行。我俩都是有梦想的孩子，自然不会犯这种因小失大的错误，而甜甜蜜蜜的学习反倒减轻了学习压力带给我的痛苦，也让枯燥的高中显得不那么无聊。

那个时候只要一下课，我俩就迫不及待地离开座位，分别悄悄地站在各自班级的前后门，一解相思之苦。课间十分钟短得似一眨眼的工夫，上课铃响了我才恋恋不舍地回到教室，时不时还回头望一望他挺拔的背影。有时我也会跟他闹闹别扭、要要小性子，但只要他好声好气地哄上一阵子，我心里就甜蜜得很了。偶尔他也会失约，或是对我很冷淡，但只要我委屈地哭起来他就会笑着跟我道歉，让我原谅他，并保证下回不再犯。我当然知道誓言是最靠不住的东西，可在爱情面前，一切都不重要，无论多少争吵，我都想要和他手牵手，一直走到地老天荒。

时间过得很快，转眼就到了放榜的日子。我考得很好，分数足够上一所很好的大学，可他却发挥失常了。那段日子我很痛苦，不仅没了计划好的甜蜜假期，还总是相互折磨，每次见面两人都各怀心思，周遭空气沉寂得可怕，令我几乎窒息。可我还是想要和他在一起，我很害怕他会离开我。所幸他说要一起报同一座城市，我听后激动万分。为了和他在一起，我拧着父母的意思报了一个不喜欢的专业，结果他却食言了，去了一个很远的地方。对于他这次的失约我没有哭闹，因为这已经是我无法改变的事实了。

您说，是不是当人有了期盼，就会觉得时光好慢？慢得让人心慌……一天又一天，一月再一月，我和他的联系越来越少，他接电话也越来越少，他道歉的理由永远是"忙忙忙"。我真的很难过，可我们之间的距离又遥远到让我无法跨越。当思念成灾，我开始吃不下东西，上课也心不在焉，时不时就想看一看手机，生怕漏掉他的消息，只要一有他的消息，我就会很开心。可他的信息也越来越少，我不需要什么线索也知道有什么东西改变了，因为我爱他，所以每一点不一样我都能轻易察觉。

我没想到的是，他到了大学没多久就和同班的女孩在一起了，却瞒了我一年多，直到我坚持要去看他，他才恬不知耻地告诉我这个残忍的事实。这令我一度怀疑他真的是我爱的那个男孩吗？究竟是哪里出了问题呢？而每当我想到，在我满心都是他、等着他、盼着他，而他却牵着另一个女生的手甜甜蜜蜜的时候，我的心就像被人从胸腔里硬生生扯出来一般疼痛，痛得我无法呼吸。过往一件件甜蜜的小事如同老旧的默片在眼前循环放映，我越想越心痛，我们俩的爱情就像一场梦，而我对他所有的好都变成了自作多情，变成了一场华丽的独角戏。到头来，我自以为的付出、自以为的甜蜜、自以为的美好未来仅仅感动了我自己。

我一遍遍回想分手前的日子，紧抓着每一个细节反复回想，企图从中找出自己被抛弃的原因。我想，是不是自己电话打得太频繁，打扰他正常学习生活了？是不是短信中用词不当？是不是说话的语气太刻薄？是不是脾气太骄纵？是不是自己要求的太多了？我尝试各种办法挽回他，可他却像变了一个人似的。最终，他的冷漠无情让我败下阵来，当初两人编织的美梦成了我一个人的噩梦。我的生活变得一团糟，要么过得浑浑噩噩，要么躲在无人的角落里偷偷地哭。夜里睡不着时，我只能裹着厚厚的被子，双臂环着自己愈渐消瘦的身体，呆呆地望着黑夜。我不再像以前那样总是一想到他就泪流满面，但却开始忘记带东西，有时是课本，有时是眼镜或者是笔袋。我还常常拿错课本、跑错教室，可自己一点知觉都没有，直到舍友出声提醒，才像从梦中惊醒一般愣过神儿来，身边的人都说我现在就像个没有灵魂的行尸走肉！

长时间的流泪让我的眼皮肿得像泡了水的馒头，夜夜的失眠也让我的眼睛变得异常干涩，布满红色的血丝。每当我照镜子时，看到自己两眼无神、目光呆滞，黑黑的瞳仁像两个深不见底的空洞时，心中都会腾起一股寒意，吓得我不再愿意走到镜子前。心中的痛苦慢慢转化成了怨恨，我恨自己的愚蠢，也恨他的绝情，而浓烈的恨竟像一根长满硬刺的藤蔓，死死地缠住我，扎得我血流不止、痛不欲生。

夏日的阳光是真的很灿烂，可我却像是长在阴暗潮湿角落里的毒蘑菇，没人愿意靠近，因为连我都厌恶这样的自己。

对症下书

看完了小薰的信，我深感爱情的伤人，特别是小薰正处于恋爱的年纪，也是最容易受伤的年纪。因为这时的她太年轻，太容易把恋人当做自己的唯一，一旦失恋，就像失去全世界。

了解了小薰情绪抑郁的原因后，我略加思索，在回信中向她推荐了《失恋 33 天》《一个陌生女人的来信》《幸好没有在一起》和《那些再也与你无关的幸福》四本书，并向她表示：不要勉强自己，如果阅读中感到痛苦，一定要来找我谈一谈，若是不愿意与我深谈，也一定要找好朋友倾诉。

《失恋 33 天》几乎真实再现了她失恋后的一个月的生活，从最初得知男友出轨闺蜜的悲愤，到接下来长时间的自我厌恶、厌食和失眠，再到在好友的帮助下慢慢释怀，都是作者根据自己那段痛苦记忆为原型塑造的，这本书情节真实，容易让小薰产生代入感，减轻因失恋引起的孤独感和不被理解的痛苦。而茨威格的《一个陌生女人的来信》则是讲述了一个女人一生的暗恋故事，我希望主人公强烈的爱情和为爱甘心情愿所作出的牺牲能够让小薰体会什么是真正的爱，让她明白世界上有许多深沉的爱，而不被爱也不会让人失去活下去的意义。肆一的《那些再也与你无关的幸福》则是以男性的角度指出女性在爱情里常常犯的糊涂，让小薰看到爱情的残忍，不再深陷过去所谓的"甜蜜和美好"。吴桐的《幸好没有在一起》是从一个婚姻爱情心理咨询师的角度来劝告为爱受伤的人们放下怨恨，去感激离开你的人，因为是他们给了你以后幸福得权利，我想这本书能教会小薰宽容，用笑来应对生活中的一切苦难。

一周后，小薰返校，过来拿书。她眼睛浮肿、面容憔悴，与先前那个快乐阳光的女生判若两人。见了我后，她叫了声"老师"后，便扑倒我怀里抽泣起来，瘦削的肩膀一抖一抖的，很是让人心疼。等她平静后，我把四本书给了她，并告诉她阅读的先后顺序。她似乎不愿意我看见她憔悴的样子，说了声"谢谢老师"就低头离开了。真希望小薰能快快开心起来，变回那个充满活力、会跟我争论哪本书写得好的美丽姑娘。

疗效追踪

在三个月的交互式阅读治疗后，小薰恢复了先前的自信，失恋阴霾一扫而空，又可以来和我讨论书的优劣了。她说："虽然很多失恋的学生都喜欢吴桐在《幸好，没有在一起》，但书中的观点我真的不敢苟同，她把爱情写得太物质了，我真的不喜欢。"听到这话，我顿时笑逐颜开，看来她真的走出来了，都开始批评不喜欢的书了。"不过……"她话锋一转，接着说道，"《失恋33天》挺逗的，写得很真实，特别符合我失恋后的心理感受，要是我身边也有一个'王小贱'就好了，但没关系，我可以慢慢等，哈哈。我没想到茨威格能把女孩子的心理刻画地这么生动，我还特地去看了改编的电影，把我给感动得哭地停不下来了。而我最喜欢的是肆一的那本《那些再也与你无关的幸福》，光听名字我就觉得是一碗有价值的鸡汤。肆一在书中写道的'男人的告白'真的是让我清醒了很多，他让我看清了眼前的迷雾，我总是不断为我前男友找借口，找不到他抛弃我的理由，因为我一直不肯接受'他不爱我'这唯一真实的原因，只是不断逃避，嘴上说再多的恨，也遮掩不了我还抱着他回心转意期望的事实。肆一的故事虽然残忍，语言却很温暖，我把这本书的每一个章节都看了好多遍，心中的恨早已消失。我也不再愿意为他去伤害自己，虽然每每想起他还会心痛难过，但我已经不是那个傻女孩了，我会好好爱自己，然后好好爱别人，我相信我会找到我的王子的，一定会的!"

阅疗感悟

爱，永远不会被浪费
——读《那些在也与你无关的幸福》有感　小薰

快乐的日子总是短暂的，短得像被春风吹来的满园春色转眼就被夏日火辣辣的骄阳送走，又像青涩的果实转眼间就瓜熟蒂落，更像我和他的爱，如花朵盛开也如花朵转瞬枯萎。

"当时的你，连自己也不想要了，你只记得自己是怎么被他不想要。"分手之后，我常常想念他，当思念来袭时，除了痛我感觉不到任何东西，仿佛整个世界都空了，只有自己一个人蜷缩在角落里悲泣。怎么就会突然不爱了呢？我不停地寻找自己的缺点，不停地为他找分手的借口，我从未像那时一样厌恶自己。我觉得是我亲手毁掉了我们的爱情，是我不好才让他出轨，他曾经那么爱我，一定是我的错，我该怎么办？我在脑海里想了无数种可能的原因，从没有一个是"他不爱我"。

肆一是这样女性在描述分手后的不理智思维的："分手后最残忍的，不是你仍然爱他，而是，你以为他会再回来。而爱情最可怕的地方不是让你不像自己，而是让你蒙骗自己。"他走了，再与我的生活无干，可我却被囚禁在我们的美好回忆里动弹不得。我原本以为是记忆囚禁了我，让我沉湎在甜蜜的折磨里，痛不欲生。现在我才明白，是我自己在蒙骗自己。我骗自己他还会回来，就像我们以往每一次争吵后的和好。我以为是我对他的爱令我承受失去他的痛苦，可事实上，他的背叛早已将我的爱消磨殆尽，留下的只有不甘，不甘他先背弃我俩的誓言。就像肆一说的那样："虽然，舍不得是一种爱的表现，但在更多时候，舍不得跟不甘心很像。"我所有的痛苦都来源于我的"舍不得"，而我以为的"舍不得"只是不甘心罢了。我不甘心自己被分手，不甘心曾经和我一起绘制未来美好蓝图的人说走就走，不甘心我被他过去的温柔束缚，不甘心他的离开竟让我不再感觉到幸福。

分手之后的生活与之前没有什么不同，我照样一个人吃饭、学习和睡觉，原来我早就在谈着一个人的爱情。每当我想起过去那些温暖快乐的日子，嘴角会不自觉上扬，可紧接着心上便传来像是被细细的针扎一样的密密匝匝的疼痛，眼泪不受控制地在脸上肆虐。恋爱的快乐与失恋的悲伤在那些一点点流逝的时光中将我缠住，无法逃脱。

肆一说："人可以不需要爱情而活着，但是，不要因为害怕了，所以才不要了，如果还有爱，不去爱多浪费。"我一直以为那些难眠深夜里让我撕心裂肺的疼痛，是因为我失去了一个我爱的人，我也一直以为他会是那个跟我一辈子不离不弃的人。当我俩的爱情凋零之后，我感觉自己的心空了，无法再爱了。可事实上，我的心脏依旧强而有力地在心腔跳动，"怦！怦！"肆一的文字拨开了我心里那层厚厚的乌云，让我看清了自己的心，我顿悟：我只是害怕再受伤害，所以选择筑起心墙来保护自己。

原来遗忘并不难，当我慢慢放下的时候也突然发现，无论好坏，拥有回忆都是件幸福的事。因为他带给我的不只有伤害，还有爱和快乐。原来，我只是在害怕，我害怕的不是失去他，而是害怕敞开心扉后会被再次伤害。我一直以为他离开后我就不会再爱了，可事实上，他只偷走了我爱人的勇气。

肆一说："认真去爱，永远都不会是一种浪费。"现在，我要拿回我的勇气，追寻属于我的幸福，因为我的心中明明充满爱、明明渴望爱，不去爱多浪费，你说是吗？

我想，失恋不是让我悲伤，而是告诉我不要沉湎过去，而要去找到一个你很爱并且很爱你的人，然后好好爱下去。

我，仿佛听见漫山遍野的花儿都开了。

共鸣文献分析

书名：《那些再也与你无关的幸福》　　　见第 244 页

●**作者·内容·主题**

见第 244 页

●**阅读疗法原理**

认同：肆一的文字十分温暖，让悲痛的小薰在阅读时感到好像有阵阵暖流淌过心间。当她在书中看到与自己的遭遇相似的故事情节时，情不自禁地就会把自己带入了作者笔下的角色，对书中的句子产生强烈的共鸣感和认同感。这让她更容易接受作者的观点，开始认真思考自己在爱情里是否犯了同样的错误。在认同作者提出的观点后，小薰相当于找到了自己痛苦的根源，让她产生一种"原来是这样"的恍然大悟之感，之前堆积在心中的迷茫和痛苦便找到了一个出口。

净化：随着小薰对书中语句产生共鸣，她开始仔细阅读她觉得有道理的语句，慢慢咀嚼品味，在此过程中，那些已经找到出口的痛苦和悲伤在不知不觉中被慢慢宣泄出来，心中压抑已久的负面情绪被减轻，小薰会觉得一下子轻松了好多。这让她看到了走出失恋痛苦的希望，对她的恢复是有巨大积极作用的。而小薰在不断阅读书籍、听音乐或是看电影的过程中，全身心投入其中，剩下的那些浅淡的消极情绪就会很容易被冲刷干净。

领悟：通过对《那些再也与你无关的幸福》一书的长期品读，小薰渐渐挣脱了当初紧紧束缚她的痛苦情绪，开始清醒理智的思考。一遍遍重读那些书中让她感同身受的语句，无论作者的观点是对是错，都会引发小薰对自己的爱情的思考。慢慢地，小薰看到了过去自己在爱里犯的错，对爱情便有了新的领悟，认识到在爱情中不能委屈自己，委曲求全的爱从来都不是爱。只有学会爱自己，像爱恋人一样爱自己，才能赢得对方的尊重和爱情，拥有长久的爱情。同时，她也不再瑟缩在一角，而是变回了那个开朗大方的小薰，用热情感染身边的人，给他们带去快乐，也给自己带来重新追寻幸福的勇气！

●适应症：

见第 247 页

跋

　　大学生正处于青春后期，面临着求学、求职、求偶三大人生课题，自我的认同、学业的成败、职业生涯的规划、社会交往的拓展、与异性的关系等等，都会带来压力，使他们产生心理上的困扰。面对这些成长的障碍，大学生会采用什么方法去解决？1998年，在我对泰山医学院医学本科生的一项调查中发现，72%的大学生曾通过读书来解决心理困扰。其中，因恋爱烦恼求助图书的人占48.1%；因就业压力求助图书的占51.1%；因交际困难求助图书的占61.8%；因性的困扰求助图书的占89.2%。这些数字一方面表明大学生确实需要心理帮助，另外一方面也说明："阅读疗法"深受大学生的喜爱。

　　书籍中蕴藏着为各类情绪失常病人治疗的"药物"，而阅读疗法以其费用低、副作用少、保密性强、不伤自尊及弥补心理医生的不足等突出优点，受到大学生的青睐。大学生常见的心理困扰和心理障碍，一般都能从心理学著作和文章中找到问题的成因和解决办法，从小说、诗歌、人物传记等书籍中得到净化、领悟和启迪。对于渴望更深地认识自己和克服成长障碍的大学生来说，阅读此类书籍和文章，就是与心理学家及人类的智者进行无声的交谈。有些学生正是通过读书，鼓起了去找心理医生的勇气。即使没有心理疾患，也可以通过读书增长心理健康知识，增强抵御心理"病毒"的免疫力，开发生命的潜能。可以说，阅读疗法既能起到预防促进和发展的作用，也能起到治疗的作用。

　　鉴于此，我的职业生涯从1998年开始转向了大学生心理问题阅读疗法的研究工作。

　　我把二十年的阅读疗法实证研究分为前后两个阶段：

　　前十年，属摸索积累荐书经验阶段。由于我国的阅读疗法实证研究尚属空白，没有现成的经验可借鉴，我的阅疗指导是从推荐一篇篇放松减压短文、心理咨询师的问题解答开始，逐渐扩展到推荐心理自助类书籍、小说、诗歌、传记等作品，主要是针对大学生常见心理问题研制对症单方。我提供的大学生常见心理问题对症书目，被中国图书馆学会阅读与心理健康委员会发布在全民阅读网上，在高校中普及推广。

十年的历练，我和学生一起成长，逐渐由一名普通的图书馆员成长为一位专职阅读疗法师和心理咨询师。随着大学生抑郁症的发病率越来越高，单方的"药力"明显不足，因此，从2008年开始，我研究的侧重点则转向针对大学生严重心理问题及抑郁障碍研制配伍书方，创新性地将纸质文献、网络文献、影视文献及音乐曲目并举，进行了疗愈创伤的立体化阅疗指导。期间，我主持并完成了国家社科基金课题"大学生抑郁症阅读疗法中医学配伍书方研究"，并将中医方剂学的配伍原则、中医论治流程、中医情志学理论与阅读疗法原理相结合，提出了"书方配伍学说"，确立了"疏郁安神，移情易性"的阅读疗法总治则，首创"靶向投书"法，制定了具有普遍意义的"阅读疗法施治流程"，成功研制出疗愈大学生失恋引发抑郁障碍和童年创伤引发抑郁障碍的配伍成方。经实验检验，采用配伍处方疗愈大生生抑郁障碍的有效率达到70%以上。该课题已于2017年10月通过专家评审，获优秀结项等级。

由于我特别重视与求助者建立和谐融洽的朋友关系，赢得学生信任，因此，很多学生愿意勇敢地向我吐露隐私，这是我能够了解每一个求助者心理疾患的根源，进而对症下书，取得良好效果的诀窍。

如何对症下书？这是所有阅读疗法实证研究者迫切想了解的。怎样做到书到病除，则是我孜孜追求的目标。我的对症下书经验是在20年的阅读疗法实践中逐渐积累起来的。

记得2002年我接到第一封匿名求助信，是一个化名阿杰的同性爱学生发来的："老师，我是一个同性爱患者，我爱的人是异性恋，为了远离他，我尝试过休学回家，但回家后我更想念他，觉得自己就是个另类，痛苦得我快要发疯了，老师，救救我。"

说实话，当时的我对同性知识知之甚少，要指导学生摆脱苦恼，我自己必须对同性知识有个全面客观的了解。因此，我亲自登门求助我国著名精神病专家、同性恋研究学者丛中教授，他给了我二十多本国内唯一一份探讨同性爱现象的健康杂志《朋友》。恶补了一周同性知识后，我给阿杰提供了疏解方案，并大获成功。初步积累了同性爱荐书经验。

二十年中，我接诊了十三个同性爱学生的咨询，其中有两个直接来阅读疗法研究室当面咨询。对同性爱学生书方的推荐，我也从开始单一的《朋友》杂志，发展到反映同性生活的书籍、电影、视频、歌曲、微信、微博的立体化的阅疗方案，有效地缓解了同性爱学生的压力，让他们能够坦然地接受自己的性取向。

2003 年，当小芳因失恋陷入重度抑郁，无法打消跳楼、割腕的自杀念头，痛苦地来和我索要一本忘情的书时，我心里并没有底，凭直觉，必须找一本描写失恋痛苦远远超过小方的书，以宣泄小方的痛苦，启迪小方走出失恋抑郁。大脑在过滤自己读过的所有写失恋的书籍，选中了《一个陌生女人的来信》。茨威格这部中篇小说中的陌生女人失恋的痛苦，将小芳的痛苦导了出去。小方在读后感中写道："陌生女人单恋所经历的巨大的心灵痛苦，使我产生了强烈的共鸣，我在为陌生女人的悲惨命运而扼腕叹息的时候，自己的烦恼被完全置换了出去，觉得自己的那点痛与陌生女人相比真是微不足道，陌生女人太傻，为一个花花公子付出一生的真情和生命，真的不值！掩卷深思，心中豁然开朗，五脏六腑仿佛被洗涤了一样，平静极了。因此，我摒弃了自杀念头，走出了失恋阴影。"这个案例让我明晰了失恋抑郁学生的荐书方向。

2008 年，当重度抑郁症患者小倩手捧《生命的重建》，开心地讲述该书对她的启迪和疗愈作用时，我心中感到无比欣慰。这个从来不会笑的姑娘，脸上终于绽放灿烂的笑容。小倩的案例让我明白了为什么抗抑郁药物对她的抑郁症治疗作用不佳。心病还需心药医，药物对小倩童年被强暴的心理创伤及由此形成自卑、自责的消极思维模式的治疗是无效的。而与她有着相同童年创伤经历的露易丝·海的《生命的重建》，则成了疗愈她的心理创伤、把她从抑郁黑洞中拉出来的灵丹妙药。这个案例使我对童年遭遇性侵的抑郁症患者有了荐书思路。

2010 年，秋雁在我的指导下，用阅读疗法摆脱了折磨她多年的强迫思维和情绪抑郁后，她在感谢信中向我反馈了一条重要的信息：帮她走出了强迫思维的不是某一本书，而是《人性的优点》《启动心的力量》《林肯传》等多本书的综合疗愈作用。秋燕的阅疗信息反馈，打开了我研究配伍书方的思路。

一个合格的阅疗师，首先，必须紧跟时代步伐，掌握学生的焦点心理问题，关注好书中的好书，学习心理咨询的新技术、新方法。其次，要博览群书，精读和分析有价值的图书。第三，要与学生打成一片，从学生中收集有价值的书方，再到问题学生中检验。

二十年间，我所获得的每一个验方，均是从问题学生中来，再到问题学生中验证，确实有效，再加以推广。

《读祛心病》一书，是从我的阅疗咨询众多案例中精选出三十九个典型案例整理加工而成。其每一篇的结构相同，均由案例故事、对症下书、疗效追踪、阅疗感悟、共鸣文献分析五部分组成。

案例故事部分使用第一人称，故事的内容在求助者自述的基础上进行了加工润色，增加了故事的可读性。为了保护求助者的隐私，主人公均采用化名。书中所选案例，以近十年来我所做过的大学生抑郁障碍阅读疗法新案例为主，兼有焦虑症、强迫症、社交恐惧症及严重的心理问题。每个故事内容包含求助者心理困惑或心理障碍的成因、病程及痛苦程度等，三十九个案例故事，基本涵盖了大学生普遍存在严重心理问题或心理障碍。

对症下书部分，是我对每一个求助者问题的分析与情绪状况的初步判断，并据此推荐的对症文献、歌曲、电影等立体化阅疗处方。这部分是我多年的经验积累，意在为阅读疗法师、心理咨询师提供参考。

阅疗感悟部分，是求助者对配方中引起强烈共鸣、疗愈作用最大的文献的阅疗心得。为保持其真实性，这部分的撰写除个别文字润色外，原文基本保持不变。

　　共鸣文献分析部分，主要是分析作品内容及主题，侧重于挖掘作者的创伤经历，意在让读者明白，为什么该作者的书能引发相同或相似经历的读者的认同与共鸣，并重点针对求助者的问题阐述阅读疗法原理，意在告诉读者该书是如何治病的。

　　本书的撰写和出版得到了我国阅读疗法理论家、北京大学图书馆王波教授的技术指导，特别是他在百忙中为本书作序，对我的工作和《读祛心病》一书给予了高度评价，对此表示衷心感谢。感谢海洋出版社高显刚、杨海萍两位主任对本书的厚爱和大力支持。感谢我的丈夫刘文国先生20年来默默地参与和支持我的阅读疗法实证研究，我的书稿和所有研究论文都有他的智慧和心血。最后要感谢我的科研小助手刘静雯、冀宝苹、陈星、李亚文、刘祥月、刘明霞、任兴葡、高倩云、刘曼曼、燕春亭、王菲、张梦燕、李畅、张雪，她们在《读祛心病》写作中，帮我筛选案例、整理补充资料、修改润色文字，发挥了很大作用，正是有她们的协助，《读祛心病》才能早日与读者见面。

　　愿该书能为学子们自解心结提供帮助。

　　愿该书能为心理咨询师、阅读疗法师提供荐书经验。

　　希望学生声泪俱下的案例故事能惊醒年轻的父母，补上儿童心理学这一课，不让自己的孩子在儿童期遭受心理伤害。

宫梅玲

2017 年 11 月于泰山医学院